常见脑病的

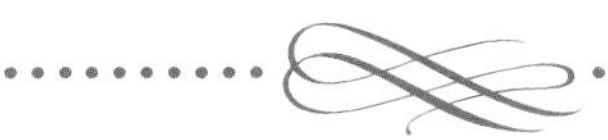

中医治疗与康复

（第三版）

魏玉香　杨葛亮　编著

中国中医药出版社
·北　京·

图书在版编目（CIP）数据

常见脑病的中医治疗与康复 / 魏玉香，杨葛亮编著 .—3 版 .—北京：中国中医药出版社，2017.4

ISBN 978－7－5132－3943－1

Ⅰ . ①常…　Ⅱ . ①魏…　②杨…　Ⅲ . ①脑病—中医治疗法 ②脑病—康复　Ⅳ . ① R277.72　② R742.09

中国版本图书馆 CIP 数据核字（2017）第 001561 号

中国中医药出版社出版

北京市朝阳区北三环东路 28 号易亨大厦 16 层

邮政编码　100013

传真　010 64405750

廊坊市晶艺印务有限公司印刷

各地新华书店经销

开本 710×1000　1/16　印张 18　挂图 1　字数 282 千字

2017 年 4 月第 3 版　2017 年 4 月第 1 次印刷

书号　ISBN 978－7－5132－3943－1

定价　50.00 元

网址　www.cptcm.com

社长热线　010 64405720

购书热线　010 64065415　010 64065413

微信服务号　zgzyycbs

书店网址　csln.net/qksd/

官方微博　http：//e.weibo.com/cptcm

淘宝天猫网址　http：//zgzyycbs.tmall.com

再版前言

中医学是一个伟大的宝库，是中华民族之瑰宝，几千年前就有关于中医康复医学的记载。《黄帝内经》中所记载的散步、导引、按跻、吐纳、冥想等运动疗法应为运动养生的先导。另外，还有华佗的五禽戏、药王孙思邈的运动养生十三法等。这些认识，都在脑病的预防、治疗和康复方面发挥了巨大的作用，时至今日，中医仍然具有其不可替代的地位。新中国成立后，我国的康复医学得到了飞跃式的发展，各地陆续建立了康复机构，康复技术和康复队伍不断壮大，作为提高生活质量的康复医学，必将成为人民群众日益迫切的需求。

我国现有残疾人 8296 万人，目前得到康复治疗的仅有 1330 万人。大多数的康复机构都建立在城市，而大部分患者却在农村，80% 的患者得不到康复治疗，实现“人人享受康复服务”的目标正面临着严峻的挑战。我身为在康复战线工作了 25 年的医务工作者，看在眼里，急在心里，为此耿耿难眠，积极利用业余时间进行调研，并研究中医“一根针一把草”康复技术疗法。这些方法经济简便，适用于广大农村基层医务工作者和患者，可以在源头上解决残疾人看病难、看病贵的问题。

《常见脑病的中医治疗与康复》自 2009 年面世，受到很多朋友、读者的欢迎，2011 年第二版问世后更是得到了广大同仁、读者的厚爱，很多残疾人及其家属热情诚恳地来函来电，使我倍加感动，衷心感谢。根据读者反馈的意见和建议，现对第二版进行修订，根据辨证论治对部分方剂、药物、剂量、方穴、手法、康复治疗的图片进行修改，添加了有毒中药的特殊煎法、敦煌医学残卷四天庭穴位的定位和疗效、心理疗法有效的典型病例，重复论述的、无实际临床意义的内容予以删除。同时，附上人体穴位大图，方便读者查找穴位。

本书可供广大康复医疗工作者及中医爱好者学习和参考。愿本书能够帮助脑病患者早日康复！

魏玉香

2017 年 1 月

前言

记事后，父亲有病，我就萌生学医的念头。1970年，在缺医少药的农村，父亲患了严重的肺心病，却没钱医治。父亲病危时，拉着我的手断断续续地说："你长大以后，要学医治病救人。"说完便撒手而去。父亲的遗言是我奋斗的目标。从此我踏上漫长的学医生涯，跟当地的老中医学习用中医针灸疗法，治疗中风偏瘫、小儿惊风等疑难病，初步了解中医防治脑病的基本知识和原理。毕业后，怀着为民解除病痛，服务于大众之心，我将中医治疗脑病的方法应用于临床。

前几年，我有幸得到中国中医科学院谢海洲、张中徽等专家的指导，借鉴他们的经验，总结出较为系统的中西医结合方法，以便能够准确地对脑病进行诊断。此外，我熟练运用中医的方法，并吸取国内外的先进研究成果和诊疗技术，对脑病的中医治疗总结出一套行之有效的方案。天水的梁某，男，6岁，患小儿脑瘫，四肢瘫痪，不会说话。母亲带着他走遍全国各大医院，花费数万元医疗费也未见疗效。母亲抱着他，怀着一线希望，来到我院就诊。我用中医的方法对他进行治疗，6个月后，患儿会走路，会说话。治疗1年后，可步入学校。这一结果受到了中国残联主席邓朴方的好评。我也因此看到了中医针灸的临床价值和发展前景，决心用毕生的精力去钻研和探讨。

我从事中医针灸工作30余年，特别是在甘肃省康复中心医院工作期间，在爱心、耐心、细心的服务理念的指引下，用中医针灸疗法治疗数万名脑病患者，收效显著。几年来，甘肃省慈善总会连续捐款十几万元，用"脑瘫康"救助甘肃省贫困地区的脑瘫患儿2600多名，有效率达77.8%，深受患者的欢迎。

本书的撰写，本着实事求是的科学态度，注重临床科研，在前人和恩师的经验基础上，反复实践，进行逐病、逐味中药、逐个穴位及逐个康复手法的探索。本书共分两个部分，第一部分为基础篇，系统阐述了中医对脑病的生理、病机的认识，以及脑病的心理康复、肢体康复等；第二部分为临床篇，从脑病的病因病机、诊断要点、鉴别诊断、治疗及典型病例等方面进行阐述。历经数载，广泛征求意见，数次易稿，方成此书。

因笔者水平有限，书中难免有不足之处，望同道提出宝贵意见。本书在编写过程中，得到甘肃中医药大学全国名老中医针灸博士生导师何天有，原甘肃省人大常委会副主任、甘肃省慈善总会会长杜颖，康复中心医院康复医师李中华及治疗师宋明军、岳亚平的大力支持，在此表示万分感谢。

魏玉香

2009 年 3 月

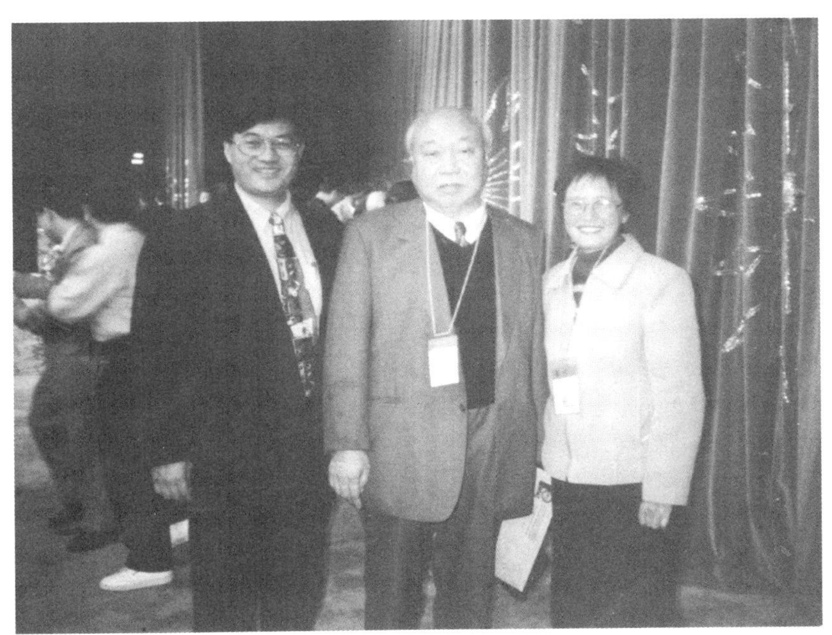

刘保延（左一）、贺普仁（左二）、魏玉香（右一）

目录

CONTENTS

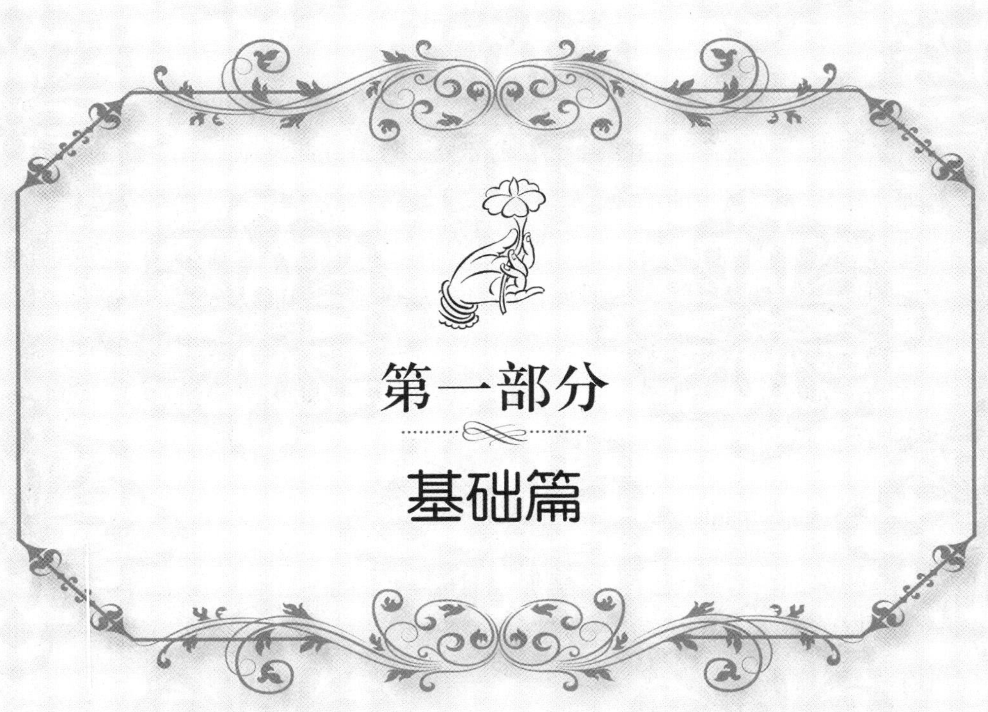

第一部分

基础篇

一、中医对脑病理论的认识

脑髓理论是藏象学说的重要组成部分，是研究脑及脑髓、脊髓的生理病理、疾病诊断与预防的一门学科。在《黄帝内经》中，历代医家以“心主神明”“脑主视听”及“神居泥丸”的理论为指导，这样不利于中医脑髓理论的发展，忽视对脑病的研究。随着生命科学受到前所未有的重视，中医脑病学开始形成和发展，并遵循中医独特的理论体系，对中医脑病理论进行了系统的整理和研究，促进了中医药学术水平和防治疾病能力的提高，切实提高了脑病的中医临床疗效。

（一）脑的生理解剖

脑的解剖位置在颅内，由髓汇合而成。《素问·五脏生成》曰：“诸髓者，皆属于脑。”《灵枢·海论》云：“脑为髓之海，其输上在于其盖，下在风府。”

中医学以抽象而朴素的观点对脑的内部结构进行了形象的描述，认为脑内有九宫。五代时内丹家（现称气功家）烟萝子曾著图说明其内部结构，即“眉间入三分为双丹田，入骨际三分为台阙。左青房，右紫户，二神居之。眉间却入一寸为明堂，却入二寸为洞房，却入三寸为丹田，亦名泥丸宫，却入四寸为流珠宫，却入五寸为玉帝宫，明堂上一寸为天庭宫，洞房上一寸为极真宫，丹田上一寸为丹玄宫，流珠上二寸为太皇宫。九宫各有神居之”（《黄庭内景玉经注》），将现代解剖学认为的颅内的内部结构（包括延脑、脑桥、中脑、小脑、间脑、脑室、大脑皮层等）进行了形象的描述。

宋代《颅囟经》记载：“元神在头，曰泥丸，总众神也。”“泥丸”描述了脑组织的柔软特性。《黄庭内景经·玉道章》谓“泥丸百节皆有神”“脑中精根字泥丸”“一之神字泥丸”。这里的“泥丸”指“头有九宫中间一宫，又名黄庭，乃元神所住之宫”(《金丹正理》)。梁丘子注:“脑中丹田，百神之主。”意思是说，九宫之中泥丸最为重要。“头有九宫，脑有九瓣”，实际上已勾画出脑的沟回状态。泥丸乃一身之祖窍，诸阳之会，万神汇集之都。《修真十书》认为，泥丸为天脑，曰:“天脑者，一身之宗，百神之会，道合太玄，故曰泥丸。”泥丸为脑之中心，是全身精髓的解剖位置，在《灵枢·海论》中有“脑为髓之海，其输上在于其盖，下在风府”的描述。根据《灵枢·骨度》对成人头围的描述，经现代测算很符合实际情况。在《黄庭内景经》中有对“泥丸”“九宫”“百节”等的描述，并讲述了其独特的理论价值和临床指导意义。

（二）脑髓的生成

脑为髓之海，脑髓是脑发挥作用的物质基础。脑髓可通过三种途径生成：一是由先天之精所化生。《黄帝内经》指出，脑髓禀受父母先天之精而形成。父母生殖之精结合而凝成胚胎，其胚由精始，胎由精成。胚胎形成，脑髓始生。《灵枢·经脉》云:“人始生，先成精，精成而脑髓生。”二是由水谷精微化生。《黄帝内经》还认识到，脑髓的增长要靠后天水谷精微的不断滋养和充实。《灵枢·五癃津液别》云:“五谷之津液，和合而为膏者，内渗入骨腔，补益脑髓。”故脑髓由先天之精所化生，又得后天水谷的补充和肾精的转化，以保持其充满。三是脏腑之精化髓充脑。《素问·上古天真论》曰:“肾者主水，受五脏六腑之精而藏之。”肾藏精，精生髓，髓能充脑以补益脑髓，故肾精的盛衰直接影响着脑髓的盈亏。若肾精不足，不仅脑失其养，而且生殖功能下降，在胚胎发育中，脑髓的化生也较迟缓，易出现新生儿脑发育不良、小儿脑瘫、精神发育迟滞等疾患。

二、脑的生理功能

脑是人体全部精神意识思维活动的物质基础，是精神作用的控制系统，是精神意识活动的枢纽。《素问·脉要精微论》曰:“头者，精明之府。”《类经》认为，五脏六腑之精气，皆上升于头，多以成七窍之用，故为精明之府。说明脑主神明，为精神、意识、思维、聪明之府，人体的精神意识、思维活动藏之于脑，从脑发出，从而认识世界，维持人体与自然、社会的相对稳定状态，和调情绪。脑为诸阳之会，十二经之阳汇聚于头，五脏六腑之清阳也汇聚于头脑，故唐代孙思邈曰："头者，身之元首，人神之气口精明，三百六十五络，皆上归于头。头者，诸阳之会也。"清代张石顽的《张氏医通》中也说："头者，天之象，阳之分也。六腑清阳之气，五脏精华之血，皆朝会于高巅。"

"头多独也"，阳气之所聚，故一身清窍在上。脑主神明，是机体行为、情志的物质基础，神、魂、魄、意、志为脑的生理功能，喜、怒、哀、乐均是代表头颅的符号，亦说明在这些汉字诞生之前，古人已认识到头脑与神明活动的关系了。

（一）脑主思维

思维是人体精神活动的一部分，包括认识事物并分析事物，对事物有喜、怒、悲、恐、忧、思、惊的反应，并通过本身进行调节。分析、决断、情绪、情感、联想等，这些精神活动体现了思维功能。脑认识外界事物，并将各种认识通过记忆、综合与分析而做出决断，这种功能叫"思维"，思维表现于外的就是"智力"，这是人脑特有的生理功能。

（二）脑主记忆

脑主记忆的功能，通过髓来实现。髓海充足，则记忆牢固；髓海不足，则记忆力减弱。王清任指出："小儿无记性者，脑髓未满；高年无记性者，脑髓渐空。"脑乃髓汇集之处，藏而不泻，并靠后天肾精及气血的转化予以补充、濡养，藏则充满而保持脑的正常功能，泻则不足而发为病态。正如汪昂在《本草备要》中所言："吾乡金正希先生尝语余曰：人之记忆，皆在脑中，小儿善忘者，脑未满也，老人健忘者，脑渐空也。"一般认为，记忆力多归于肾，若记忆力差，则肾精不足。

（三）脑主感觉认知

《灵枢·邪气脏腑病形》中说："十二经脉，三百六十五络，其血气皆上于面而走空窍。"通过头面官窍，脑与全身经脉相互联系。认知功能，就是人体通过眼、耳、鼻、舌等各种感官及经络感受外界事物的各种刺激，然后反映到脑部进行识别，再做出相应的应答。

（四）脑主运动

脑与运动有着密切的关系，肢体之轻劲有力或懈怠安卧皆由髓海充足与否来决定。如《灵枢·海论》所说："髓海有余，则轻劲多力，自过其度，髓海不足……胫酸眩冒，懈怠安卧。"脑与肢体运动，与忆、视、听、嗅、言等感官功能，以及一切神经精神活动都有密切的关系。运动分为随意（如语言发音、动眼、吞咽及全身各处的自主活动等）和不随意（如心跳、呼吸等）两种。运动动作的调控是脑（包括脊髓）通过五脏与经络去驱动有关的结构而完成的。临床上常看到一些大脑发育不良的儿童，中医称为"五迟"，不少人长至二三岁尚不能行走，这就是由于脑髓不充所致。另外，若脑或脊髓病损，则可出现抽搐、震颤、麻痹、瘫痪等运动功能失常的症状，这就是"脑主运动"很好的证明。

（五）脑主五志

五志指喜、怒、思、忧、恐五种情绪。《素问·天元纪大论》云："天有五行御五位，以生寒暑燥湿风；人有五脏化五气，以生喜怒思忧恐。"由于脑位头而象天，主五脏之神而统五志。《灵枢·本神》所指的神、魂、意、志、思、虑等，主要是指感知、记忆、思维、想象、意志等过程。五志是指情感过程，喜清恶浊、喜盈恶亏、喜静恶扰，亦称为"七情"，分属五脏。五志的表露反映五神的变化，情志正常，五脏才能正常气化。反之，情志太过或不及，都可导致脑病和五脏六腑不和的病变。《素问·调经论》中说："志意通，内连骨髓。"脑藏元神，统志意，主持人的情感、意识、思维活动，一旦脑失所养，或邪犯于脑，使元神散乱，则可引起神志不清，思维错乱，言语无序，行为失常等症。

（六）脑主五官七窍

五官指眼、耳、鼻、口、舌（咽喉）。五官功能由脑所主。王宏翰的《医学原始》指出，“耳目口鼻聚于首，最显最高，便于接物。耳目口鼻之所导入，最近于脑，必以脑先受其像而觉之，而寄之，而存之也”。

1. 脑与目

目为视物之官，所视之物反映于脑际，两者通过目系而联结。《灵枢·大惑论》中说：“五脏六腑之精气皆上注于目而为之精……裹撷筋骨血气之精，而与脉并为系，上属于脑，后出于项中。”王清任的《医林改错》中说：“两目即脑汁所生，两目系如线，长于脑，所见之物归于脑。”当脑的功能正常时，目才能别黑白、审短长、视分明。两者在生理上相互联系，病理上目病及脑、脑病及目。“故邪中于项，因逢其身之虚”，所以临床上多出现目盲不可视，头痛及目，目痛及头的证候。

2. 脑与鼻

肺开窍于鼻，鼻司嗅觉，其功能由脑支配。如《医林改错》中道，“鼻通于脑，所闻香臭归于脑”，“小儿初生时，脑未全……鼻不知闻……至周岁，脑渐生……鼻微知香臭……至三四岁，脑髓渐满……鼻知香臭”。在临床上，肝移热于脑，脑热则鼻渊，鼻渊则不闻香。有的患者因颅脑外伤可出现鼻不闻香臭或嗅觉异常，从某些疾病的病理变化上亦能看出两者的关系。

3. 脑与耳

肾开窍于耳，耳主听觉，声音由耳传入脑。如《灵枢·海论》所说：“髓海不足，则脑转耳鸣。”《灵枢·决气》曰：“脑髓消，胫疫，耳数鸣。”王清任指出，“两耳通脑，所听之声归于脑，脑气虚，脑缩小，脑气与耳窍之气不接，故耳虚聋；耳窍通脑之道路中，若有阻滞，故耳实聋”。目前，临床上有人用音乐疗法来治疗脑病，也是以耳与脑的关系为依据的。

4. 脑与舌

舌为心之窍，不少心的病变可以从舌上反映出来，如心阴不足则舌红，心火上炎则舌尖赤。临床上中风、颅脑外伤、小儿脑瘫者常伴有语言障碍，选用醒脑开窍法有一定的疗效。

三、脑与脏腑经络的关系

（一）脑与五脏的关系

1. 脑与心的关系

心的生理功能主要有两方面，一是主血脉，二是主神志。心开窍于舌，《素问·灵兰秘典论》称之为“君主之官”。

心主血，血对人体四肢百骸有着营养的作用，对于脑也有同样的作用。若血虚不能荣养，则不能发挥正常的功能。当心血不足或心气不足时，不能推动血脉运行至头脑，可出现头晕、耳鸣、头痛等症状。

心主神志，指心主神明，亦称心藏神。所谓神，在定义上有广义、狭义之分。广义的神是指整个人体生命活动的外在象征。如整个人体的形象，以及面色、眼神、言语、肢体活动等，都包含于神的范围，它除了指人体生命活动的外在反应外，还包含有精神、思维、意识等。脑为髓之海，为先天精气所化生，赖后天精血以濡养。先天禀赋不足、精气化源匮乏、髓海空虚，小儿则多见五迟、五软等发育迟缓的表现。狭义的神，则指心所主之神，指人的某些精神思维活动。两者应当统一起来。

2. 脑与脾的关系

脾主运化，开窍于口。脾吸收水谷精微，化生气血津液，提供营养，使全身营养充分。

脾主统血，主运化，使血液流行于脉中而不溢出。当肝阳暴亢夹血上行时，可迫血妄动，失于统摄，溢于脉外，闭阻脑窍，轻者肢体不遂、言语謇涩。

脾主升清，清阳升于脑、心、肺、头目，营养全身。若脾气不能升清，则水谷不能运化，气血化生无源，可出现神疲乏力、头目眩晕、头空痛等症。脾藏意，对外部精神活动有相应的反应，出现意识、忆想、思考、思虑等内容，这些功能是脑神分析作用的结果，然其得以实现又以脾所化生的气血为基础。

3. 脑与肝的关系

肝主疏泄，主藏血，主筋，开窍于目。肝能调节全身气机，推动血和津液运行。肝气疏泄条达，使清阳之气升于脑，脑得以营养。肝气生发不足时，血虚不能养脑，临床可出现头昏目花等症状。气升太过，肝阳暴亢，可出现头昏、中风等症状。《素问·至真要大论》曰："诸风掉眩，皆属于肝。"由此可见，脑与肝有密切的关系。风之淫动窜扰，常由阴虚血燥所致。

4. 脑与肺的关系

肺的生理功能主要为主气，司呼吸，宣发肃降，通调水道，朝百脉。肺开窍于鼻，为魄之处，在液为涕。

肺藏魄，所谓"魄"，也是精神意识活动的一部分。《灵枢·本神》中说："并精而出入者，谓之魄。"《左传·昭公七年》中说："人生始化为魄。"杜预注之为："魄，形也。"其作用如张景岳在《类经·藏象类》中所述"魄之为用，能动能作，痛痒由之觉也"。因此，魄所指的是人体对外界的感觉功能和反应能力，属于本能的感觉和动作。之所以把其归之于肺，是由于肺主皮毛，而对外界的感觉和反应需要通过皮毛来实现，皮毛只是对外界物体的感觉器官。如肺开窍于鼻、主嗅觉之论，《黄帝内经》中也有明确的记载。《灵枢·脉度》中说："肺气通于鼻，肺和则鼻能知香臭矣。"鼻为肺与外界气体交换的通道，当外感风寒时，鼻塞不通，不闻香臭，临床上可用理肺的办法来治疗，确有一定的效果。

5. 脑与肾的关系

肾藏精，指肾对精气具有闭藏的作用，目的是为了使肾精在体内能充分发挥其应有的生理功能，以保证机体的生长和发育。肾精与脑髓有着不可分割的关系，脑的形成首先是先天父母之肾精相搏而成，如《灵枢·经脉》中说"人始生，先成精，精成而脑髓生"。脑髓形成之后，又要靠肾所藏之精微不停地濡养和补充，才能正常生长并发挥作用。肾主骨生髓，通于脑，说明骨骼的发育和功能是否正常需要肾精化生来补充。当肾精不足时，会出现肢体酸软无力、肌肉消脱、不能行走等症。当脑髓不充足时，会出现胫酸眩晕、懈怠安卧；脑髓充足则轻劲有力、自过其度。肾生髓以荣脑，若肾精亏虚则髓海不足，可产生健忘、失眠、头痛、头晕等脑病症状，治疗时从补肾荣脑着手会有较好的效果。

肾藏志，志为肾神，肾在志为恐为惊。临床上因惊恐导致脑病的发生更是多见，如癫、狂、痫等病都可由惊恐所致。

（二）脑与六腑的关系

1. 脑与胆的关系

胆主决断。胆与脑两者均属奇恒之府，特性相同，均为“藏而不泻”。生理上，胆汁的正常分泌帮助脾胃运化以化生气血，给脑提供营养，并承担脑主神活动的一部分，对外界事物进行分析判断，做出决定。当胆气虚弱时，脑的功能会受影响，出现胆怯、易恐、迟疑不决等。

2. 脑与大肠的关系

大肠的生理功能主要为传化糟粕。《素问·灵兰秘典论》中说：“大肠者，传导之官，变化出焉。”当大肠的传导功能失调，腑气不通，燥屎内结时，浊气便会上逆，干扰清窍，出现头痛、面赤，甚至神昏谵语等症。

3. 脑与胃、小肠、膀胱、三焦的关系

脑与胃、小肠、膀胱、三焦的关系主要通过与之相表里的脏来体现，脏与腑彼此相互作用，相互影响。

（三）脑与奇恒之府的关系

奇恒之府，包括脑、髓、骨、脉、胆、女子胞六者。《素问·五脏别论》曰：“脑、髓、骨、脉、胆、女子胞，此六者，地气之所生，皆藏于阴而象于地，故藏而不泻，名曰奇恒之府。”这里略谈脑与女子胞的关系。女子胞，又称胞宫，即子宫。女子胞是产生月经和孕育胎儿的器官，而脑与女子胞的关系主要表现在月经的产生上。古人认为，由于肾中精气充盈到一定程度后产生了“天癸”这种物质，它促进了女子生殖器官的发育成熟、月经来潮，并调节了冲任二脉的盛衰。在临床上，有的患者经期头痛，有的患者因经期感受外邪，热入血室后出现神昏谵语、狂妄等症状，有的患

者因女子胞的功能失常，血流不止或大量出血，常引起头晕、头空痛等，这些都说明脑和女子胞密切相关。

（四）脑与经络的关系

《灵枢·海论》记载，“十二经脉，内属于腑脏，外络于肢节，合于四海，十二经水者，皆注于海……脑为髓之海，其输上在于其盖，下在风府”。所以，人体百节都与脑有着密切的联系。

1. 督脉直通于脑

《素问·骨空论》云：“督脉者……与太阳起于目内眦，上额交巅上，入络脑，还出别下项。”督脉总督一身之阳，“还出别下项”，是其下通路；“上额交巅”，是其上通路。可见，脑阳之气与督阳之气一以贯之。

2. 足太阳膀胱经从目系入脑

太阳为巨阳，其阳不巨，不曰太阳。巨阳之气通于脑，如《灵枢·经脉》言“上额交巅”，经“耳上角”入络脑。《灵枢·寒热病》云：“足太阳有通项入于脑者。正属目本，名曰眼系。头目苦痛，取之在项中两筋间，入脑乃别。阴跻、阳跻，阴阳相交，阳入阴，阴出阳，交于目锐眦，阳气盛则瞋目，阴气盛则瞑目。”足太阳之脉通项入脑，项中两筋间之玉枕穴治头痛脑病，即是例证。

阴跻是足少阴之别，阳跻是足太阳之别，其作用主要是通阴阳气血。阳跻气盛，则阴气不荣，是以怒则目以张，谓之瞋目。阴跻气盛，则阳气不荣，闭目而不能开，谓之瞑目。可以说，这一瞋一瞑，乃与脑的生理作用有关。

（五）脑部经络与脏腑、气血的关系

1. 脑部经络与脏腑的关系

经络“内属于脏腑”，因此，头可通过经络系统与脏腑相联系。《灵枢·本神》中记载，当五脏发生情志变化时可导致“毛悴色夭”，临床上可反映为患者的主观感觉，如头痛、眩晕、沉重、麻木、压痛、烘热等自觉症状。如《素问·脏气法时论》曰：“肝病者……气逆则头痛。”《灵枢·邪

气脏腑病形》云："肺脉急甚为巅疾。"《素问·玉机真脏论》云："春脉太过，则令人善忘，忽忽眩冒而巅疾。"

2. 脑部经络与气血的关系

《医学入门》中说："血盛则发润，血衰则发衰。"《灵枢·经脉》认为，血瘀时则有"手少阴气绝则脉不通，脉不通则血不流，血不流则毛色不泽"。血热也反映于头，《儒门事亲》云："年少发早白落或白屑者，此血热太过也。"以上说明，头部是脏腑气血汇聚的地方，气血的各种变化通过经络都可反应于头，引起头部有发部位的皮肤、毛发的相应变化。

四、脑病的病因病机

脑病指六淫、七情等多种致病因素作用于脑，导致脑神明功能失调或髓失其养，以及思维、情志、感觉、认知、记忆、运动等功能失调，表现出以思维呆滞、麻木、拘挛、痿躄、疼痛等为主症的一种疾病。

中医认为，藏象学说不仅是生理解剖的基础，而且是疾病防治、诊断、治疗的理论基础。要揭示脑病的病变规律，既不可离开藏象学说，也不可忽视脑的生理、病理的动态变化过程。在这个变化过程中，病因特性、病证特点、疾病分类等，都是我们把握脑病变化规律的重要环节。掌握这些规律，我们就可以在临床上分清主次、标本、缓急，从而有条不紊地进行辨证论治。

（一）脑病的病因

1. 六淫

在反常气候条件下，风、寒、暑、湿、燥、火皆可致病，故称六淫。六淫致病，常有一定的亲缘性，如寒喜中肾、湿易伤脾等。

（1）风

风为阳邪，致病广泛，犯脑也最复杂。《黄帝内经》曰："重阳者狂。"《诸病源候论》云："狂病者，由风邪入并于阳所为也。""风邪客于阳经，则化火热，纵火内燔，则狂乱无知。"说明风阳之邪扰乱神明而为狂证。《素问·风论》云："风气循风府而上，则为脑风。"风府为督脉穴，自风府而上，即由脑户而上，是脑风产生的途径。风邪善行数变，变化多端，发病急骤，然亦易痊愈。如外风引动宿痰导致的痫证可呈现角弓反张、四肢抽搐、两目上吊等症状。内风多兼痰火，阴虚阳亢，肝风内动，导致风痰犯脑，可出现昏厥、痉挛、眩晕、麻木、口眼㖞斜、角弓反张等多种症状。此外，风邪多致痛觉、感觉、温度觉、肢体觉等方面出现异常，如头痛、头晕、体痛、半身不遂、多汗身热、面赤恶风、昏迷、高热、抽搐、身重、骨节酸痛等。

（2）寒

头为诸阳之会，阳虚则寒邪易袭脑。《素问·奇病论》云："人有病头痛，以数岁不已，此安得之？名为何病？岐伯曰：当有所犯大寒，内至骨髓，髓者以脑为主，脑逆，故令头痛，齿亦痛，病名曰厥逆。"因肾阳不充，寒邪亦易犯脑。寒入太阳，亦易入脑，《灵枢·厥病》中的真头痛亦多属此类。寒邪过盛，阳气抑郁，脑之真气亦不得敷和布达，可见头痛、骨节痛。《素问·举痛论》云："经脉流行不止，环周不休。寒气入经而稽迟，泣而不行，客于脉外则血少，客于脉中，则气不通，故卒然而痛。"因此，寒邪是引起神经痛的一大因素。

（3）暑

《素问·生气通天论》云："因于暑、汗，烦则喘喝，静则多言。"《伤寒论》所述"蓄血发狂""阳明谵语"等症与卫外失职有关，营卫失常，暑扰脑神，可见脑病。临床上多见中暑、暑风、暑厥等。

（4）湿

湿为阴邪，易阻气机，伤遏脑气。"因于湿，首如裹"，湿热胶结不解，易化为痰浊，蒙蔽脑之清阳，出现癫病、痴呆、神昏等。气血被湿邪阻滞，脑之真气不能宣行敷和于经络，导致湿热阻遏经络，出现肢体不遂；气机不得流通，而致拘挛、痿软。《素问·生气通天论》指出，"湿热不攘，大筋软短，小筋弛长，软短为拘，弛长为痿"，"秋伤于湿，上逆为咳，发为痿厥"。

（5）燥

燥胜则干，易伤津耗液。津液亏虚，则阴血衰少，血不养神，脑神失养，则神志淆乱，可见神志失常之征象。《素问·痿论》云："肺热叶焦，发为痿躄。”燥热易伤肺，肺津不能四布，脑神失养，可见四肢痿厥不用等症。

（6）火

火为热之极，不但伤津，又极易与其他五气化合，导致各种病证的发生。《素问·至真要大论》中的病机19条，有5条属火，4条属热。其中，“诸热瞀瘛”“诸禁鼓栗，如丧神守”“诸逆冲上”“诸躁狂越”“诸病胕肿，疼酸惊骇”“诸转反戾”等都是火邪伤神的征象。如风火相扇，可见两目直视、四肢抽搐、角弓反张、神昏谵语等症；寒邪化火，邪犯少阴的伤寒少阴病，可见舌绛心烦、咽痛不寐；火扰心神，可见狂越妄动、神昏谵语等症。此外，大怒气逆，邪火伤肝，或心悸虚烦，骨蒸潮热等，均是相随伴见的征象。

（7）疫毒

疫者，疠疫之谓，是一种具有强烈传染性的致病邪气。《瘟疫论》云：“温疫之为病，非风非寒，非暑非湿，乃天地间别有一种异气所感。”《时病论》称其为“瘟毒”。疫毒发病急骤，病证急笃，症情相似，传染性极强。《素问·刺法论》云：“五疫之至，皆相染易，无问大小，病状相似。”疫毒的感染途径和方式虽然各异，或在肠胃，或在脏腑，或伤及头面，但转归（最终必伤脑神）则是一致的。

2. 七情

七情（喜、怒、忧、思、悲、恐、惊）过用，既扰乱五脏之神，也必然伤及脑神而致脑病。“心怵惕思虑则伤神，神伤则恐惧自失，破䐃脱肉，毛悴色夭，死于冬。脾愁忧而不解则伤意，意伤则悗乱，四肢不举，毛悴色夭，死于春。肝悲哀动中则伤魂，魂伤则狂妄不精，不精则不正，当人阴缩而挛筋，两胁骨不举，毛悴色夭，死于秋。肺喜乐无极则伤魄，魄伤则狂，狂者意不存人，皮革焦，毛悴色夭，死于夏。肾盛怒而不止则伤志，志伤则喜忘其前言，腰脊不可以俯仰屈伸，毛悴色夭，死于季夏。恐惧而不解则伤精，精伤则骨酸痿厥，精时自下”。这就是七情致相关脏腑为病的道理。《素问·调经论》云：“血之与气，并走于上，则为大厥。”《素问·生气通天论》云：“阳气者，大怒则形气绝，而血菀于上，使人薄厥。”“阳气者，烦劳则张，精绝，辟积于夏，使人煎厥。”这里的“血之与气，并走于上”，点明了病位在脑。《素问·玉机真脏论》云：“然其卒发者，不必治于传，或其传化有不以次，不以次入者，忧恐悲喜怒，令不得以其次，故令人有大病矣。”意思是说，外伤卒病、暴发脑病、情志失调等病证不一定按一般规律传变。

3. 其他

痰饮和瘀血，既是脑病的病理产物，又是引起脑病的一个原因。一方面，脑病发生以后，易产生痰饮、瘀血而为病理产物；另一方面，痰饮、瘀血交阻脑络，导致脑病的发生。此外，中毒、外伤、饮食、劳逸、遗传等因素均可导致脑病的发生。

（1）痰饮

痰饮的生成与脾、肺二脏的关系密切。此即“无痰不眩”“痰火迷神”之理。孙一奎的《赤水玄珠·中风》指出，“津液者，血之余，行乎脉外，流通一身，如天之清露，若血浊气滞，则凝聚而为痰，痰乃津液之变，遍身上下无处不到”。临床上所谓的“痰迷心窍”，症见呆痴、精神抑郁、神志昏蒙、举止失度、喃喃独语，或昏仆倒地、不省人事、喉中痰鸣等，均是痰迷脑窍的病证表现。不寐多梦，甚则哭笑无常，狂越妄动；或肝郁痰结，易怒太息，烦躁易怒，失眠多梦等；或胆郁痰扰，惊悸不宁；或中风不语，痰阻舌窍等，均是痰火扰神的病证表现。临床上常见的精神分裂症、癫证、痴呆、癫痫发作、卒中发作及各种痉挛、抽搐（不随意运动）等，大多是痰扰脑神所致。《伤寒论》则称之为“水气”，症见善悲欲哭，狂妄不清，意淆乱而不聪，思维障碍，情呆体僵，惕怵不定，忽忽善忘，甚至头痛、癫眩。

（2）瘀血

瘀血是指瘀积不行、污秽不洁和已经脱离经脉而又凝结不散的血液。离经之血凝结于脑络，致脑神失常而为病。忧思恼怒太过，致瘀血停于脑，如《素问·生气通天论》所述“大怒则形气绝，而血菀于上”。热毒瘀结上冲于脑，如《伤寒论》所述“太阳病……其人发狂者……以太阳随经，瘀热在里”。“有所跌仆，恶血留内”，跌仆伤于头，则脑络脑窍多有留瘀之患。中风后期，因气虚化气无源而致血瘀，则出现偏瘫、半身不遂等症。

（3）中毒

常见的中毒因素有药物、食物、酒精或职业性接触毒物，这些因素均损害脑部，导致神志淆乱、昏迷不醒、语无伦次、循衣摸床、项倾头摇，犯其筋脉还可见周身抽搐、口吐涎沫等症。若食物中毒，可见反常的精神状态或精神紊乱、烦躁不安，重则可致死。以酒精中毒而言，狂喝暴饮，毒气犯脑，扰乱神明，可见狂言乱语、行为暴烈。若是职业性中毒，由于毒气在机体蓄积，到一定贮存量时可见毒气上扰于脑，出现口唇紫绀、呼吸迫促、胸满气憋，甚至昏迷不省，出现手足瘛疭、妄言谵语等精神症状。以上均说明毒气犯脑，为害尤烈。

（4）外伤

外伤引起的脑病多称为“外伤性脑病”，既可因打仆损伤于脑而为病，也可因他脏损伤而病及于脑。《医宗金鉴·正骨心法要旨》指出，“若被打仆损伤，血流不止，神气昏迷者”，“癫者，头顶也，位居至高，内涵脑髓如盖，以统全身者也，或碰撞损伤，如卒然而死”。

（5）饮食

应饮食有节，起居有常，不妄作劳，反之则易致病。暴饮暴食，蕴结日久，化热生痰，痰热相并，上扰神明，可致狂乱不安等病证，此即狂证。夺其食，治则之所据。过食生冷，寒湿伤阳，易见倦怠嗜卧、少气乏力等症；过食辛辣，灼烁津液，上扰脑神，可见妄言谵语、骂詈叫号、狂笑暴怒、伤人毁物等狂热证；过食肥甘厚味，滋生湿热痰浊，可见邪蒙清窍、身热不扬、默默欲寐、卧起不安。以上均说明饮食失调可致脑为病。

（6）劳逸

《素问·举痛论》指出“劳则气耗”，即劳逸过度必然挫伤机体正气。正气即神气，正气亏虚可见少气无力、四肢困倦、懒于言语、精神疲惫、动则气喘、欲卧嗜寐等症。《素问·宣明五气论》指出“久视伤血，久立伤骨，久行伤筋”，即功能活动过量，会导致物质匮乏，于是神乃自伤。房劳过度，易伤肾精，损伤真气，出现头晕耳鸣、精神萎靡，甚则善忘事、耳妄闻等症。然过劳致病，过逸也可致脑病。

（7）遗传

导致脑病的先天因素很多，其中包括遗传因素。主要因父母体质欠佳、精弱、病精、母病及胎、胎孕期间调理失当等，导致胎儿在母体中即病在身，正如《素问·奇病论》所云："人生而有病癫疾者……病名为胎病。此得之在母腹中时，其母有所大惊，气上而不下，精气并居，故令子发为癫疾也。"五软、五迟、瘫痪、癫痫，以及某些遗传性疾患，都属于精神失常、智能低下之类的脑病。

（二）脑病的病机

由于脑为至清之腑，真气之所聚，为元神之脏，为髓之海，故病机变化有一定的规律可循。

1. 正虚邪犯

疾病是在人体正气不足，抵抗力下降时，外邪乘虚而入时发生的。在脑病的发病中，以风邪（风寒、风热）、疫疠之气、燥邪、湿邪、暑邪为常见。外邪自体表而入，循经络上犯颠顶，或从鼻而入，邪侵于脑，损伤脉络，耗伤脑髓，蒙蔽清窍，引发脑病。

2. 气血失常

脑的生理功能需要气血津液和水谷的充养，故与五脏有关。对于脑病来说，五脏功能失调，主要指气血不足而言，可分为气虚、血虚和气血俱虚。气虚在这里指元气虚。元气有奉养神明之府的作用，当元气不足或消耗过度时，就不能上养于脑，使其功能异常，出现头晕、四肢抽搐等。如王清任所说："脑髓中一时无气，不但无灵机，必死一时；一刻无气，必死一刻。试看痫证，俗名羊羔风，即是元气一时不能上转入脑髓。"血对脑有濡养作用，脑的功能是以血为基础的，血虚则头晕、头空痛。如《素问·生气通天论》所说："阳气者，大怒则形气绝，而血菀于上，使人薄厥。"《素问·调经论》曰："血之与气并走于上，则为大厥，厥则暴死，气复返则生，不返则死。"

3. 阴阳失调

五脏皆有阴阳，脑亦如此，其正常与否与肝、肾两脏的关系密切。肾藏元阳，能温煦脏腑肢体，亦上温于脑。当肾阳不足或寒邪侵犯肝经时，病邪上犯于头，出现头痛并遇寒加重等症。若肝肾阴精不足，会出现肝阳上亢，上犯清窍，导致阴阳失调，发为昏仆、中风等症。如《素问·厥论》所说："阳气盛于上，则下气重上而邪气逆，逆则阳气乱，阳气乱则不知人也。"

4. 瘀血内阻

瘀血所致的脑病有两种因素，外因多为暴力导致脑髓损伤，血瘀于内；内因为肝阳上扰，夹血上行，血溢脉外所致。瘀血为病理产物，瘀血交阻脑络可发生脑病，出现头痛如刺、部位固定、夜间加重等症；瘀血交阻脊髓，可出现麻木不仁，重则肢体不遂、运动障碍。

5. 痰饮上扰

痰为怪病，无处不到，而怪病的产生多与"脑主神明"有关。若痰浊中阻，则影响清气上升，清阳不升则见头晕。若痰邪上扰于脑，临床上常见头晕、头重，甚者发为癫、痫。

6. 火热上扰

火热之邪，其性炎上，常出现头面部的病证。热邪上扰，脑失神明，可发为狂躁、衣被不敛、言语善恶、登高而歌等脑病症状，如《素问·至真要大论》所说："诸躁狂越，皆属于火。"若热邪亢盛可化火化风，导致肝风内动，出现高热、神昏谵语、四肢抽搐、目睛上视等症，如《素问·至真要大论》所说："诸热瞀瘛，皆属于火。"

7. 心病及脑

心病可引起脑病。如"心主血脉"这一功能不足，则不能保证脑的正常功能。由于心供血不足，血液受阻，脑失所养，则发生眩晕、头痛、昏厥等症。一般而言，血不养心，心神耗损，常见心悸不宁、胆怯易惊、多梦纷纭、虚烦不安，为病较轻。若血不养脑，则头目眩晕、记忆力差而健忘、沉默痴呆、神思恍惚、喧扰打骂、狂躁不宁、昏厥不醒。

8. 肺病及脑

肺主气，气帅血行，故肺朝百脉。肺主治节而又为谏议之官。如肺之吸清呼浊功能受损，清浊升降失司，百脉失养，则浊气留积，甚至随血行而瘀滞于脑，使定向能力减退，出现神态恍惚、淡漠，重则出现精神意识障碍等。

9. 肝病及脑

肝藏血、藏魂，主疏泄，对调节脑海血流量及疏达机体情志有着重要的作用。如肝火上炎清窍，可出现头痛、目赤或痛、心烦、急躁易怒等症。肝魂不藏，肝火扰神，可见惊狂、不寐、神呆、叫喊等症。肝火动风，可见手足瘛疭，或颈项强直，甚则角弓反张，或壮热神昏、手足抽搐。暴怒后肝气上逆于脑，气血并走于脑，可见多种厥证。肝阴虚、肝血虚而动风，可见偏枯、头晕耳鸣、四肢经络牵掣、麻木不仁，或手指蠕动、神倦瘛疭等症。

10. 脾病及脑

脾主运化，为后天之本，职主升清。《灵枢·平人绝谷》中认为，脾气健运，脑神才能得到后天水谷精微之气的充养。若脾气郁结，或脾虚不运，或脾气虚而不能升清等，都可导致大脑气血精髓的来源困乏而见神明之乱诸症，如食欲不振、胃脘饱胀疼痛常与精神紧张、焦虑、忧愁等同时出现。《黄帝内经》中就有“胃不和则卧不安”之训，可见，脾胃病可病及于脑。

11. 肾病及脑

脑为髓之海，髓的充足与否决定着脑的功能，无论何种原因引起脑髓的过度消耗或产生不足，均可出现头晕、耳鸣、肢体酸软痿废、记忆力减弱、痴呆等症。如《灵枢·海论》说:“髓海不足，则脑转耳鸣。”王清任的《医林改错》中说:“高年无记性者，由于肾间动气为三焦之源。”命门之火即为肾间动气，命门通于脑。《读医随笔》说:“内伤之病，多病于升降。”三焦为升降出入之地，命门为升降动力之源，因而其病理常彼此互关。无论是命门病变还是三焦病变，都必然病及于脑。

五、脑病的诊断特点

通过望神色、闻声音、问证候、切脉触腹等诊察手段，即可得知疾病显现在各个方面的症状和体征，了解疾病发生的原因，掌握疾病的性质和归属，预测病势的趋向，分析其内在联系，从而为临床辨证论治提供可靠的理论依据。

（一）望诊

1. 望神

（1）得神与失神

双目灵活，神志清爽，志意聪慧，动作矫健，反应灵敏，记忆力强，语言清晰，谓之得神。反之，目光晦暗，睛珠呆板，精神萎靡，志意淆乱，动作迟缓，反应呆钝，视物不清或视见两物，息微而语弱，甚则出现昏迷或深度昏迷导致的神志昏迷、不省人事、鼻有鼾声、对外界无反应，或中度昏迷导致的神志不清、无鼾声、强呼之偶尔能应，或是谵妄状态，循衣摸床，撮空理线，目闭口开，遗溺等，多是失神。

（2）神气淆乱

表情淡漠，抑郁寡欢，独自言语，哭笑无常，神思迷惘，秽浊不分，其中包括兴奋状态、抑郁状态、紧张状态、情感障碍等方面的失态。狂呼乱叫，气力倍常，登高而歌，弃衣而走，骂詈不避亲疏，不避水火，伤人毁物等，多为痰火扰心，脑神受挫，属实证。丧神失意时可见紧张状态，如惕怵不安，惊恐害怕，如人所捕，独居处所，喜卧暗室，或倚于门后等，多为心神、脑神不足。喜悲伤欲哭，数欠伸，形体呆板，推之不动，呼之不应，皆为神气淆乱之故。

2. 望头

（1）头之外形

小儿头颅过大及方颅，为先天大脑积水、佝偻病，属肾气不足。头颅过小，属发育不良。小儿囟门下陷，多见于吐泻伤津或久病缠绵之后，以津亏气虚为主，称为“囟陷”。小儿囟门高突，属实热，火毒上攻，称为

“囟填”。囟门迟闭，骨缝不合，称为“解颅”，多因肾气不足而水停。囟门早闭，头顶又尖又小，前额窄，智力迟钝，属发育不良。

（2）头之动态

如“垂头”，多见于森林脑炎后遗症，常伴耳鸣耳聋、腰膝酸软、遗精、脉沉等症，因髓海不足所致。破伤风患者可见仰头不下、目睛上吊之症，小儿急惊风亦然。头摇不能自制，或不自觉摇动之症，俗称“摇头风”，可见于风阳上扰或虚风内动的脑病患者。经现代医学诊断的先天性脑发育不全、舞蹈病、小儿多动症等多伴有这些头部的动态改变。

3. 望目

瞳神的望诊是对脑病极好的诊察方法，因为瞳神能直接反映脑的病变。瞳神又称“眸子”“瞳仁”。正常的瞳神，黑莹幽深，圆圆端正，阳看则小，阴看则大，变化灵活。目之所视，经过目系入脑，而瞳神又是神光外现的客观存在，所以，眼之神光是脑神的客观反映。

（1）诊神光

若目睛黑白分明，光彩清莹，明朗润泽，容色精爽，神采内敛，有泪滋润，视物清晰正确，是眼目有神。反之，若见白睛暗浊，黑睛色滞，毫无精彩，或浮光暴露，无眵无泪，视物模糊错乱，是谓无神。若目视无光，昏暗眩晕，则多水亏血少，髓海不足，或肝肾亏乏。如脑占位病变、脱髓鞘病所致的暴盲，则属于这一类型。

（2）诊瞳神形态

瞳神形态方面的病变较多。瞳神缩小，是指瞳神紧缩，甚则细如针孔，失却展缩功能，伴见神水不清者，多因风热之邪或肝胆实火上犯于目。瞳神散大，是指瞳神开大，不能敛聚，多见于“内障”眼病，或见于热毒壅盛，火扰神明，耗伤气阴，乃正气将亡之时。

4. 望面

（1）面部色泽

面部色青白，精神抑郁，手指麻痛，小腿转筋，多属肝虚风动。面目青黑，突然不能说话，四肢软弱，甚至不能站立，多属肝虚寒，肝阳不升。小儿高热，面部青色，以鼻柱与两眉间及口唇四周较易察见，为将发惊风之证。突然面色苍白，伴冷汗淋漓，多为阳气暴脱。面白而干瘦，是为血枯。面黑而暗淡，为阳衰而阴盛。思则气结于脾，故睑定而色黄以涩。喜则气发于外，故颐解而色红且散。悲则气消于内，故五脏皆摇……忧则气并于中，故两眉双锁，色沉滞而气郁以塞。恐惧者精神荡惮而不收。故色脱而面白，惊怖者血气分离而乖乱，故气促而面青。

（2）面部形态

口眼㖞斜，肌肤不红，见于面瘫。面呈苦笑面容，见于破伤风。“面具脸”，见于帕金森病。这些都是脑病常见的症状。

5. 望体态

若卧而不得坐，坐而昏眩，多为气血俱虚之象。若见突然昏仆，全身震颤，四肢抽搐，多为肝风内动的痫证。突然瘫软，不能步履，癔症性运动障碍，四肢震颤、痉挛、不自主运动，多属肝风内动。行走呈前趋步态，多属肾虚脑海不足，多见于中风后遗症。下肢瘫软不能站立，多为痿证。凡此皆关乎脑病。小儿急惊风、破伤风皆可见之。外感性热病多见颈项强直，伴呕吐、口噤、头痛如破。如神昏肢厥，或面赤身热，躁扰不宁，乃热毒亢盛于脑。颈项软弱、倾斜，头项不能抬举，为五软之一。背骨弯曲突起，形如龟背，多因先天不足、后天失养、骨髓失充、督脉虚损所致。四肢枯瘦，伸四肢无力而颤抖，腰膝酸软，五心烦热，属肝肾阴虚。形寒肢冷，阳痿遗精，属脾肾阳虚。下肢痿软，瘫痪，四肢不用，震颤，抽搐，筋惕肉瞤，肌肉萎缩等症，均属痿证。两手紧握，两手松撒，撮空理线，循衣摸床等症，都属神明之乱。

6. 望舌

望舌主要分为望舌质和察舌苔。望舌质在脑病诊断中比较多见，这是颇有意义的诊断方法，可为辨证论治提供依据。察舌苔在于观察邪气的盛衰和性质。

（1）舌质

绛舌：舌色比红舌颜色更深浓，见于外感热病中热伤营血或逆传心包，多为津液已去或极虚之候。

紫舌：是血液瘀滞之故。致瘀之因有寒、热、阳气虚、热盛津伤、酒毒、食积、痰结、停饮、湿热等的不同。从紫舌的深浅干润可以判断脑病的轻重和吉凶。脑外伤、中风等病中尤为多见。

红舌：①舌体胖嫩，边有齿痕，为脾肾阳虚，痰饮壅阻，多见于精神呆滞、癫证。②舌体肿胀满口，色深红，多因心、脾二经积热，常见于喜怒不节、躁扰不宁的狂妄证。③舌体胖而紫暗，多为毒气内渍，常见于中毒性感染性疾病。④舌体瘦薄，多为阴血不足，常见于脏躁、百合病。⑤舌有芒刺，多因邪热内结，常见于狂奔乱走的实热发狂或太息易怒。⑥舌体强硬，运动失灵，屈伸不便，甚则不能转动，致语言謇涩，多见于热闭心窍（或脑窍），常见于中风患者。⑦舌体颤抖，动摇不宁，不能自主，多因热极动风，常见于毒疫攻心之兆或肝血亏虚者。⑧舌体斜偏一侧，气血不畅，多见于风邪作祟者，兼流涎不止，是痰涎壅盛使然。⑨舌体短缩，甚至难以伸出口外，不能抵齿，常兼舌绛，每与热痰阻络有关。⑩舌伸口外，不能收缩，必是热邪酿痰上攻于脑，神明失主所为。

（2）舌苔

腻苔：多与痰浊、湿热扰乱脑神有关。如舌苔薄白而腻，多为痰气郁结，常见于癫证初期，常伴神情呆滞、妄闻妄见等症。若舌苔黄腻，多为湿热交结，痰火并居脑脏，常见于妄想、烦躁等症。若舌苔厚黄腻而干，多为痰热壅盛，郁热伤津，常见于躁动不安、刚暴易怒的狂妄证。

黑苔：因寒湿内阻、痰饮停蓄，舌苔灰黑而润，常见于呆滞、表情淡漠、喃喃独语、不知秽浊的阴癫证。若舌苔灰黑干燥，多为热甚津伤，阴虚火旺之故，常见于烦乱不安、狂妄等症。若热极津枯，致舌苔黑而起芒刺，常见于癫病日久化火伤津，或狂病日久，邪热伤阴。

（二）闻诊

1. 语音

语音高亢，声调洪亮，狂喊恶叫，多言善语，高谈阔论，口若悬河，兼有躁动不安者，多属实证、热证、阳证，多见于躁狂状态的患者；语言低微，沉默寡言，或喃喃独语，伴见孤独离群，倦怠欲寐，多为虚证，多见于抑郁状态的患者；若患者口张无语，对任何询问概不回答，目视不瞬，病在脾胃，多为气虚痰壅，常见于癔症、精神分裂或脑部病变的患者；语声重浊，唠叨不休，胸满腹胀等症，病在肝胆，多为气结痰阻之象；强制性哭笑，表现为无故哭或笑，多见于癔症、脑动脉硬化、精神病、老年性痴呆等患者；对病前往事不能做出回答，多为脑海不足，或脑络受损，常见于一氧化碳中毒、颅脑损伤后的患者；小儿夜啼不宁，每因惊恐所致；声音嘶哑，亦常见于肝气郁结患者，或久病不愈，肺肾阴虚者。

2. 语言

语言错乱，神识昏蒙，声高有力，此为谵语，多见于热扰心（脑）神实证；神志不清，语言重复，时断时续，声音低弱，此为郑声，多见于心气大伤，精神散乱之虚证；言语粗鲁，狂妄叫哭，失却理智，多见于狂证，系痰火扰心（脑）所致；若喜居一处，不欲见人，喃喃自语，说话无对象，逢人即止，此为独言，常见于癫证，多为心气虚、精不养神之故。

（三）问诊

1. 问家族史

应当询问患者父母有无类似疾病，了解所患脑病是否与遗传有关。痫证抽搐患者，应了解父母的身体状况和母亲怀孕期间的生活，有无不良刺激，以及婴儿出生前后的生长发育情况，对诊断极有价值。

2. 问一般情况

包括姓名、性别、年龄、民族、籍贯、婚姻、职业等。

（1）性别

男女在生理特性与心理素质上有着较大的差异。例如，女性常因气郁情伤而诱发脏躁、奔豚、梅核气等证；男子多见气病为患，以及精神障碍和外伤引起的精神失常。男子可患其独有的疾病，如遗精、阳痿等，进而出现癫病、痴呆等；女子热入血室或经带胎产后可出现发狂、月经周期性精神病等。

（2）年龄

老幼年龄有异，病证亦常不同。诸如伴随着五迟、五软、解颅，出现遗尿、夜惊、夜啼、智能低下，每见于小儿；更年期综合征和老年人痴呆、老年性精神病则见于老龄之人。

（3）职业

因脑力劳动和体力劳动有差异，脑病也有虚实的不同，前者多虚，后者多实。长期接触毒气毒液及化学物质的人，则多见中毒性精神病。

（4）婚姻、籍贯

此对脑病诊断也有参考价值。

3. 问既往病史

了解患者有无精神病史和其他传染病史，了解是原发还是继发，曾经采用过何种治疗，从而为提供切合病情的治疗方案提供依据。

4. 问病因

要详问发病原因，包括精神因素、人际关系等。《素问·疏五过论》指出，“凡未诊病者，必问尝贵后贱……尝富后贫”，“凡欲诊病者，必问饮食居处，暴乐暴苦，始乐后苦”。《医学入门》也说：“所处顺，则情性和而气血易调；所处逆，则气血怫郁。”意思是说，长期精神抑郁，气血失调，易患精神情感类疾病。

5. 问现病史

询问脑病发生发展的演变过程、治疗情况、现在症状、导致疾病的直接因素，掌握发病时间，然后按照“十问”逐步进行询问。

（1）问寒热

患者有无怕冷、发热情况，以排除外感，包括传染病引起的精神症状。如暑温（西医称乙型脑炎），高热时病邪传里，可见神昏谵语、热极生风的痉挛、震颤等；若体寒畏冷，嗜卧倦怠，自语神呆，多为脾胃阳虚所致。

（2）问汗

阳明气分热盛，可致大热大汗而谵语；汗出淋漓不断，扪之冰冷，气脱于外；若见绝汗亡阳，神脱于外。半侧身体出汗（左右或上下），可为风动经络，痰与风相搏所致，多伴见眩晕、手足蠕动，多为中风先兆。

（3）问饮食

食少纳呆，甚或数日不饮不食，多见于癫证患者。若食欲亢进，或喜食异物，或暴饮暴食，多见于狂证。口渴不欲饮水，多为湿热。饮水即吐，则为停饮，高颅内压患者常见。饮水作呛，偏瘫患者多见。

（4）问二便

大便稀溏，多为虚寒。大便常年秘结，排便困难，多见于老年津枯，或久病。大便失禁，多见于昏迷或神志不清的患者。小便清长，多为虚寒，重症肌无力、运动神经元病者易见。小便失禁伴昏迷者，多见于急性脑病、癫痫大发作、老年大脑软化症。小便失禁无昏迷者，多见于脊髓病变、遗尿而突发中风、厥证等。

（5）问头身

头：如自觉脑户寒冷，喜戴帽或以毛巾裹头，不胜风寒，主要为厥阴中寒和督脉虚寒。头部发热，多见虚火上炎。如头痛隐隐，眩晕目赤，为血虚头痛；头脑空痛，腰膝酸软，属肾虚头痛；头痛如裹，泛呕眩晕，为痰浊头痛；头痛而胀，口苦咽干，为肝火头痛；偏头痛多疼痛剧烈，时痛时止，血管神经性头痛尤为多见；有外伤史者，头痛如刺，多瘀阻脑络；肾气虚衰，多健忘，兼见耳鸣；头晕且胀，兼见烦躁易怒，是为肝火上亢。头皮不知痛痒，麻木不仁，伴见眩晕，肢体倦怠，呕恶吐涎，为痰湿阻络；伴见头晕心悸，为血虚头皮失养所致。

面：面痛，呈阵发性、烧灼性或刀割样疼痛，为风热夹痰阻络；面痛，呈抽掣样阵发性疼痛，剧痛面苍，遇冷加重，为风寒夹痰阻络，多为三叉神经痛；突然面部麻木，口眼㖞斜，兼见语言不清，流涎不止，多见于风痰阻络之中风。

目：目痛如锥，头痛如劈，甚至眼前昏黑，是谓“雷头风”，多因痰火内盛，上乘清窍，或因风邪外客，循目系入脑所致。眉棱骨和眼眶骨部疼痛，昼静夜剧，伴目珠胀痛，谓之“眉棱骨痛”，多由风热之邪上扰清窍所致，多见于额窦炎。

耳：可询问有无耳鸣、重听、耳聋、耳胀、耳闭、耳痛等症状。以耳鸣而言，耳鸣呈高音调，多为肝胆火盛，邪气壅闭；耳鸣呈低音调，多为心肾、肝肾虚损或气血不足。以耳聋而言，暴病多实，久病多虚，脑病中以感染性脑病因邪热蒙蔽清窍、阴精不能上达者多见；耳聋伴久病痴呆、脑软化者多虚。

鼻：鼻渊，又称脑漏，不闻香臭是其主症。《素问·气厥论》云："胆移热于脑，则辛頞鼻渊，鼻渊者，浊涕下不止也，传为衄衊瞑目。"

身：上、下肢痛，多见于风湿、类风湿性关节炎；上、下肢痿软无力，伴有肌肉萎缩，为血不荣筋；持久性四肢麻木，为气血不足；触电样放射性麻木，为肝风欲动之兆；四肢瘛疭、痉挛、抽搐等不自主运动，为肝风内动。

胸腹：阵发性气上冲，为奔豚（神经官能症）。胸和两肋疼痛，喜太息，短气，在排除心脏器质性病变后，多为肋间神经痛，属肝郁不舒。胸肋窜痛，呃逆，为肝胃不和，多见于自主神经紊乱。

（6）问睡眠

睡眠是昼夜生物钟节律，这一节律被破坏，则会导致疾病的发生。以失眠而言，闭目静卧，不能入睡，闻声则心悸，为心血虚；昼不精、夜不瞑，或失眠，或多寐，或夜游，或梦魇，夜间烦躁，不能安卧，时时起床行走，为心肝火盛；欲睡突然清醒，或全身抽动而醒，再无睡意，为心肾不交；眠后遗精而醒，为肾阴不足；精关不固的梦遗，为肾阳不足。以上这些症状都与脑神受扰有一定的关系。

（7）问月经

更年期精神病多见月经紊乱；青春期精神病多见经期疾病；热入血室发狂，多处在月经期。

（8）问出生与发育情况

询问患者是第几胎，是否顺产、难产、早产，有无手术及脐绕窒息，有无受惊史、梦游史等，有利于探讨脑病发生的潜在因素。

结合问诊，全面了解疾病发生、发展演变的全过程，有利于提高辨治水平。

（四）切诊

切诊，包括脉诊和触诊两部分，是医者运用指端的触觉，在患者的一定部位进行触、摸、按、压，以了解病情的一种诊断方法，也是脑病的一种重要诊断方法。

1. 脉诊

后世切脉都以寸口脉为主，分寸、关、尺三部。成人的正常平脉，是一息脉来四至，和缓有力，从容有节，不快不慢，不大不小，不浮不沉。反之，则为病脉。脑病常见的病脉有：

（1）浮脉

举之有余，按之不足，脉搏显现部位表浅，一般主表证。浮而有力，多见脑病初期；浮而无力，常见于气虚发狂的患者。

（2）沉脉

轻取不应，重按始得，脉搏显现部位深在。沉而有力，多见于狂证；沉而无力，多见于失志；沉弦为肝气郁滞，常见于梅核气、气郁发狂；沉弦而滑，多见于中风后遗症、癫证、痫证。

（3）迟脉

脉来迟缓，一息不足四至。迟主寒证，迟而有力为冷积寒滞，多见于寒疝、奔豚；迟而无力为阳气虚弱，多见于精神病患者的木僵状态。

（4）数脉

一息脉来六至，来去较快。数主热证，数而有力为实热，见于阳明发狂及狂证；数而无力为虚热，百合病、感染性脑病后期皆可见之。

（5）滑脉

往来流利，如盘走珠。滑主痰饮、食滞、实热等。沉滑有力，为痰涎壅盛，狂、癫、痫及中风病均易见到；滑而兼弦，为痰气交阻，痰迷清窍，意识障碍、气郁痰结者均可见到。

（6）涩脉

往来涩滞不畅，犹如轻刀刮竹。涩脉主气滞、血瘀、痰阻、精伤、血虚等证。

（7）弦脉

端直以长，如按琴弦。弦脉主肝胆病变、痰饮、痛证。弦数，多见于肝阳上亢、肝风内动等各种脑病；弦紧，常见于各种神经痛；弦缓，为痰湿内困，常见于神经官能症。

（8）虚脉

举按皆无力，隐隐于指下有松软空豁之感。虚主气血两虚，神经衰弱、脑供血不足、各种脑病后期均可见到。

（9）实脉

其脉来去俱盛，三部皆大而坚实有力。实脉主实证，瘀血、痰饮、火热、毒气及外邪入里所致的各种脑病皆可见到。

（10）洪脉

其脉来盛形大，气盛发狂，多洪滑有力。洪而无力，多为虚阳上越。

2. 触诊

触诊对脑病的诊断侧重于：

（1）切头额

切触颅骨，检查颅骨有无缺损、肿块、压痛等，必要时测量头颅的大小；头皮光滑，切囟门中有凹缝，即可诊为解颅；小儿切眉端感指热，主夹惊之候；切额头角疼痛，双眉紧锁，多为额窦炎；攒竹穴疼痛明显，按之痛甚，为眉棱骨疼痛；头痛剧烈，按压眼珠，坚硬如石，多为雷头风。

（2）皮肤切诊

如阳气亢盛，肌肤多热，狂证、实证见之；阴邪内结，肌肤发冷，厥证、虚证多见；皮肤甲错，晦暗无光者，多为瘀血性精神病。

（3）按手足

如手足俱热而又躁动，多见于狂证、感染性脑病；手足冷，欲卧着衣，多见于阴癫及脑病后期；手足心热，多见于脏躁、百合病。

（4）按腹

根据腹皮温度觉以判断虚实。按之热而灼手，为热证、实证；按之不温或冷，为寒证、虚证；危重病人少腹冰冷者，为阳气欲绝；治疗后脐下转温，为阳气回复。

六、脑病的中医治法

（一）中药疗法

1. 醒脑开窍法

醒脑开窍法，是用芳香开窍剂治疗神昏窍闭证的一种治法。主要表现为神志昏迷、牙关紧闭、握拳等。热闭兼有高热、谵语、脉数、抽搐的症状，用开窍药与清热解毒药进行治疗，如安宫牛黄丸、紫雪丹。临床使用时，若高热昏谵、烦扰惊厥，可用安宫牛黄丸；若身热烦狂、惊厥，可用紫雪丹。

2. 涤痰醒脑法

适应证：痰阻脑窍而见神志昏迷，不省人事，喉中痰鸣，肢体抽搐，或痴呆，静而多言，举止异常，苔腻，脉滑。方药：涤痰汤、白金丸、温胆汤、紫雪丹、至宝丹、礞石滚痰丸。

3. 温通醒脑法

适应证：突然昏倒，不省人事，牙关紧闭，痰鸣气粗，面色苍白，口唇青紫，两手握固，手足不温，舌质淡，苔白润，脉沉迟。方药：苏合香丸。

开窍法常用的药物多辛香走窜，一般做成丸、散剂，以便急救应用，宜用温水化服或鼻饲，不宜煎服。神经科临床常用于治疗神经系统感染性疾病，如流行性脑脊髓膜炎、乙型脑炎、全身感染引起的脑病，脑血管意外、中毒性脑病、癫痫大发作、肝昏迷、中暑、肺性脑病、颅脑外伤、冠心病等也常用此法。应用时要分清阳闭、阴闭，选用凉开或温开法。中病即止，不可久服。

4. 平肝息风法

平肝息风法是用于治疗肝阳上亢及肝风内动等证的治法。肝阳上亢常见头痛，眩晕，肢体麻木，甚或猝然仆倒，神志不清，口眼㖞斜，半身不遂，舌强不语，或震颤，抽搐等；温热病时，出现高热，颈项强直，甚则角弓反张。

适应证：温病热盛动风，高热惊厥证之高热、昏迷、抽搐、角弓反张、眩晕、不自主运动，见于脑血管疾病、帕金森病、共济失调、颅脑外伤等。常用方剂：羚角钩藤汤、天麻钩藤饮、三黄石膏汤、牛黄清心丸、紫雪丹、黄连解毒汤、栀子清肝汤、至宝丹、神犀丹。若颅脑外伤而头晕、头痛者用芎芷汤。

5. 滋阴息风法

适应证：温病后期真阴亏损，肝木失养之阴虚风动证。除有阴虚内热见症外，还伴有手足蠕动、肌肉抽动、震颤、肢体痉挛等。见于流行性乙型肝炎、流行性脑脊髓膜炎、森林脑炎、震颤麻痹、舞蹈病、扭转痉挛病。常用方剂：大定风珠、三甲复脉汤、镇肝息风汤、建瓴汤、天麻钩藤饮、地黄饮子、杞菊地黄汤。

6. 平肝潜阳法

适应证：肝阴不足、肝阳上亢而致头痛，眩晕，耳鸣，手足抽搐，甚至突然昏倒，不省人事，口眼㖞斜，半身不遂；或神倦乏力，低热，筋脉拘挛，手足颤抖，舌绛少苔，脉细数等。见于脑血管疾病、帕金森病、共济失调、颅脑外伤等病。方药：实证用镇肝息风汤、天麻钩藤饮、羚角钩藤汤，虚证用大定风珠、地黄饮子、三黄石膏汤。

7. 化痰息风法

适应证：痰浊夹带风邪横窜经络或上扰清窍，多见于头晕、头痛、肢体麻木、抽搐、震颤、脑炎、脑血管病、脑水肿、内耳性眩晕。方药：半夏天麻白术汤、大秦艽汤、天麻钩藤饮。

8. 补肾荣脑法

适应证：肾精亏虚，髓海不足，症见头晕、耳鸣、头空痛、下肢痿软无力、舌红少苔、脉沉细无力。方药：补肾荣脑汤、补肾地黄丸、左归饮、大补阴煎。偏于络脉瘀阻者，合用地黄饮子。小儿五迟或年老痴呆、头外伤、智力发育障碍、腰膝酸软、病久未愈者，合用桃红四物汤。

9. 回阳救逆法

适应证：阳气衰微，症见神志昏迷，不省人事，面色苍白，口唇青紫，大汗淋漓，皮肤凉湿，四肢厥冷，舌淡，脉微欲绝。多见于心力衰竭、低血压性休克、多发性神经炎、晕厥、指端静脉痉挛。方药：参附汤、四逆加人参汤。

10. 补气养血法

适应证：气血虚弱而见神疲体倦，面色㿠白，自汗少气，纳呆，气短乏力，眩晕目花，心悸失眠，自汗盗汗，形寒肢冷，舌淡，苔薄白，脉细弱。多见于神经衰弱、腰痛、头痛、遗精、阳痿、失眠多梦、头晕、健忘。方药：归脾汤、八珍汤、金匮肾气丸、柏子养心丸、补中益气丸。

11. 活血化瘀法

适应证：瘀血阻于髓海而见头痛如刺，部位固定，入夜痛甚，或猝然晕倒，不省人事，肢体偏瘫，或有明显外伤史，舌紫暗，苔腻，脉细涩。多见于中风偏瘫、颅脑外伤、头痛、肢体疼痛、各种脑血管病、癫痫、缺血缺氧性脑病。方药：通窍活血汤、血府逐瘀汤、补阳还五汤。

12. 镇惊安神法

适应证：心悸、失眠、多梦、健忘，多见于癫痫、惊厥、神经衰弱、失眠、抽搐、感染性精神障碍。方药：抱龙丸、朱砂安神丸、镇惊丸、安神定志丸。

（二）针刺疗法

针刺疗法，即普通的毫针疗法，是临床最常用的针法。一般临床选择26～28号毫针，1～3寸长的针最常用。

一方面，针刺重视手法。针刺手法是针灸最基本的技术，要求进针快、手法熟练，这样可以减少疼痛，这是提高疗效的基本保证。基本手法有进、退、捻、留、捣或提插、捻转，辅助手法有循、弹、刮、摇、搓、飞、颤等。另一方面，针刺得气与疗效关系密切。得气是指针刺入穴位后所产生的特殊感觉和反应。得气时患者感到酸、麻、胀、痛、重，有时还会出现凉、热、痒、触电、蚁行、水波等感觉，这种针刺感觉传导简称为“传感”，《灵枢》称为“气至”。患者得气时医者感到针下沉紧、涩滞；如果未得气，医者手下感觉虚滑，患者也没有什么感觉。如《标幽赋》所说：“气之至也，如鱼吞钩饵之沉浮；气未至也，如闲处幽堂之深邃。”《针灸大成》

曰："如针下沉重紧满者，为气已至……如针下轻浮虚活者，气犹未至；插豆腐者，莫能进之，必使之候，如神气既至，针自紧涩，可依法察虚实而施之。"针刺能治疗疾病，主要是通过针刺得气而取得疗效，所以，得气在针刺中具有重要意义，被历代医家所重视。《灵枢·刺节真邪》曰："用针之类，在于调气。"《灵枢·九针十二原》曰："为刺之要，气至而有效。"《针灸赋》也指出："气速效速，气退效退。"《针灸大成》曰："用针之法……以得气为度，如此而终不至者，不治也。"这些论述均说明针刺得气与否，直接影响临床疗效，得气快则疗效好，得气慢则疗效差，不得气则无效而病难治。

针刺手法是产生补泻作用，促进机体内在因素转化的主要手段。临床常用的补泻手法如下：

1. 单式补泻手法

（1）提插补泻

针下得气后，先浅后深，重插轻提，提插幅度小、频率慢、操作时间短者为补法；先深后浅，轻插重提，提插幅度大、频率快、操作时间长者为泻法。

（2）捻转补泻

针下得气后，捻转角度小，用力轻，频率慢，操作时间短，结合拇指向前、食指向后（左转用力为主）者为补法；捻转角度大，用力重，频率快，操作时间长，结合拇指向后、食指向前（右转用力为主）者为泻法。

（3）疾徐补泻

又称徐疾补泻。进针时徐徐刺入，少捻转，疾速出针者为补法；进针时疾速刺入，多捻转，徐徐出针者为泻法。

（4）平补平泻

进针得气后均匀地提插、捻转后即可出针。

（5）迎随补泻

进针时针尖随着经脉循行去的方向刺入为补法，针尖迎着经脉循行来的方向刺入为泻法。

（6）呼吸补泻

患者呼气时进针，吸气时出针为补法；吸气时进针，呼气时出针为泻法。

（7）开阖补泻

出针后迅速按针孔为补法，出针时摇大针孔而不按为泻法。

2. 复式补泻手法

（1）烧山火

视穴位的可刺深度分为浅、中、深三层（天、地、人三部），先浅后深，每层依次各做紧按慢提（或用捻转补法）九数，然后退至浅层，称为一度。如此反复操作数度，即将针按至深层留针。在操作过程中，可配合呼吸补泻法中的补法。多用于治疗冷痹顽麻、虚寒性疾病等。

（2）透天凉

即针刺入后直插深层，按深、中、浅的顺序，在每一层中紧提慢按（或捻转泻法）六数，然后插针至深层，称为一度。如此反复操作数度，将针紧提至天部留针。在操作过程中，可配合呼吸补泻法中的泻法。多用于治疗热痹、急性痈肿等实热性疾病。

3. 现代手法

（1）退法

将针刺入一定的深度后，患者没有感觉，这表示针尖刺得不准，没有触到穴位，或超过了穴位，需要退针，然后将针转变方向，进行反复的进退，找到穴位以后，再用强或弱的刺激。

（2）捻法

即在进针时，或退针时，或针刺到神经时，将针固定在一定位置的捻转（谓之行针）。

（3）留法

将针捻转到一定程度时，或患者强烈感觉麻胀电掣感的时候，就停止捻转，卧针不动。若肌肉紧张，捻转不动，针退不出者叫实状，也可卧针，等待肌肉松弛，再退针。进针以后，肌肉松弛、捻转无阻碍也无感觉者叫虚状，也可卧针，等待局部神经因刺激使肌肉发生抵抗后，再行捻针，患者即可产生感觉。卧针时间的长短，要视病情而决定。以上的卧针情形，叫作留针。

（4）捣法

将针进到一定的深度，进行捻转，患者无感觉时，就可将针捻转，上下捣动，如神经在下面不远，就会出现感觉。略进针，有时穴位与神经分布移位，上下直捣而无感觉，就应沿前后左右各方捣动，哪边有感觉，就向哪边进行捣动。为了加强刺激，有一种捣术，叫雀啄法，也叫乱捣，是将针上下前后左右的捣动，像雀子吃食一样，上下距离不大，范围较小。有的腧穴适宜于补虚，有些腧穴适宜于泻实。如足三里、关元等具有强壮作用的穴位，多用于补虚；而少商、十宣等具有泻邪作用的穴位，多用于泻实。

（三）艾灸疗法

灸，烧灼之义，是借助灸火的热力给人体温热性刺激，通过经络腧穴的作用，温经通络，调理气血，扶正祛邪，达到防病治病目的的一种方法。《黄帝内经》中就有“针所不为，灸之所宜；阴阳俱虚，火自当之；经陷下者，火则当之；经络坚紧，火所治之，陷下则灸之；络满经虚，灸阴刺阳；经满络虚，刺阴灸阳”等的记载。《明堂经》为灸之专著，历代医家如岐伯、扁鹊、华佗、杨玄操、甄权、孙思邈、秦承祖等均有《明堂经》之序。杨继洲认为，病在肠胃，非药饵不能以济；在血脉，非针刺不能以及；在腠理，非灸焫熨不能以达。灸灼之法对一切寒湿痹痛，或久病体弱者，能促其产生温热，发挥温通气血、宣经活络、回阳补虚、祛寒除湿等作用。

艾灸的材料有艾叶、桑木及含有辛香气味的药物等，间接灸法则使用如生姜、大蒜、食盐、豆豉、附子或隔布数层的太乙针等。另外，天灸法采取芥子末、杏仁泥、毛茛叶等品直接在穴位上贴用，使其发疱作疮。

1. 艾炷灸

灸时根据体质、年龄、病情和部位选择一定的艾炷，小如雀粪、麦粒，大如枣核或鸽卵。《明堂下经》云：“凡灸欲炷下广三分，若不三分，则火气不达，病未能愈，则是炷欲其大。”但仍须根据不同的病情、年龄来决定，灸小儿炷宜小，灸成人炷宜大。小儿七日以上，周年以内，炷如雀粪。

（1）隔姜灸法

用老鲜姜切成半分厚的片，放于需灸的穴位上，再上置艾炷燃烧。感觉灼痛时，即另易艾炷，待灸至穴位上有红晕湿润，扪之灼热，即可停止。适应证较广泛，如胃肠病、反复感冒、肢体麻木、四肢发凉、呕吐、泻痢、腹痛及风寒湿痹、痿弱无力等阳虚证候均可应用。

（2）隔蒜灸法

用独头蒜切半分厚片，置穴上，上放艾炷燃着，或放在未化脓的肿疡上灸之。适用于肿疡初起及蛇蝎蜂虫咬伤等，有拔毒、消肿、定痛、散结的功效。

（3）隔盐灸法

用干净的食盐末填满肚脐，上置大艾炷灸之，灼痛即更换艾炷，不拘壮数，对寒凉腹痛、腰膝酸软、遗精、阳痿、霍乱吐泻后致肢冷脉浮者，有回阳救急的功效，须连续灸至痛止、肢温、脉起为度。

（4）隔药灸法

补骨脂 24g，青盐 15g，地龙 3g，没药 3g，夜明砂 6g（微炒），老鼠粪 10g（微炒），干老葱头 6g，共研细末，做成三分厚的饼子，治疗中风、截瘫、肌肉萎缩、腰痛等。

2. 艾条灸

将艾条的一端用火燃着，距穴位 1 ～ 1.5 寸灸之，时间长短根据病情而定，一般 15 ～ 30 分钟。如果需要火力急，可在穴位处做提上按下或旋转穴区，适应证同艾炷灸。嘱患者穴位分寸自灸之，要告知慎火，因艾易燃，以免烧伤物品或引起火灾。灸时切勿自便，时间长短和距离皮肤高低须遵医嘱。此法经济方便。

3. 艾箱灸

先做如箱状小盒，无底盖，用二分厚板，高 3 寸、宽 4 寸见方。中间衬托一层铁纱固定，用时将箱放在穴位上，将艾卷截成 1 寸或 0.5 寸，每寸艾卷燃时约 10 分钟，烧着艾卷一端灸之，既省人力又不失疗效，中间铁纱距离穴位高 1.5 寸比较合适，适用于背腹部。

4. 温针法

先将针刺入穴位后，手法施毕，用枣核大的艾炷安装在针柄上捏紧，再用两块硬纸垫在穴区，防止艾火脱落灼伤皮肤，此时可将艾炷燃着，直到烧完为止。主要适用于关节酸痛、腹部冷痛等病证，也适用于保健。

5. 桑木灸

用新干桑木（根段）劈碎，长约一尺，一头燃着，用阴火，靠近患处灸之，火尽再燃，反复施灸，以内部觉热为度。对痈疽、疔疖、瘰疬、流注及顽疮久不愈者颇具疗效。

6. 灯草灸

又名十三元宵火，多用于小儿。方法是用灯心草一根，以麻油浸之，点燃后，选择适当穴位灸之。此法有疏风解表、行气化痰、疏郁宽胸、清神定志的功效，常用于治疗小儿脐风、急惊风、慢惊风。

7. 温灸器

又名灸疗器，是金属所制之圆筒灸具，底部有数十个小孔，内有一小筒，也有十余小孔，放置艾绒及药物于内，点燃后置于应灸的穴位上，隔纱布灸之。此法有调和气血、温中散寒的功效，适用于妇女、小儿和未施过针灸的患者，自己灸时亦可使用。

（四）耳穴疗法

耳穴疗法，是用针刺或其他方法刺激耳郭上的穴位来防治疾病的一种方法。具有治病范围较广，操作简便，副作用小，效果好且经济等特点，深受广大患者的欢迎。

耳穴早在《黄帝内经》成书之前就已有记载。长沙马王堆汉墓出土的简帛中就描述了穴位与经脉的关系。《灵枢·厥病》中记载："厥头痛，头痛甚，耳前后脉涌有热，泻出其血，后取足少阳。"唐代医家孙思邈、元代医家危亦林、明代医家杨继洲在他们的著作中都记录了相关的临床应用。

1. 常用的耳穴

（1）指

在耳舟上方处，即耳舟 1 区。主治甲沟炎、手指麻木和疼痛。

（2）腕

在指区的下方处，即耳舟 2 区。主治腕部疼痛。

（3）肘

在腕区的下方处，即耳舟 3 区。主治肱骨外上髁炎、肘部疼痛。

（4）肩

在肘区的下方处，即耳舟 4 区、5 区。主治肩关节周围炎、肩部疼痛。

（5）锁骨

在肩区的下方处，即耳舟 6 区。主治肩关节周围炎。

（6）耳中

在耳轮脚。主治荨麻疹、皮肤瘙痒、呃逆、小儿遗尿。

（7）直肠（曾用名：直肠下段）

近屏上切迹的耳轮脚处（与小肠穴同一水平）。主治便秘、腹泻。

（8）尿道

直肠穴上方（与膀胱穴同一水平的耳轮处）。主治尿频、尿急、尿痛、尿潴留。

（9）外生殖器

尿道穴上方（与交感穴同一水平的耳轮处）。主治睾丸炎、副睾丸炎、阴茎外瘙痒。

（10）神门

对耳轮上三角窝内。主治失眠多梦。

（11）心

耳甲腔中央。主治心绞痛、心律不齐、心动过速、喉舌生疮。

（12）肺

在耳甲腔心穴的周围。主治喘息、咳嗽、喉炎、皮肤瘙痒、痤疮、便秘、肥胖症、戒断综合征。

（13）脾

在耳甲腔的后上方。主治食欲不振、腹泻、功能性子宫出血。

（14）内分泌

在耳甲腔底部屏间切迹内。主治痛经、月经不调、更年期综合征。

（15）胃

在耳轮脚的消失处。主治胃痉挛、胃炎、消化不良。

（16）肝

在耳甲艇的后下部。主治高血压、眩晕、胁痛、更年期综合征、月经不调、经前期综合征等。

（17）肾

在对耳轮上、下脚分叉处之下方。主治腰痛、肾炎、月经不调、遗精、早泄、哮喘。

（18）胰胆

肝肾两穴之间。主治急性胰腺炎、胆囊炎、胆石症、偏头痛、带状疱疹。

（19）膀胱

肾穴与艇角穴之间。主治膀胱炎、尿潴留、遗尿。

（20）扁桃体

在耳垂下端。主治扁桃体炎、咽炎、周围性面瘫、三叉神经痛。

（21）耳迷根

耳背与乳突交界处的耳根和耳轮角相对应处。主治胆囊炎、胆石症、胆道蛔虫症、鼻塞、心动过速、腹痛、腹泻。

2. 常用的方法

（1）压丸法

常用的压丸有王不留行籽。

（2）埋针法

将皮内针埋于耳穴，对一些慢性病更为适用，可以达到持续刺激而巩固疗效的目的。所用针具以揿针最为常用。麦粒型皮内针只能斜刺，不便于按压。操作时，首先要进行耳穴局部的皮肤消毒。左手固定耳郭，右手用镊子夹住已消毒的揿针刺入耳穴内，再用约 7mm×7mm 的胶布（最好是肤色胶布）固定。每次 2 ～ 3 穴。每日令患者自行按压 3 次，以提高疗效。留针时间为 3 ～ 4 日。

（3）毫针法

用毫针刺激耳穴。操作时，针刺入应刺的耳穴，直刺 1 ～ 2 分，斜刺 2 ～ 3 分。刺激的强度、手法和留针时间根据病证的虚实而定。留针时间大约为 30 分钟。

（五）按摩疗法

按摩疗法，是用手和器械防病治病的一种物理疗法。如小儿按摩、经络按摩、脏腑按摩、保健按摩、点穴按摩等。

按摩疗法的作用有：①促进血液循环，按摩时局部血管扩张，增强血液和淋巴液等的循环，改善局部组织的营养状态，促进新陈代谢，有利于组织水肿及代谢产物的吸收。②调节关节肌肉的功能，按摩整复脱位，回纳突出的椎间盘，增强肌肉弹性、张力和耐久性，缓解病理性紧张并促进排出有毒的代谢产物。③调节神经功能，使其兴奋或镇静，振奋精神。如头部按摩能抑制大脑皮质的兴奋，有镇静和催眠的作用。按摩肢体，可降低外周感觉神经的兴奋性而止痛或解除疲劳，从而达到治疗的目的。

常用的手法有：

1. 推法

推法是用手指或手掌在人体某一个部位或沿着一条经络做前后、上下或左右推动的手法。推法在应用时所用的力量须由轻而重，根据不同部位而决定用力的大小。根据不同的部位和病情，推法可分为拇指推、手掌推、肘尖推、拳推。其主要作用是舒筋活血，解痉止痛，增加皮肤强性，促进肌肉生长，消除疲劳，使肌肉放松。

2. 揉法

揉法是将手指或手掌面放在身体的某个部位上，通过腕关节的转动做回旋揉动的手法。揉法的作用力一般不大，仅达到皮下组织，一般由轻到重再至轻。此种手法较温和，多在疼痛部位或强手法刺激后使用。操作时手指和手掌应紧贴皮肤，手掌与皮肤之间不能移动，只是皮下的组织被揉动，幅度由小到大。根据按揉部位的不同，揉法可分为拇指揉、大鱼际揉、肘揉、掌揉等，适用于全身各个部位。其主要作用是消肿止痛，活血化瘀，帮助消化，放松肌肉，解除局部痉挛。

3. 摩法

摩法是将手指或手掌放在身体的某一部位或穴位上，在皮肤表面做回旋性摩动的手法。一般是顺时针方向转动，速度可快可慢。摩法作用力温和而浅，仅达皮肤与皮下，多用单手摩，按摩疼痛较剧烈的部位，可放松肌肉。根据不同的部位可分为指摩、掌摩、掌根摩三种。其主要作用是疏气活血，消肿止痛。

4. 擦法

擦法是用手指或手掌在皮肤上来回摩擦的手法。擦法的作用力浅，仅达皮肤及皮下。常要擦到皮肤发红，但不要擦破皮肤。此法可单手操作，根据不同的部位可分为指擦和手掌擦。其主要作用是益气养血，活血化瘀，消肿止痛，祛风通络，温经散寒等。

5. 滚法

滚法是用手背部、小鱼际和第 4、5 掌指关节着力在身体上滚动的手法。操作时将掌指关节略为屈曲，以手掌背部近小指侧部分紧贴于治疗部位上，连续摆动腕掌部，进行前臂旋转和腕关节屈伸的协调运动。在滚动前将手腕稍屈，各指略微伸开，手背平贴推拿部位以助发力。多选气海、曲池、内关、神门、足三里、太溪等穴位，每穴约半分钟。其主要作用是舒筋活血，解痉止痛，强筋壮骨，缓解肌肉，消除疲劳。

6. 捏法

涅法是将拇指和食、中两指相对，捏提皮肤，双手交替捻动，向前推进；或手握空拳状，用食指中节和拇指指腹相对，捏提皮肤，双手交替捻动，向前推进。手法强度可轻可重。可单手操作，也可双手操作。按摩时间根据病情及治疗部位而定。急性期患者治疗时间应短一些，慢性期患者治疗时间应长一些。每次治疗 20 ～ 30 分钟，每周 2 ～ 4 次。涅法常用于治疗小儿疾患，如食欲不振、消化不良、腹泻等症。

（六）水针疗法

水针疗法，又叫穴位注射法，是用注射器的针头代为针具刺入穴位，在得气后注入小剂量药液来治疗疾病的一种方法。它把针刺与药物的作用结合在一起发挥综合效能，可治疗多种疾病。根据药物的剂量和针刺的深度选用不同型号的注射器和针头。

1. 穴位选择

选穴原则同针刺疗法，可结合经络、经穴的触诊法选取阳性反应点进行治疗，软组织损伤可选取最明显的压痛点，如在背部、胸腹部或四肢的特定穴部位出现的条索、结节、压痛等，以 1 ～ 2 个穴位为妥，最多不超过 4 个穴位，并宜选用肌肉丰满的部位进行穴位注射。选穴不宜过多，以精为要。

2. 注射剂量

根据药物说明书规定的剂量，选用原药物剂量的 1/5 ～ 1/2。耳部可注射 0.1mL，头面部可注射 0.2 ～ 0.3mL，四肢部可注射 0.2 ～ 0.3mL，胸背部可注射 0.5 ～ 1mL。

3. 操作程序

根据所选穴位处方选取舒适、持久的体位，按注射药量的不同选用注射器和针头。在穴位局部消毒后，右手持注射器对准穴位或阳性反应点，快速刺入皮下，然后将针缓慢推进，达一定深度后产生得气感应，如无回血，便可将药液注入。凡急性病、体质强者，可用较强刺激，推液速度可快些；慢性病、体质弱者，宜用较轻刺激，推液速度可慢些；一般性疾病，则用中等刺激，推液速度不快不慢。

4. 疗程

急性病每日 1 ～ 2 次，慢性病每日或隔日 1 次，6 ～ 10 次为 1 疗程，穴位可左右交替使用。每个疗程间可休息 3 ～ 5 日。

5. 适用范围

该法的适用范围非常广泛。本法的适用范围同针灸的大部分相同，如中风、痿证、扭挫伤、面瘫、三叉神经痛、头痛、失眠、小儿脑瘫、颅脑外伤、痹证、腰腿痛等。

（七）拔罐疗法

拔罐疗法，以罐为器具，以热力排出罐内空气，造成负压，使人体皮肤与肌肉组织受到很大吸力而高度充血，引起血管扩张，新陈代谢旺盛，机体组织营养得到改善，调动人体干细胞的修复功能及坏死细胞的吸收功能，促进血液循环，激发精气，调理气血，达到提高和调节人体免疫力的作用。

晋代葛洪的《肘后备急方》中就有角法的记载。所谓角法，是用挖空的兽角来吸拔脓疮的外治方法。在《本草纲目拾遗》中又叫作“火罐气”。后来，牛角筒逐渐被竹罐、陶罐、玻璃罐所代替，治病范围也从早期的外科痈肿扩大到风湿痛、腰背肌肉劳损、头痛、哮喘、腹痛、外伤瘀血、感冒及一切酸痛诸症。

拔罐方法有以下几种：

1. 闪火法

用长纸条或用镊子夹酒精棉球一个，用火将纸条或酒精棉球点燃后，在罐内绕 1 ～ 3 圈，然后将火退出，迅速将罐扣在应拔的部位，即可吸附在皮肤上。

2. 投火法

用易燃纸片或棉花，点燃后投入罐内，迅速将罐扣在应拔的部位，即可吸附在皮肤上。由于罐内有燃烧的物质，容易落下而烫伤皮肤，故此法适宜于侧面横拔。

3. 滴酒法

用 95% 的酒精或白酒，滴入罐内 1 ～ 3 滴并摇匀（切勿滴酒过多，以免拔罐时流出，烧伤皮肤），用火点燃后，迅速将罐扣在应拔的部位。

4. 留罐法

将罐吸附在体表后，留置在腧穴上 10 ～ 15 分钟后取下。此法是一种常用的方法，一般疾病均可应用。

5. 闪罐法

将罐拔上后立即取下，如此反复吸拔多次，至皮肤潮红为止。多用于治疗局部麻木、关节疼痛等。

6. 走罐法

在罐拔上以后，用一只手或两只手抓住罐体，微微上提，推拉罐体，在患者的皮肤上移动，可向一个方向移动。应注意在欲走罐的部位或罐口涂抹一些润滑剂，如甘油、石蜡油、刮痧油等，以防走罐时拉伤皮肤。

（八）药浴疗法

药浴疗法，简称药浴，是对不同病证按照中医辨证施治的原则，选择适当的中药煎水洗浴的一种治法。

1. 康复原理

药浴是把身体浸泡在药液中，使药液直接与皮肤接触，达到治疗的目的。药物可通过皮肤透入体内，再通过血脉吸收，循行至疾病所在之处，发挥治疗作用。此外，药的热量可以促进血液循环，加速代谢产物的清除，促进康复。根据中医的辨证结果，选择合适的药物包入纱布中，然后放在水内煮沸 20 分钟，或先将药物研成粗末装在布袋中煎煮，或将中药提炼成液体制剂，直接倒入热水中，然后把肢体浸泡入药液内洗涤，即可收到较好的康复效果。

2. 适应证

小儿脑瘫、脑梗死、脑出血、颅脑外伤、神经衰弱、失眠、肩关节周围炎，以及各种骨折、挫伤、脱位治疗后期残存的关节僵硬、肿胀疼痛等。

3. 案例

（1）小儿脑瘫（痉挛型）

当归 20g，伸筋草 15g，忍冬藤 10g，荆芥 10g，乌梢蛇 10g，钩藤 15g，蝉蜕 15g，红花 10g，桂枝 12g，苏木 10g，川芎 10g。

（2）小儿脑瘫（软瘫型）

太子参 12g，当归 15g，黄芪 30g，桑寄生 30g，桑叶 15g，桂枝 12g。

（3）脑梗死、脑出血

伸筋草 15g，透骨草 15g，五加皮、三棱、莪术、秦艽、木瓜、红花、苏木、乌梢蛇、钩藤、蝉蜕各 10g。

（4）颅脑外伤后期

橘叶 9g，侧柏叶 15g，桑寄生 9g，骨碎补 9g，桑枝 9g，牛膝 9g，穿山龙 9g，忍冬藤 20g。

（5）失眠、神经衰弱

当归、红花、合欢皮、吴茱萸、芙蓉花、丹参各 10g。

七、脑病的康复疗法

（一）运动疗法

运动疗法，是指根据疾病的特点和患者的功能状况，利用电疗法、光疗法、超声波疗法、磁疗法、水疗法、石蜡疗法、冷疗法、牵引疗法、按摩疗法等物理因子或手法对患者进行被动治疗，称为被动的物理治疗，有人称为恢复训练、治疗性锻炼、功能训练、康复训练等。运动疗法是以患者主动参与为主的一种特殊治疗方法，已经形成了针对某些疾患进行康复治疗的独立体系。它可以改善人体局部和整体的功能，起到预防、改善和恢复的作用。

1. 主动运动

（1）辅助主动运动

在器械、治疗师或自己健康肢体的帮助下，患侧尽最大努力完成的运动。

（2）主动运动

不依靠外力而完全由患者主动收缩肌肉完成的运动。

2. 助力运动

运动的完成部分借助于外力的帮助，部分由患者主动收缩肌肉来完成。外力可以来自机械（如滑轮、悬吊等），也可以来自于健侧肢体或他人的帮助。

3. 被动运动

完全依靠治疗师、器械或者患者本身的健康部位等外力协助患侧完成运动，如按摩、关节松动技术及各种训练法中的被动手法等。运动时患者完全不用力，肌肉不收缩，肢体处于放松状态，由外力完成整个过程。

4. 放松性运动

以放松肌肉和神经为主要目的，如医疗步行、医疗体操、保健按摩、太极拳等，一般适合于心血管和呼吸系统疾病的患者、老年人及体弱者。

5. 力量性运动

以增加肌肉力量为主要目的，如各种持器械医疗体操、抗阻力训练（如沙袋、实心球、哑铃、拉力器等）。

6. 局部运动和整体运动

前者是指以改善局部功能为主的运动，如四肢骨折患者的关节活动训练、周围神经损伤患者的肌肉力量训练、局部按摩、手法治疗等。后者是指以恢复体力、提高身体素质为主的运动治疗，如有氧运动、健身训练、医疗体操等。

7. 其他

手法关节松动技术、McKenzie 疗法、各国不同风格的传统按摩、推拿手法、生物力学疗法、渐增阻力训练法、关节活动度的维持与改善训练法、呼吸系统疾病运动疗法、步态矫正训练法等。

（二）作业疗法

作业疗法，是采用工作、劳动、休闲游戏、自助具及夹板、作业环境改造等以作业活动为主要治疗手段，包括针对功能障碍的功能训练、技能性作业训练，内容丰富，形式多样的一种治疗方法。它可以促进功能进步，激励患者的信心和热情，改善患者精细动作与协调力、耐力等功能，提高作业活动的能力与生活质量。

1. 功能性作业疗法

根据障碍的不同，功能性作业疗法包括关节活动度训练、精细动作训练、肌力增强训练、耐力训练等。针对患者的障碍、残存功能、心理状态和兴趣爱好，设计和选择相应的作业活动，如织毛衣、摆积木、穿鞋带、木工、雕刻、游戏、打球等。患者通过完成作业疗法师精心设计的某项感兴趣的活动，改善和预防身体的功能障碍，从而达到治疗的目的。

2. 心理性作业疗法

患者在出现身体功能障碍时，随着可继发心理障碍，作业疗法师可以根据其心理异常的不同阶段，设计相应的作业活动。愤怒的患者，可以通过敲敲打打进行宣泄，如绘图、拉琴、珠算、书法、下棋、钓鱼、插花、剪贴等，可以转移注意力，镇静情绪。近年来，心理性作业疗法有向神经心理学、高级脑功能障碍（如失用、失认）的评价与训练发展的倾向。

3. 日常生活能力训练

日常生活是患者最基本的需要，也是作业疗法的主要内容。因此，要对患者这方面的能力进行全面的评价，这种量化性的评价是确定训练目标和训练计划的重要环节。进食、更衣、梳洗和修饰、如厕、卫生清洁、做饭、门户安全、使用电器、家务劳动等项目的难度较大，不仅要对患者进行专门的训练，而且在功能难以改善时还要进行环境控制和改造、自助具的设计与制作等，以提高患者的自理能力。

4. 专业技能训练

患者结束康复医学训练后回归社会与家庭，掌握适合身体条件的技能，如木刻、黏土作业、编织刺绣、书写、打字、操作计算机等，可改善患者的躯体功能障碍和心理障碍，并为就业做体力与技能的准备。

（三）语言疗法

语言疗法，又称言语疗法，即对有言语障碍的患者进行针对性的治疗，主要通过言语训练或借助于交流替代设备（如交流板、手势语等）达到治疗目的。言语治疗开始得越早，效果越好。治疗前应及时进行全面的言语功能评定，制订治疗方案。治疗由简单到复杂。如果听、说、读、写等功能均有障碍，重点应放在口语的训练上。

1. 语言障碍的发病特点

临床上有痉挛性构音障碍、运动失调性障碍、混合性构音障碍，常见的有喉塞发音、声带破裂音、咽摩擦音、齿间化发音、鼻塞发音等。以构音器官障碍和语言发育迟缓为特点。

（1）构音器官（下颌、口唇、舌等）障碍

由于中枢神经系统受损，引起发音器官的肌肉无力、肌张力异常及运动不协调等，产生发音、发声、共鸣、韵律等语言运动控制障碍。

（2）语言发育迟缓

讲话迟，词语增加迟，有的只能发单字，很难用完整的句子表达，这与语言环境及周围环境的限制有关。

2. 治疗方法

（1）发音功能训练

呼吸训练：吹气泡、吹气球、吹口琴、吹哨子、打口哨等。

舌的训练：吃口香糖、棒棒糖等，增加面部肌肉和舌的运动功能。再如，舌尖运动（伸缩舌头）、舌及附属肌肉运动（舔上下口唇）、唇运动（吹气）。训练时要摒弃先练声母、韵母，再练词语、句子的传统方法，应先从拟声词和较常用的词语入手，如单音、单字、爸爸、妈妈、汽车声、小狗叫声等，模仿发音，说出图画上的物体名称，然后再逐渐练习词语、短语和句子。在练习句子时，最好选择歌词较为简单的儿童歌曲，边唱边练，在欢乐的氛围中愉快地练习。

咀嚼训练：咀嚼动作需要口腔内所有的构音器官参与，这是训练构音器官最原始，也是最有效的方法，如吃红薯条、果脯等。

（2）理解能力训练

语言性理解能力训练：听觉（叫名字）、视觉（看图、实物等）。

非语言性理解能力训练：理解手势、辨别常听到的声音、跟音乐节奏拍手。

3. 治疗形式

（1）“一对一”训练

即一名治疗师对一名患者的训练方式。其优点是患者容易集中注意力，刺激条件容易控制，训练课题针对性强，并可及时调整。

（2）自主训练

患者经过“一对一”训练之后，具备了独立练习的基础，这时治疗师可将部分需要反复练习的内容让患者进行自主训练。患者可选择图片或字卡来进行呼名练习或书写练习，也可用录音机进行复述和听写练习，还可用电脑进行自主训练。选择可进行自我判断、自我纠正及自我控制的程序训练，教材及内容由治疗师设计决定和定期检查。

（3）集体训练

通过相互接触，减少孤独感，学会将个人训练成果在实际中有效地应用。治疗师可根据患者的不同情况，编成小组，开展多项活动。

（4）家庭训练

通过观察、阅读指导手册等方法教会家属训练技术，再逐步过渡到回家进行训练。治疗师应定期检查和评估，并调整训练课题。学校和家庭需共同努力，充分发挥其在脑瘫儿童语言训练中的重要作用。因为家庭是脑瘫儿童生活的环境，是语言实践的最佳训练场所。家庭里的所有成员都可以参与这一训练过程，不仅可以“一对一”地进行个别化教学，而且不受时间、空间的限制，但学校要给予家长必要的指导。可利用饭后患儿口唇、下颚、舌头刚刚运动过的这段时间，鼓励其发声或念字，这些字可能会启发患儿说话。

（5）器材和仪器辅助训练

包括录音机、录音带、呼吸训练器、镜子、秒表、压舌板和喉镜、单词卡、图卡、短语和短文卡、动作画卡和情景画卡、各种评估表和评估用盒、常用物品（与文字配套的实物）等。

八、心理康复疗法

心理康复疗法，又叫心理治疗，是指治疗者和患者之间的特殊人际关系过程。在这种关系中，应用心理学的原则和方法与患者建立语言或非语言的交流，帮助患者减轻情绪障碍，改变不良的行为方式，改善患者的心理、情绪、认知、行为等问题，使他们更加有效地处理生活中的问题。因此，心理治疗是合作努力的行为，不同于医学治疗。其作用是通过语言、表情和行为，向患者施加心理上的影响，解决心理上的矛盾，达到治疗疾病的目的。

广义上说，心理治疗就是通过使用各种方法、语言和非语言的交流方式，通过解释、说服、支持、同情、相互之间的理解，来改变对方的认知、信念、情感、态度、行为等，达到排忧解难、降低痛苦的目的。从这个意义上来说，人类的亲密关系就构成了“治疗作用”，理解、同情、支持就是“治疗药物”。非正式的心理治疗可以表现在父母与子女之间、牧师与信徒之间、夫妻之间、邻里之间、同事之间的心理影响。而正规的心理治疗与非正式的心理帮助不同，一方面，医师接受专门的训练，并且得到社会认可；另一方面，医师的活动有相应的理论系统作为指导。

（一）支持性疗法

支持性疗法，又称一般心理治疗，是目前国内精神科最普遍的一类心理治疗方法。当求治者面对严重的心理挫折和心理创伤时（如发现自己患绝症，或夫妻感情破裂，亲人突然伤亡等），心理上难以承受，难以控制自己的感情，精神几乎崩溃，感到手足无措，需依靠别人的“支持”来应付心理上的难关，此时由施治者提供支持，运用普通常识性心理学知识和原理，帮助其应付危机。

此法通过治疗者对患者的指导、劝导、启发、鼓励、同情、支持、评理、说服、消除疑虑、安慰和疏导等方法来支持和协助患者处理问题，使其适应所面对的现实环境，度过心理危机。例如，当发生残疾后，患者处于焦虑、易怒、恐惧、郁闷和悲观之中，治疗者给予保证，对改善患者情绪和康复是十分有益的。治疗者应倾听患者陈述，协助分析患者发病及症状迁延的主客观因素，把患者康复的结局实事求是地告诉患者，并告诉患者从哪些方面努力才能面对现实处理问题，帮助患者认识问题、改善心境、提高信心，从而促进身心康复。

（二）行为疗法

行为疗法，也叫行为矫正法，它是建立在行为学理论基础上的一种心理咨询方法。其基本认识是：异常行为和正常行为一样，是通过学习、训练等后天培养获得的，自然也可以通过学习和训练来改变或消失。

此法基于实验心理学的研究成果，帮助患者消除或建立某种行为，从而达到治疗的目的。理论基础是行为主义理论的学习学说，如巴甫洛夫采用深度肌肉放松技术拮抗条件性焦虑的方法，用于治疗焦虑症。

1. 系统脱敏法

一般包括以下三个步骤：

（1）进行放松训练

在医师的指导下，让患者体会紧张与放松的主观感觉，并学会在日常生活环境中随意放松自己，达到运用自如的程度，这是系统脱敏疗法的前提。以全身肌肉能迅速进入松弛状态为合格，一般要练习 6 ～ 10 次，每次 30 分钟，每日或隔日训练 1 次。

（2）制订等级脱敏表

医师需要确定引起患者焦虑症的诱因，将各种刺激因素列出来，按照焦虑的严重顺序列一份 10 ～ 20 个有关场景的等级表。

（3）脱敏

脱敏过程由轻到重一步一步进行。让患者在深度放松的状态下，想象自己身临等级表上的场景，从而完成对接触这一组情景所致焦虑的脱敏。

每一个场景的想象可能需要重复数次才能使焦虑降到轻微水平。当患者对现在给予的场景只有很轻微的焦虑时，再进入下一场景的想象。如果患者能够生动地想象身临等级表中可以诱发焦虑的场景同时又很镇静的话，当他们身临现实生活中的情境时，就很少再发生焦虑。在治疗过程中，让患者实际进入一些在想象中自己克服恐惧的现实场合，会有助于治疗过程的进一步深入。但是，不要过早地进入高焦虑的场景，以免使患者产生更严重的恐惧症状，失去已经取得的疗效。

2. 暴露疗法

本法与系统脱敏法的类似之处是鼓励患者去接触自己敏感的对象，在接触中实现脱敏；不同之处是开始就让患者进入自己最恐惧或最焦虑的情境之中，给他一个强烈的冲击，同时不允许其采取堵耳、闭眼、哭喊等逃避行为。该法适合于对有焦虑和恐惧倾向的患者使用，用于矫正残疾儿童的不良行为、矫正脑损伤及其他一些残疾人的偏属行为和不适应行为。一般需要治疗 5 次左右，每次 1 ～ 2 小时。

3. 厌恶疗法

根据条件反射理论，如果在一种行为之后得到奖赏，那么这种行为在同样的环境条件下就会持续反复出现；如果行为之后得到的是惩罚或者根本没有反应，这种行为就会在同样的条件下减弱或不再出现。常用的厌恶性刺激有物理刺激（如电击、橡皮圈弹痛等）、化学刺激（如呕吐剂等）和想象中的厌恶性刺激（如口述某些厌恶情境，然后与想象中的刺激联系在一起），以及其他冲动性或强迫性行为障碍。

（三）认知疗法

认知疗法，以改变不良性认知，促使心理障碍好转为目标。在康复心理学中，认知疗法用于消除康复对象的自觉症状和慢性疼痛，改善他们的社会交往和生活障碍，使他们采取积极的态度配合康复。此法的理论基础是：心理障碍的产生是由于错误的认知，而错误的认知导致异常的情绪反应（如抑郁、焦虑等）。通过挖掘，发现错误的认知，加以分析、批判，代之以合理的、现实的认知，就可以解除患者的痛苦，使之更好地适应现实环境。

对慢性病患者，要让他们接受疾病存在的事实，用“既来之，则安之”的态度去对待，既不要自怨自责，更不要怨天尤人。适应能力可通过锻炼而改善，且能使器官功能处于一种新的动态平衡，从而更好地执行各种康复措施。激发其奋发向上的斗志，使其积极主动地克服困难，让康复对象通过学习，调整自己的认识，挖掘自己的潜能来解决问题，并要求他们采取一种较为客观的态度对待自己和外部世界。

（四）中医心理康复疗法

中医心理康复疗法继承了中国古代哲学对心理现象的认识，在中医学文献中有着极为丰富的内容。中医认为，正常的喜、怒、哀、乐是脏腑功能活动的基础。《吕氏春秋·尽数》说：“大喜、大怒、大忧、大恐、大哀，五者接神，则生害矣。”《灵枢·本神》则进一步提出，“心怵惕思虑则伤神，神伤则恐惧自失，破䐃脱肉，毛悴色夭，死于冬。脾愁忧而不解则伤意，意伤则悗乱，四肢不举，毛悴色夭，死于春。肝悲哀动中则伤魂，魂伤则狂妄不精，不精则不正，当人阴缩而挛筋，两胁骨不举，毛悴色夭，死于秋。肺喜乐无极则伤魄，魄伤则狂，狂者意不存人，皮革焦，毛悴色夭，死于夏。肾盛怒而不止则伤志，志伤则喜忘其前言，腰脊不可以俯仰屈伸，毛悴色夭，死于季夏。恐惧而不解则伤精，精伤则骨酸痿厥，精时自下。”以上说明，不同的情志变化可以影响相应的脏腑功能活动，出现不同的病证。

1. 渊源

早在两千多年前的《黄帝内经》中就提出了“悲胜怒”“恐胜喜”“怒胜思”“喜胜忧”“思胜恐”的“以情胜情”之说，认为由情志所致的病证，用心理疗法来治疗，往往能收到事半功倍之效。

中医心理康复疗法，是我国古代的一种精神疗法。《灵枢·贼风》曰：“其祝而已者，其故何也？岐伯曰：先巫者，因知百病之胜，先知其病之所从生者，可祝而已也。”可见，“祝由”的本意是祝说病之缘由，即分析病因。清代吴鞠通对此做的阐释为，“祝，告也。由，病之所以出也。吾谓凡治内伤者，必先祝由，详告以病之所由来，使病人知之而不敢再犯，又必细体变风变雅，曲察劳人思妇之隐情，婉言以开导之，庄言以振惊之，危言以悚惧之，必使之心悦诚服，而后可以奏效如神。”即通过解说开导或行为诱导，来解除或减轻患者的心理压力，以达到治疗疾患的目的。《华佗神医秘传》中说：“忧则宽之，怒则悦之，悲则和之，能通斯方，谓之良医。”即一个高明的医生，必须能针对患者不正常的情志，进行心理治疗。华佗曾明确提出医心的重要性，指出，“夫形者神之舍也，而精者气之宅也，舍坏则神荡，宅动则气散。神荡者昏，气散则疲，昏疲之身心，即疾病之媒介，是以善医者先医其心，而后医其身”。张仲景提出“脏躁”的病名，描写其症状表现为“喜悲伤欲哭，象如神灵所作，数欠伸”，指出患脏躁的患者，常无故悲伤欲哭，或哭笑无常，连续打哈欠，伸懒腰，动作言语都不能自控，似有“神灵附体”一般，并创甘麦大枣汤治之。可见，脏躁是一种精神障碍性疾病，其病因以情志刺激多见。孙思邈在《千金方》中具体介绍了如何运用“内视法”“调气法”“呼音法”等气功养性的方法来疏通气机，调畅情志；同时，还记载了类似现代暗示疗法的禁咒疗法，每法中的律令（即行禁时的咒语）对病情都有针对性，并配合药物，对患者有明显的暗示治疗作用。他还提出，“心气虚则悲不已，实则笑不休……悲忧思虑则伤心，心伤则苦惊喜善忘”，“治心实证，惊梦，喜笑恐畏，悸惧不安，用竹沥汤”，“治心不足，善悲愁恚怒……善忘，恐不安，妇人崩中，面色赤，茯苓补心汤”。张介宾在《景岳全书》中对痴呆、癫、狂、痫、郁、诈病等与精神因素密切相关的病证论述颇详，还特别指出“以情病者，非情不解”，“若思郁不解致病者，非得情舒愿遂，多难取效”。七情所致的病证单纯依靠药物治疗是难以奏效的，必须结合心理疗法，方能奏效。因此，掌握心理疗法，重视心理疗法，合理运用心理疗法是康复医学中的一个极为重要的方面。

2. 常用的心理康复疗法

（1）劝导释疑

病残者对自己的伤残病情看得过于严重，进而产生悲观之情。因此，医生首先要耐心地解释，消除其疑虑，再配以相应的康复措施，往往能获得事半功倍之效。但要做到这一点，必须以诚相待，做患者的朋友，取得患者的信任。《灵枢·师传》中论述了劝导的方法：人之情，莫不恶死而乐生，告之以其败，语之以其善，导之以其所便，开之以其所苦，虽有无道之人，恶有不听者乎？说明只要真诚地对患者讲清疾病的性质，让患者消除悲伤的心理状态，树立战胜疾病的信心，就能使其心情舒畅，精神开朗，气血畅通，有利于康复。

（2）安定情绪

重大的肢体伤残，常使患者的思想情绪遭受极大的打击，或由于长期的病证未愈，丧失了治愈疾病的信心。患者彻夜不寐，精神压力很大，悲观厌世之情油然而生。《素问·上古天真论》曰：“恬淡虚无，真气从之，精神内守，病安从来。”说明如果扫除杂念，不为病证所扰乱，则有利于疾病的康复。《临证指南医案》中说：“情志之郁，由于隐情曲意不伸……郁证全在病者能移情易性。”要使患者从某种不良的情绪中解脱出来，改变错误的认识，排除不良的杂念，增强战胜疾病的信心，激起奋发向上的雄心壮志，树立康复疾病的决心。

（3）树立信心

俗话说，榜样的力量是无穷的，对于伤残者来说也是如此。《孙子兵法》中记载，左丘有失明之疾，但仍奋发不已，著成著名的国宝之书。苏联著名的英雄保尔柯察金，身患重疾，但其志不衰，著成《钢铁是怎样炼成的》一书，为广大残疾者树立了榜样。

（五）音乐疗法

中华民族历来注重音乐对人身心的调节作用，用音乐来产生养生治病的效应。早在远古时代，有个名叫苗文的医生，以管（乐器）为席……扶诸而来者，舆而来者，皆平复如故，说明音乐可以治病。《乐记》是“六经”之一，该书阐述了音乐的产生与人的心理活动的关系，即“凡音之起，由人心生也。人心之动，物使之然也。感于物而动，故形于声；声相应，故生变；变之方，谓之音；比音而乐之，及干、戚、羽、旄，谓之乐”。《儒门事亲·卷三》曰：“好药者，与之笙笛不辍。”

由于音乐疗法形式多样，娱乐性强，容易培养和提高人们的兴趣，所以患者容易坚持。音乐对人的精神有良好的调节作用。如忧郁时，听轻快的音乐可使心情舒畅，祛除忧愁。烦躁不安时，听缓慢悠扬的乐曲，可消除紧张，具有宁心安神之效。有学者报道，我国民族音乐《潇湘水云》的曲调有良好的镇静作用，可治疗情绪不安、发怒狂暴之症。而乐曲《喜洋洋》对于精神抑郁、气机不畅、肝气郁滞等神经衰弱者有良好的治疗效果。

《乐记》中明确指出了音乐艺术与性格的关系。性格是个人对待现实的稳固态度和习惯化行为系列的总和，什么性格的人宜唱什么样的歌曲。《乐记·师乙》曰：“子贡见师乙而问焉。曰：‘赐闻声歌各有宜也。如赐者，宜何歌也？’师乙曰：‘乙贱工也，何足以问所宜，请诵其所闻，而吾子自执焉。宽而静，柔而正者宜歌《颂》；广大而静，疏达而信者宜歌《大雅》；恭俭而好礼者宜歌《商》；温良而能断者宜歌《齐》。’”例如，汉高祖平定天下，在踌躇满志的情感激发之下，高唱《大风歌》；鲍狄埃为无产阶级的革命情感所激动，创作了《国际歌》；聂耳为广大民众的抗日救国激情所感动，创作了《义勇军进行曲》。

《乐记》曰："乐者，音之所由生也，其本在人心之感于物也。""志微噍杀之音作，而民思忧；啴谐慢易繁文简节之音作，而民康乐。"该书认为，情感能影响音乐，音乐也能影响情感。"实则泻其子"，指一脏之实证，不仅可用与本脏相对应的音乐来治疗，同时还可依据五行相生的次序，用与其"子脏"相对应的音乐，通过"气舍于其所生"的机制，以泻除其"母脏"的实邪。例如，肝火炽盛，出现肝的实证时，除了可用相应的角调音乐治疗外，还可以用徵调火性音乐治疗，通过"心受气于肝""肝气舍于心"的机制，以消除过旺的肝火。

现代医学中的音乐疗法，是作为一种行为疗法或活动疗法，即通过具体的音乐活动来求得治疗的效果。因此，人们能够用音乐来改善和调剂人体的生理和心理功能，从而达到治疗疾病、增进健康的目的。

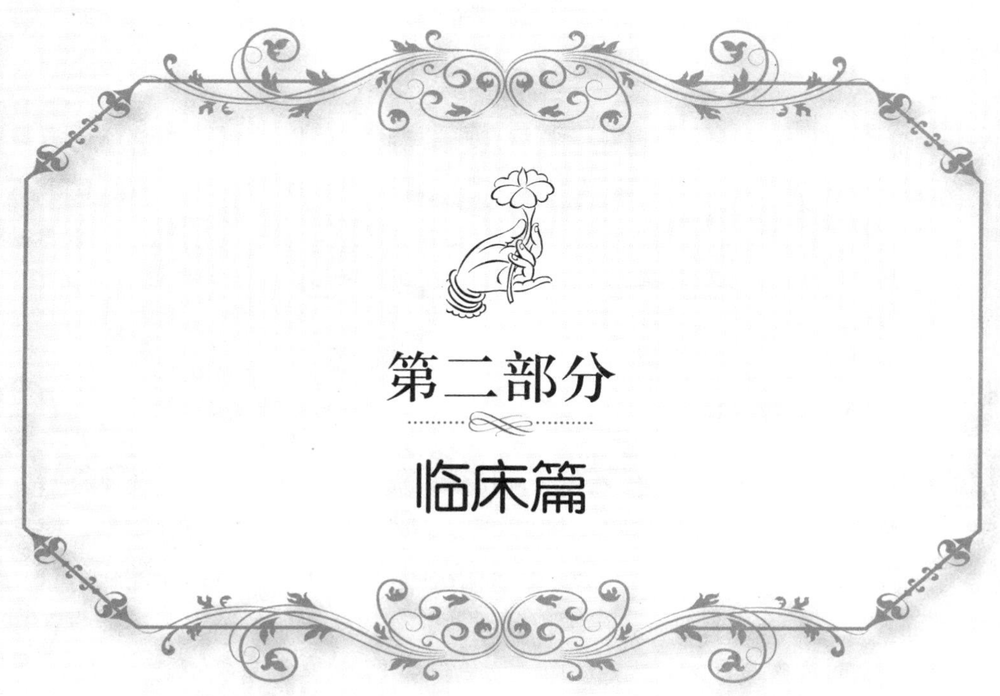

第二部分

临床篇

一、脑梗死

脑梗死，又称缺血性脑卒中，包括脑动脉血栓形成和脑栓塞。脑动脉血栓形成是由于脑动脉粥样硬化，造成脑组织缺血、缺氧，局部软化坏死，使管腔狭窄或闭塞。脑栓塞主要是因为心脏栓子脱落或全身其他部位的血栓脱落而阻塞脑动脉，引起脑栓塞。本病属于中医“中风”的范畴。

（一）病因病机

本病多见于脑动脉粥样硬化、高血压、各种脑动脉炎、先天性血管畸形、糖尿病、高脂血症、真红细胞增多症，造或血液的有形成分凝聚，使管腔狭窄或闭塞。当脑血栓形成后，侧支循环代偿不足，脑组织缺血、缺氧而引起脑水肿及毛细血管周围点状出血，软化、坏死的脑组织逐渐被吞噬细胞清除而形成空腔，深部脑白质软化，常为缺血性梗死。

本病属于中医“中风中经络”的范畴，多因劳倦过度，暴饮饱食，脾失健运，脾虚生痰，痰热互结，肝风夹痰流窜经络，或肝肾阴虚，肝阳上亢，气血衰少，风火相扇，瘀血阻滞，气血逆上，犯于脑而发病。总之，其病位在脑，与心、肝、肾、脾的关系密切。

（二）诊断要点

本病多见于有高血压及动脉粥样硬化病史的老年人，常在安静的状态下发病。发病较慢，多意识清醒。脑局部定位体征根据梗死部位的不同而异。临床表现为偏瘫、意识障碍、失语，以及病变同侧视力障碍、视神经锥体束交叉综合征，同时伴有同侧霍纳氏征（瞳孔缩小、眼睑下垂、眼球后陷等），可有进行性智力减退。

1. 出现头痛、偏瘫、抽搐等，为颈内动脉脑梗死。

2. 起病较急，病变较重，可有意识障碍、三偏综合征、瘫痪严重、偏瘫肢体程度不等、头面部及上肢偏瘫重于下肢，伴有感觉障碍，为大脑中动脉梗死。

3. 下肢偏瘫重于上肢，出现精神症状，如迟钝、淡漠或欣快夸大、精神错乱等，为大脑前动脉梗死。

4. 眩晕、恶心、呕吐、吞咽困难、声音嘶哑、对侧半身痛温觉减退或消失，亦可出现眼球震颤，伴同侧霍纳氏综合征、面部感觉障碍及上下肢共济失调，为小脑后下动脉梗死。

5. 出现严重的意识障碍、四肢偏瘫、瞳孔缩小，为基底动脉梗死。

（三）辅助检查

1. 生化、心电图检查

有助于病因诊断。

2. 脑脊液检查

多数正常。

3. CT 检查

24 ～ 48 小时内可见低密度梗死区。

（四）鉴别诊断

1. 脑出血

CT 检查显示不规则斑片状、条索状高密度阴影。脑出血患者多有高血压病史，疾病初期即出现血压明显升高、头痛、呕吐等颅内压增高的症状。

2. 脑膜刺激征

表现为颈强直，Kernig 征、Brudzinski 征阳性，多见于脑出血、脑膜炎、蛛网膜下腔出血、颅内压增高等患者，而且出现得较早。

（五）治疗

1. 中医辨证

（1）脉络空虚，风邪阻络

症状：口眼㖞斜，口角流涎，言语不利，半侧肢体肌肤不仁，手足麻木，不能握物，甚至半身不遂，可有肢体拘急，关节酸痛，舌质暗，苔薄黄，脉弦浮或弦细。

治法：养血活血，祛风通络。

方药：大秦艽汤加减。秦艽12g，当归尾10g，赤芍6g，川芎6g，生地20g，熟地12g，羌活6g，川牛膝30g，生石膏30g，黄芩10g，防风10g，茯苓20g。

肝火旺盛，表现为头晕、头痛、面红目赤者，加夏枯草、磁石；手足拘急，加白僵蚕、全蝎；言语謇涩，加石菖蒲、广郁金；风热，加桑叶、菊花、薄荷。

（2）肝肾阴虚，风痰上扰

症状：平素头晕头痛，心烦易怒，口舌生疮，耳鸣、眩晕，少寐多梦，五心烦热，腰膝酸软，口眼㖞斜，视物不清，声音嘶哑，舌强语謇，半身不遂，舌质红或苔腻，脉弦滑。

治法：滋补肝肾，化痰通络。

方药：镇肝息风汤加减。怀牛膝30g，生龙骨30g，生白芍、天门冬、玄参、生地、醋龟甲、茵陈、川楝子、炒杜仲各10g，竹茹6g，代赭石30g，生牡蛎30g。

痰热较重者，加胆南星、竹沥、川贝母；头痛，加夏枯草、菊花；半身不遂，加钩藤、地龙、穿山甲；舌强语謇，加石菖蒲；五心烦热，加龙齿、丹参、夜交藤。

（3）痰瘀内阻，风阳上扰

症状：突然眩晕，恶心呕吐，舌强语謇，视物模糊，肢体麻木，吞咽困难，喝水发呛，或半身不遂，头胀，胸闷，纳呆，舌质暗红而胖，苔白腻或黄腻，脉弦滑。

治法：活血化痰，息风醒脑。

方药：息风化痰活血汤。天麻10g，生石决明30g，郁金15g，九节菖蒲10g，法半夏10g，陈皮10g，茯苓15g，青竹茹15g，炒枳实10g，土鳖虫10g，全蝎10g，蜈蚣1条，桑寄生15g，钩藤15g。

头痛，加羌活；头晕，加菊花。

（4）脾虚痰湿，痰浊上扰

症状：平素头痛头晕，胸满痞闷，时欲呕吐，倦怠乏力，少食多寐，突然眩晕，恶心呕吐，视物不清，舌强语謇，步态不稳，肢体麻木，或半身不遂，饮食发呛，舌体胖，舌质暗，苔白腻，脉弦滑。

治法：燥湿豁痰，息风开窍。

方药：半夏白术天麻汤加减。法半夏10g，天麻30g，茯苓10g，炒白术30g，钩藤15g，川芎10g，郁金10g，胆南星10g，生姜10g。

肢体瘫痪，加羌活、威灵仙、桑枝。

（5）气虚血瘀，经络不通

症状：倦怠乏力，心慌气短，半身不遂，肢软无力，偏身麻木，口眼㖞斜，口角流涎，言语謇涩，手足肿胀，大便稀溏，舌质淡，苔薄白，脉细涩。

治法：益气活血，通经活络。

方药：补阳还五汤加减。生黄芪30g，当归尾6g，地龙6g，川芎6g，桃仁6g，红花6g，川牛膝30g，益母草10g，甘草6g。

言语謇涩，加九节菖蒲、冰片、郁金以豁痰开窍；大便溏稀，去桃仁，加炒白术、党参、山药以健脾化湿；手足肿胀，加茯苓、伸筋草、桂枝以健脾温阳通络。

2. 针刺疗法

（1）主穴

四神聪透百会、太阳、率谷、风府、廉泉、风池、合谷、太冲、环跳、阳陵泉、绝骨。

（2）配穴

脉络空虚，风邪阻络，加太渊、手三里、大椎、曲池；肝肾阴虚，风痰上扰，加太溪、肝俞、三阴交、丰隆；气虚血瘀，经络闭阻，加足三里、气海、关元；脾虚痰湿，痰浊上扰，加丰隆、隐白、天枢、解溪、公孙；语言不利，加廉泉、通里、哑门；流涎，加地仓、承浆；口角㖞斜，加牵正、地仓、颊车；上肢肩关节半脱位，加肩髃、肩前、肩髎；肘关节屈伸不利，加天井、小海、清冷渊、三阴络；手腕下垂，加阳谷、阳池、阳溪、会宗、腕骨；手指关节屈伸不利，合谷透后溪；下肢膝关节屈伸不利，加风市、膝阳关、阳陵泉；足内翻，加绝骨、申脉、昆仑；足外翻，加三阴交、太溪；足下垂加解溪、太冲、行间；肌张力增高，加风市、阳陵泉、血海、太冲；肌张力低下，加气海、足三里、关元，或加艾灸、温针灸、隔姜灸。

（3）操作

用毫针刺，每次选 6 ～ 8 个穴，每日 1 次，每次留针 40 分钟，20 天为 1 疗程。头针平补平泻，其他穴位按辨证使用补泻手法。

3. 刺血疗法

（1）操作

十二井穴及十宣放血，交替使用。

（2）随证配穴

头痛、眩晕或耳门动脉搏动明显者，加耳尖、大椎、太阳、百会放血；舌强、呕恶者，加刺金津、玉液放血。

（3）常用方法

①取手足十二针（双侧曲池、内关、合谷、阳陵泉、足三里、三阴交）、双侧手足十指尖，点刺出血 6 滴以上；②取百会、四神聪、双侧太阳穴，患侧上肢的曲泽、手三里、中渚，患侧下肢的阴市、风市、委中、丰隆、阳关，三棱针点刺放血；③取手足十二井穴，配合风池、合谷、劳宫、太冲、肝俞、肩井、涌泉，点刺放血。

4. 按摩疗法

依据经络学说，按照经络取穴，可分别运用一指禅推法、按法、搓法、抹法、拿法、擦法、揉法、叩法、击法、抖法等，主要用于局部或全身按摩。

5. 艾灸疗法

（1）随证配穴

中风先兆，取绝骨、足三里，每次 3 ～ 7 壮。脾虚痰湿，痰浊上扰，取百会、大椎、中脘、足三里、丰隆、脾俞、胃俞，每次 3 ～ 7 壮。气虚血瘀，经络不通，取百会、气海、膈俞、血海、关元，隔姜灸，每次 3 ～ 9 壮。肝阳上亢，取阳陵泉、肝俞、胆俞、太冲、期门，隔蒜灸，每次 4 ～ 8 壮。肌张力低下，隔姜灸。肌张力增高，隔蒜灸。上热下凉，取大椎、心俞、肝俞、膏肓，隔蒜灸；取脾俞、胃俞、肾俞、腰阳关、命门、至阳，隔姜灸；取太溪、涌泉，隔盐灸。注意高血糖患者慎用。

（2）疗程

15 日为 1 疗程，休息 3 日，再进行下一疗程的治疗。

6. 偏瘫良肢位的摆放

（1）健侧卧位的正确姿势

健侧卧位是健侧肢体处于下方的侧卧位。患者的头侧枕于枕头上，躯干与床面保持近垂直，患侧上肢用枕头垫起，不使上肢处于内收位，肩关节屈曲，最好稍大于 90°，上肢尽可能伸直，手指伸展开。用软枕垫起处于上方的患侧下肢，保持在屈髋、屈膝位，足部最好也垫在枕头上，不能悬于软枕的边缘。健侧卧位的优点：可改善患侧的血液循环，减轻患侧肢体的痉挛，预防患肢水肿，易于保持姿势。

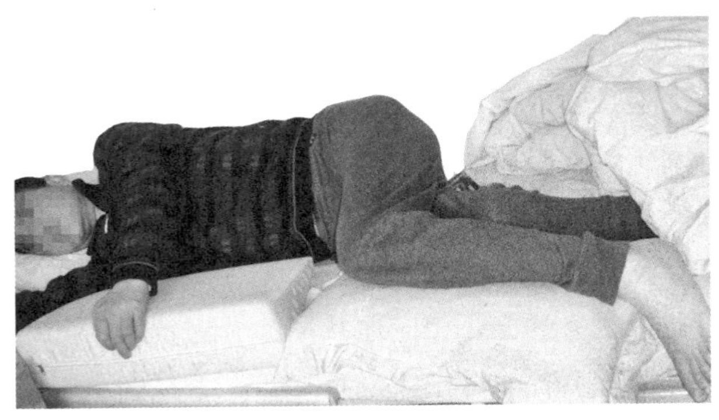

正确的健侧卧位

（2）仰卧位的正确姿势

患者头部枕于枕头上，脸处于正中位，躯干平展，在患侧臀部至大腿下方垫一个长软枕，以防患侧髋关节外旋，髋关节若长期外旋或向外固定，容易导致步行时形成外旋步态。在患侧肩胛骨下方放一个枕头，使肩部上抬，并使肘部伸直、腕关节背伸、手指伸开，手上不要握东西。患侧下肢伸展，可在膝下放一小枕头，形成膝关节屈曲，足底可用枕头抵住，也可用床架支撑起被褥，避免足部受压而致下垂变形。

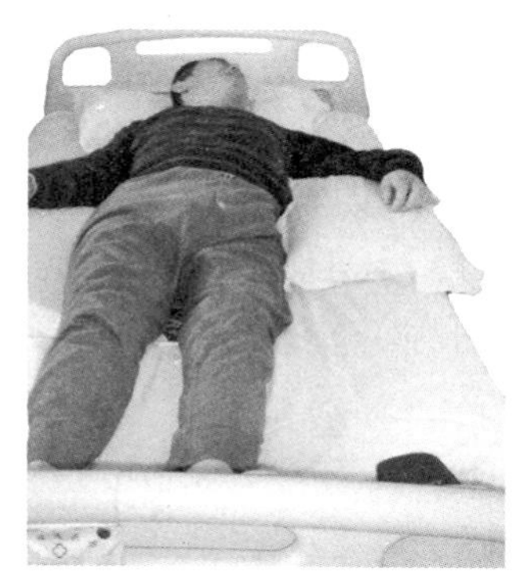

正确的仰卧位

下肢呈屈曲倾向的患者，膝关节下不要放小枕头，因为这样容易使髋、膝关节形成屈曲状，长期下去会导致腘绳肌、屈髋肌缩短，使髋关节挛缩变形。

（3）帮助患者坐稳

患者坐不稳，主要是因为平衡功能减退，所以帮助患者坐稳的关键是平衡训练。

左右平衡训练：患者坐位，家属坐于其患侧，将患者的重心移向自己。家属一手放在患者的腋下，一手放在其健侧腰部，嘱患者头部保持直立，使患侧躯干拉长。然后让患者将重心转移至健侧，家属一手抵住患者患侧腰部，另一手压在患者同侧肩部，嘱患者尽量拉长健侧躯干，并且头部保持直立。重复做重心转移的动作，患者的主动性会逐渐增加，而家属也要相应地减少辅助的力量，直至患者能自己完成重心的转移。

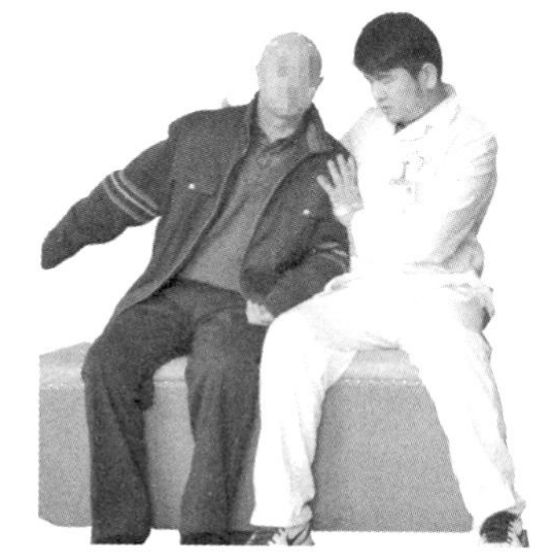

偏瘫坐位平衡训练

前后平衡训练：患者坐在椅子上，

双足平放于地上，家属指导患者的手向前触碰自己的足趾。患者双足不要向下蹬地。向前触碰的程度以患者能返回坐位，且保持正确的端坐姿势而无足跟离地为宜。患者也可双手练习向下触脚。

以上动作，随着病情的恢复而逐渐增加难度。

（4）预防肩关节半脱位

应在脑梗死发病的早期开始预防肩关节半脱位。在卧、坐、站等体位中均应注意保持肩胛骨的正确位置，如采取患侧卧位、仰卧位时，垫软枕于肩背部，使肩前屈；坐位时，将患肢放于前方桌面上，轮椅坐位时，应将患肢放在轮椅桌上；立位时，可使用角巾或肩吊带。目前，人们对吊带的使用有争议，但在患侧肌张力弛缓时，使用吊带有一定的辅助作用，肌张力增高后，不宜持续使用角巾吊带。在转换体位姿势、穿脱衣、洗擦身等动作时，均要注意保护肩关节。总之，采取早期预防措施和康复护理手段，可使肩关节半脱位的发生率降低。

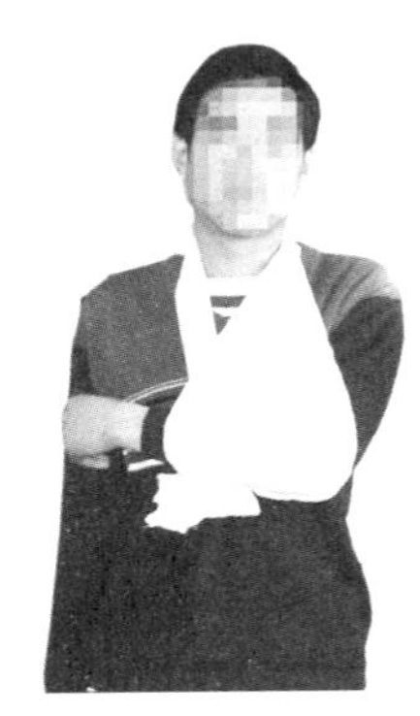

三角巾吊带

（预防肩关节半脱位）

7. 肢体运动障碍训练（介入时间：确诊 24 小时之后）

（1）木钉训练

目的：健侧上肢带动患侧上肢，促进分离运动。

（2）腕关节运动功能训练

目的：扩大腕关节活动度，增加与腕关节活动相关肌肉的力量。

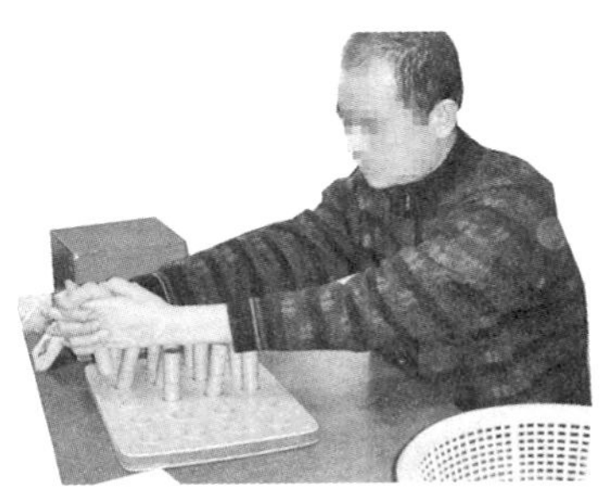

木钉训练

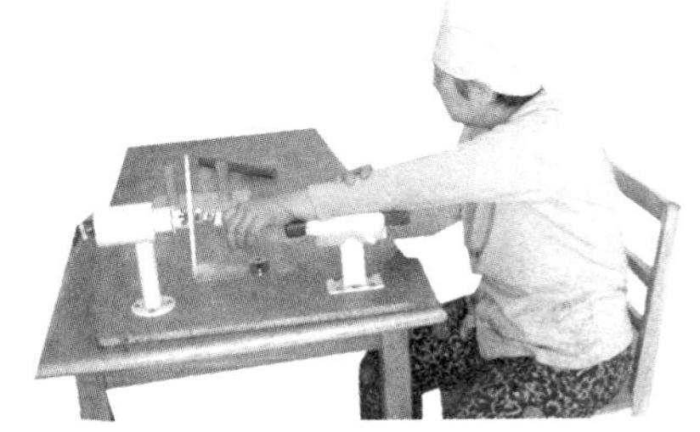

腕关节运动功能训练

（3）髋关节控制能力训练

目的：提高髋关节的控制能力，诱发患者屈髋屈膝的分离运动，诱发患者的摆腿能力。

（4）上肢联带运动抑制训练（肩关节屈曲、肘关节伸展运动）

目的：诱发上肢分离运动，缓解上肢痉挛。

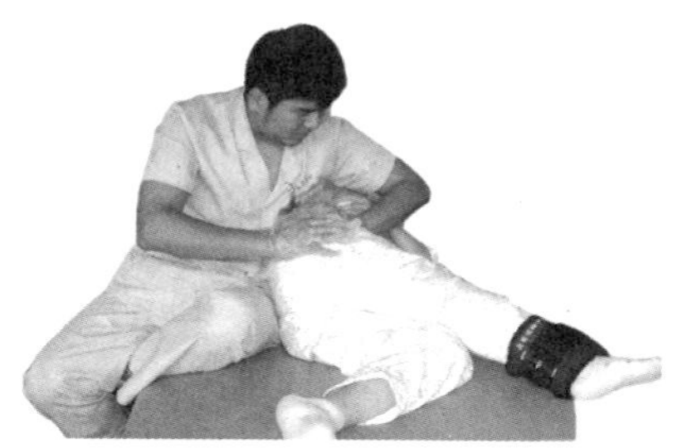

髋关节控制能力训练

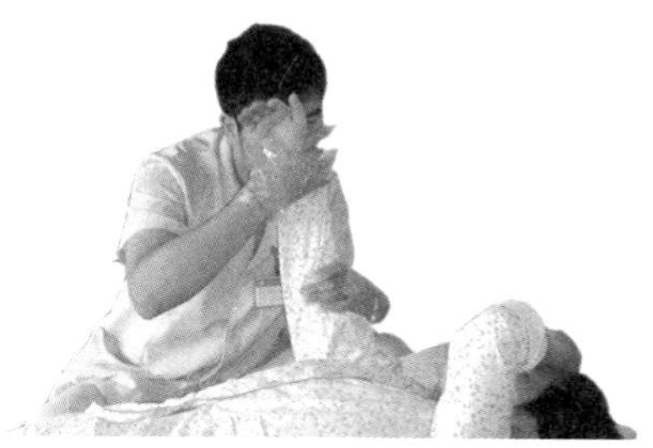

上肢联带运动抑制训练

（肩关节屈曲、肘关节伸展运动）

（5）肩关节被动关节活动度维持训练

目的：预防肩关节挛缩、肩周炎、肩手综合征、肩关节半脱位等并发症。

（6）下肢跟腱牵拉训练

目的：预防跟腱挛缩、足内翻、足下垂，提高下肢本体运动感觉。

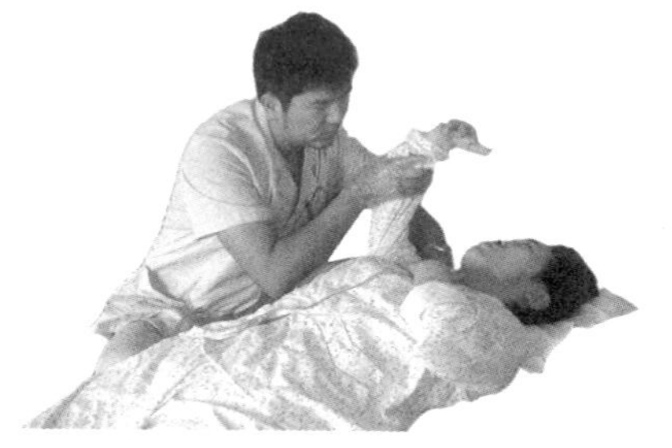

肩关节被动关节活动度维持训练

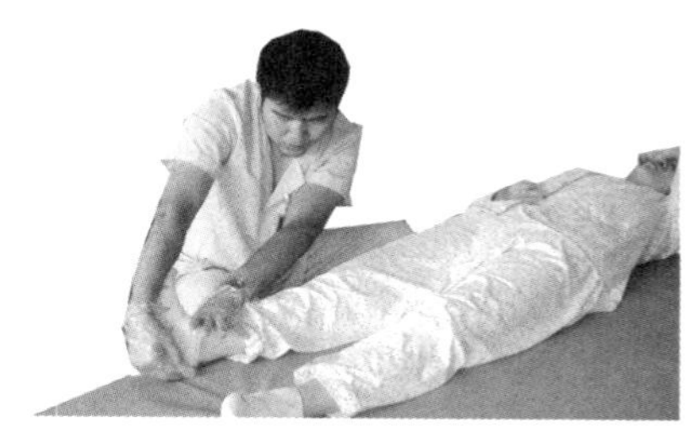

下肢跟腱牵拉训练

（7）易化下肢分离运动训练

目的：抑制患侧下肢联带运动，易化下肢分离运动，提高下肢的控制能力。

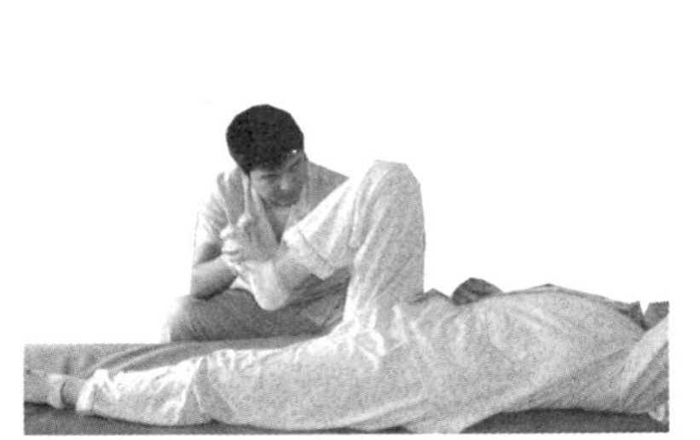
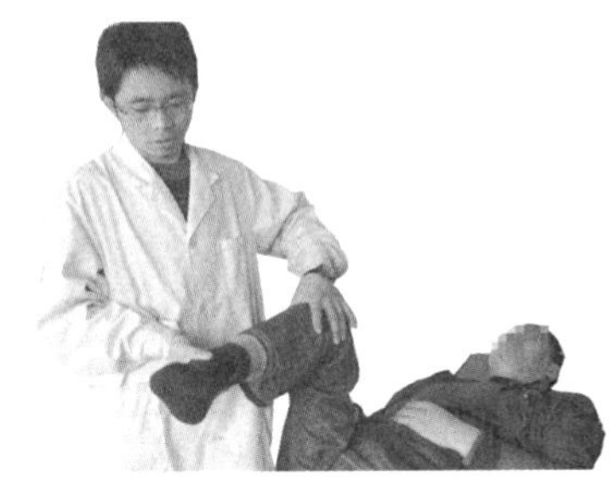

易化下肢分离运动训练

（8）偏瘫步态训练

目的：抑制患侧下肢伸肌联带运动，诱发髋关节、膝关节、踝关节屈曲的分离运动，缓解躯干下肢痉挛，提高患侧下肢支撑体重的能力。

（9）偏瘫单腿训练

目的：改善平衡功能，提高躯干的控制能力，诱发患侧下肢支撑体重的能力。

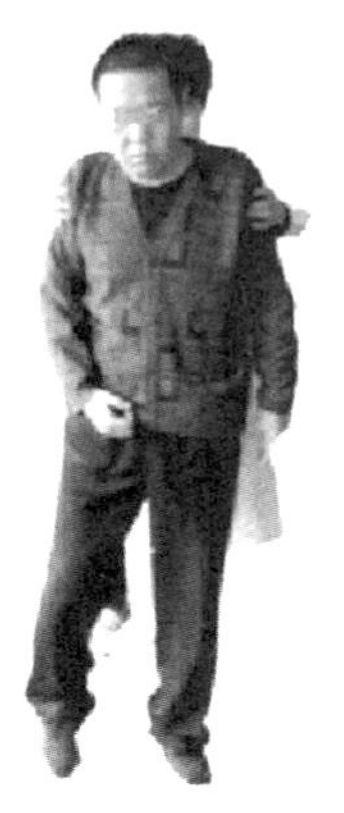

偏瘫步态训练

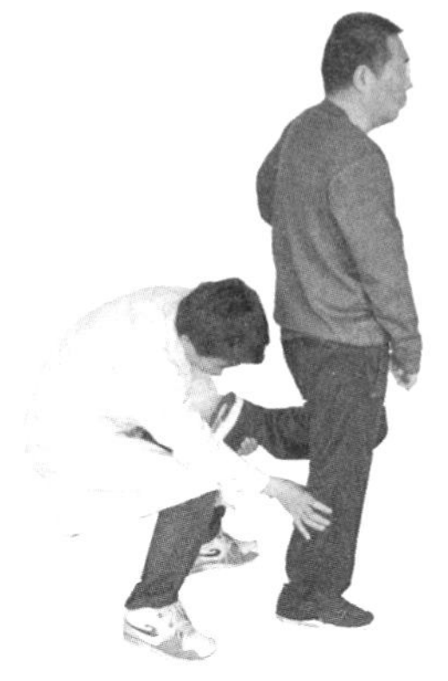

偏瘫单腿训练

（10）搭桥训练

目的：训练骨盆的控制能力，诱发下肢分离运动，缓解躯干、下肢痉挛，提高床上生活能力。

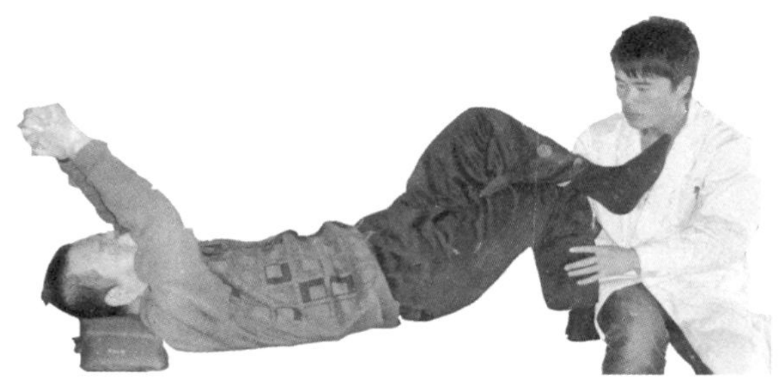

搭桥训练

（11）坐位平衡训练

目的：骨盆控制训练，腰背肌肉训练，躯干旋转训练。

（12）下肢肌力训练

目的：股四头肌训练，防止下肢痉挛，为步行做准备。

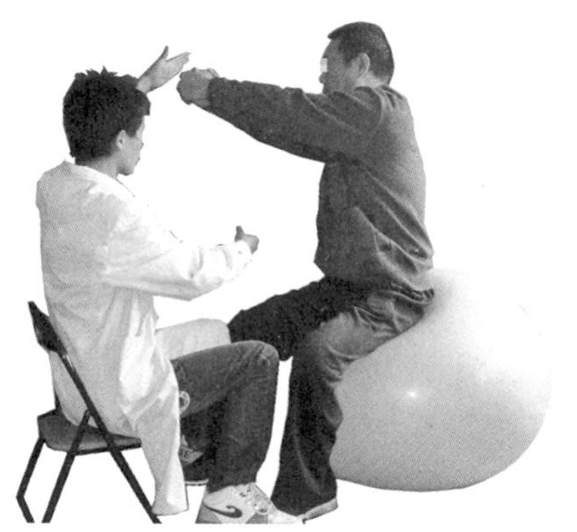

坐位平衡训练

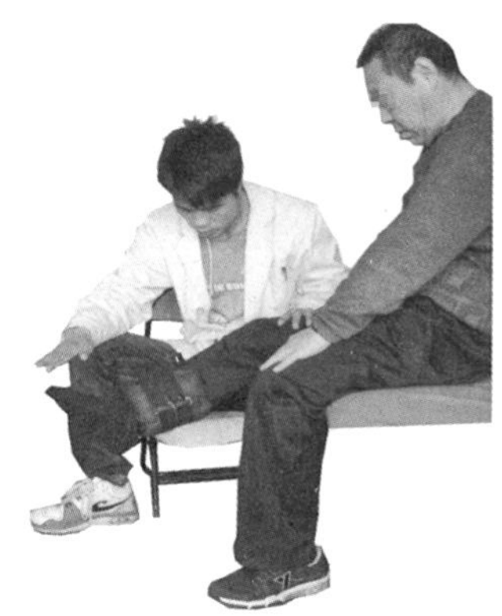

下肢肌力训练

8. 心理康复

（1）脑梗死后的常见症状

脑梗死可导致多种功能障碍，具有病死率高、致残率高、再发率高、恢复期长的特点。由于病后带来的经济负担，家庭和社会地位的改变，以及肢体功能的障碍，增加了患者对再次发作的不安感和对死亡的恐惧感。主要表现为终日心烦意乱，忧心忡忡，惶恐，对外界刺激易出现惊跳反应，多梦易惊，坐立不安，面肌或手指震颤，肌肉紧张，有时疼痛抽动，经常感到疲乏，或常见心悸、气促、呼吸不畅、头昏头晕、多汗、口干、面部发红或苍白等症。此外，病后患者极易产生特殊的心理压力，表现为恐惧、猜疑、焦虑不安、悲观、抑郁等心理障碍。其中，抑郁是较常见的症状，临床表现为情感基调低沉、灰暗，轻者仅有心情不佳、心烦意乱、苦恼、高兴不起来，重者可有悲观绝望、心情沉重，常可出现睡眠障碍，思维内容多消极悲观，患者过分贬低自己，严重的自责自罪可产生自杀意念和行为。

（2）心理干预

脑梗死患者的康复主要是功能训练，为了促进恢复，还要建立良好的医患关系。因此，在康复过程中，治疗师不仅要了解患者的身体状况，还要及时发现和解决患者的心理问题，帮助其回归家庭和社会。

治疗师要热情宽容地对待患者，为其制订康复计划，解除患者和家属的焦虑。对于患者来说，漫长的康复训练伴随着苦痛，由于肢体活动障碍，因而迫切期望功能尽早恢复，有时可能会出现愤怒的情绪，甚至对治疗师发生攻击性的行为。治疗师应理解患者的这种情绪反应，并帮助、鼓励他们稳定情绪，成为患者的倾诉对象和心理疏导师。此外，还要及时发现患者在康复过程中出现的精神症状，掌握患者的家庭和社会关系，针对具体原因给予解决，必要时请精神科医生会诊。如果患者在发病前就存在对家庭或职业场所的不满，那么在康复期间就应尽量做适当的调整。患者的家居环境要适当改造，以方便患者的日常生活。

9. 语言康复

凡是有语言障碍的患者都可以接受语言治疗，即治疗师与被训练者之间的双向交流。因此，对伴有语言障碍、行为障碍、智力障碍或精神疾病的患者，以及语言功能持续停留在某一水平的患者，要进一步改善语言障碍，进行语言康复训练。

（1）模拟发音

通过照镜子检查自己的口腔动作是不是与语言治疗师做的口腔动作一样，模仿治疗师发音，包括汉语拼音的声母、韵母和四声。

（2）单词练习

从最简单的数字、词、儿歌或歌曲开始，让患者自动从嘴里发出。如拿出一张图片，治疗师说："这是一个书……" 患者回答："书包。" 以自动语言为线索，进行提问，口头表达，如治疗师说"男"，让患者接着说"女"；治疗师说"热"，让患者接着说"冷"；治疗师说"跑"，让患者接着说"跳"；等等。

（3）复述单词

图片与对应的文字卡片相配，然后给患者出示一组卡片，并说几遍图中物品的名称，请患者一边看图与字一边注意听。反复说 10 次，让患者看字卡或图卡后提问："这是什么？" 以相互关联的单词集中练习，可增加效果。例如：烟、火柴、烟灰缸一组，桌子、椅子、书架一组等。

（4）阅读理解及朗读

训练对单词的认知，包括视觉认知和听觉认知。

（5）家庭训练

治疗师应将评价及制订的治疗计划介绍并示范给家属，让家属通过观察、阅读指导手册等方法学会训练技术，再逐步过渡到回家对患者进行训练，还要定期检查和评估，并调整训练课题，告知家属注意事项。

（6）器材和仪器

包括录音机、录音带、呼吸训练器、镜子、秒表、压舌板、喉镜、单词卡、图卡、短语和短文卡、动作画卡和情景画卡等。

（7）改善口唇的闭合功能

偏瘫患者往往表现为口微张或唇紧贴于齿外，且经常流涎，可进行一些功能训练，如吞咽功能训练、口唇闭合训练等。

典型病例

病例 1

刘某，女，61 岁。主诉：右半身活动不利 1 年余。病史：1 年前患中风，右半身瘫痪，CT 示"多发性脑梗死"。经多方治疗症状好转，走路时步态不稳，右手活动不利，不能握物，四肢发凉、麻木、肿胀，头晕，大便干，小便频，舌红，苔少，脉弦细。查体：右上肢活动不利，右手腕关节痉挛，拇指内收，远端肌力Ⅲ级，近端肌力Ⅳ级，肌张力高，手指肿胀，伸屈困难；右下肢肌力Ⅳ级，肌张力高，走路时呈偏瘫步态，足内翻。

辨证：肝肾阴虚，肝阳上亢。

治法：补肝益肾，滋阴潜阳。

方药：滋阴息风汤加减。天麻30g，生地10g，钩藤15g，地龙10g，丹参10g，枸杞子10g，女贞子15g，怀牛膝30g，龟甲10g，川木瓜10g，山药30g，麦冬12g，龙骨30g。水煎服，每日1剂。

取穴：四神聪透百会、风池、曲池、手三里、合谷、后溪、阳陵泉、足三里、太溪、太冲。

操作：四神聪透百会、风池，平补平泻；曲池、手三里、合谷、后溪、阳陵泉，施以泻法，用火针点刺，每次5穴左右，隔日治疗1次；足三里、太溪，施以补法；太冲，施以泻法。每日治疗1次，1个月为1疗程，配合康复训练。

三诊时，患者精神好转，肢体活动部分恢复，手能握物，头晕目眩明显好转，血压为90/50mmHg。见效不更方，针法不变，连续治疗2个疗程，血压为110/60mmHg，其余症状基本消失。四诊时，患者精神佳，神清，右侧上、下肢肌力Ⅳ级，手的精细动作基本正常，走路正常。

病例2

王某，男，68岁。主诉：右半身活动不利半年余。病史：半年前患中风，右半身瘫痪，CT示“基底节腔隙性脑梗死”。舌暗，有瘀点，苔白，脉沉细无力。查体：右上肢活动不利，右手腕关节痉挛，拇指内收，不能握物，不能走路，足内翻。

辨证：瘀阻脑络。

治法：活血化瘀，醒脑通窍。

方药：通窍活血汤加减。赤芍6g，当归6g，黄芪30g，红花10g，丹参10g，地龙12g，桃仁12g，高丽参6g，益母草12g，甘草6g。

取穴：四神聪透百会、太阳、风府、合谷、足三里、气海、关元、公孙。

治疗 1 个疗程之后，患者自觉全身有力，关节活动灵巧，能拿勺子吃饭，搀扶下已可行走。患侧上、下肢肌力已达Ⅴ级。来诊 10 余次后，患者自我感觉良好。

病例 3

张某，女，53 岁。主诉：语言不利，右侧上、下肢活动不利 1 月余。病史：1 个月前突发头目眩晕，口眼㖞斜，语言不利。食欲尚可，二便调，舌红，苔少，脉沉细。查体：神志清，语言欠流畅，口角稍偏，左侧上、下肢肌力Ⅳ级，痛觉减弱，左侧上、下肢锥体束征阳性，舌左偏。

辨证：阴虚阳亢，肝风内动，风中经络。

治法：滋阴潜阳，平肝息风，疏通经络。

取穴：四神聪、曲池、合谷、阳陵泉、足三里、太冲、气海。

操作：四神聪点刺放血；曲池、合谷、阳陵泉，施以泻法；足三里、太冲，施以补法；气海，施以灸法。每日治疗 1 次。

三诊时，患者精神好转，恐惧心理已消除，肢体活动部分恢复，手能握物，头晕目眩明显好转，血压为 100/60mmHg。见效不更方，针法不变，连续治疗 10 余次，症状完全消失。

二、脑出血

脑出血，指脑实质内的非外伤性出血。脑出血多数发生在大脑半球，约占 80%，少数可发生于额、顶、枕或颞叶，原发于脑干和小脑者约占 20%。脑出血是发病率和死亡率很高的疾病，属于中医“中风”的范畴。

（一）病因病机

本病最常见的病因是高血压引起的脑动脉硬化破裂，如大脑中动脉的豆纹动脉和基底动脉的旁正中动脉都是由动脉主干直接发出的小分支，它们接受的压力较高，在高血压时尤为明显。这些小动脉硬化，使血管阻力增大，可引起小动脉壁缺氧，代谢障碍和纤维坏死变性，在此基础上继发血管扩大，甚至形成小动脉瘤，在用力、受到刺激或血压骤然增高时可导致血管破裂出血。脑动脉瘤、脑动脉炎、脑肿瘤、白血病、凝血机制不良等也可导致本病的发生。脑出血、脑血肿在1cm以上者，常同时存在脑室积血、蛛网膜下腔出血。

出血的好发部位在基底节区。按照出血部位与内囊的关系可分为：①外侧型：出血部位在壳核、带状核和外囊附近。②内侧型：出血部位在内囊内侧和丘脑附近。③混合型：为外侧型或内侧型扩延的结果。在脑出血恢复期，血块和被破坏的脑组织逐渐被吸收，血块小者形成胶质瘢痕，血块大者形成中风囊。

本病属于中医“中风中脏腑”的范畴。本病的发生，多因患者脏腑阴阳失调，肝肾阴虚，肝阳偏亢，引动肝风，肝风夹痰上扰，血随气逆菀于上，以及痰浊阻闭经络，蒙蔽清窍，心神无主，气血升降失常，更因忧思恼怒，或恣酒嗜甘，或因劳倦所伤，房事过度，年高气衰，情绪激动，形体肥胖，痰浊湿盛等。本病分为急性期和恢复期，急性期即中脏腑发病早期，患者以猝然昏仆、半身不遂、神志障碍（如思睡嗜睡、意识蒙眬等）为主，此期不属本节的治疗范畴；恢复期即治疗（已通过紧急抢救）后期。

（二）诊断要点

1. 发病率

脑出血常见于50岁左右有高血压病史的患者，多因情绪激动，过度兴奋，剧烈活动，大便用力而诱发。发病前常无预感，突然起病，往往在数分钟或数小时内达高峰，部分患者出现头痛、呕吐、局灶性神经功能障碍体征、意识障碍、高热、血压变化等。据有关资料统计，脑出血的常见症状及发病率为：头痛占17%，破入脑室者占80%；呕吐占50%，破入脑室者占70%；意识障碍与出血部位和出血量有关，基底节外侧出血为最常见的类型，表现为三偏综合征，其中，病灶对侧偏瘫、偏身感觉障碍占8%，但此型神志清楚或仅有轻度的意识障碍，而内侧型、破入脑室者占72%，此型重度昏迷；偏瘫与出血部位有关，内囊后肢型占7.9%，单纯丘脑与小脑出血则一般无偏瘫；失语以基底节外侧型较多，占6.6%～90%，丘脑出血则很少失语；颈项强直占50%左右，深昏迷时此症状消失；视神经乳头边缘不清占50%，视盘水肿占20%。

2. 临床症状

（1）全脑症状

为脑出血、脑水肿和颅内压增高所致。表现为剧烈头痛、呕吐、嗜睡和昏迷等。意识障碍的程度与颅内压高低呈现正比，轻者意识清楚或轻度障碍。

（2）生命体征的改变

在昏迷时，多伴有呼吸、脉搏和血压不同程度的改变。

3. 各部位出血的临床表现

（1）内囊出血

主要出现对侧三偏综合征。按照出血部位的不同，分为三种类型：①内囊外侧型：出血灶在外囊、壳核和带状核附近。临床特点为意识障碍较轻，偏瘫初期肌张力低，之后很快出现肌张力增高，共同偏视明显，中线症状不明显。此型发病率较高，外科手术治疗效果较好，易继发蛛网膜下腔出血。②内囊内侧型：出血灶在内囊内侧、丘脑附近，血液常穿破脑室，可直接破坏丘脑下部和中脑。临床表现为意识障碍重，早期出现严重的昏迷，瘫痪肢体肌张力低下，共同偏视少见，常伴有高烧、双侧瞳孔小如针尖、去大脑强直发作、分离型斜视、呕吐、呕血、尿崩、高血糖、呼吸障碍等症状。多因丘脑下部及上部脑干等中线结构损伤所致。③内囊混合型：出血灶较大，波及内囊内、外侧。多由内囊外侧型进展所致，出血灶达6～8cm以上则邻近组织损伤亦较重。初期表现为外侧型症状，之后出现严重的昏迷、偏瘫及向病灶共同偏视，若穿破脑室则出现中线症状。本型常合并脑疝及继发性脑出血，预后较差，若如期手术可降低死亡率。内囊部出血若病情进展，血肿继续增大，可继发脑疝、向脑室或蛛网膜下腔穿破。

（2）尾状核头部出血

由于该部与侧脑室相连的面积较大，出血很容易破入侧脑室，而对内囊区的锥体束及感觉传导束影响不大，因而其特征一般为无意识障碍，始终神志清楚，部分患者虽可出现短暂性意识障碍，但神志很快恢复，均以突然头痛、呕吐发病。检查显示有明显的脑膜刺激征，若血肿较大则累及内囊前肢，引起对侧偏瘫及意识障碍。

（3）丘脑出血

有特殊的症状和体征，但往往不够典型。按照出血部位的不同，分为以下几种类型：①丘脑后外侧出血：主要表现为丘脑综合征（偏身感觉障碍，即对侧深浅感觉障碍消失或减退，丘脑性自发性疼痛，感觉过度；分离性轻偏瘫，系丘脑性不全瘫，特征为下肢重于上肢，上肢近端重于远端；肌张力低与感觉性共济失调；少数有眼位异常）。②丘脑前内侧出血：主要表现为精神障碍，神志错乱，优势半球损害可伴失语，非优势半球损害可出现体像障碍。严重者可有视盘水肿、意识障碍和生命体征改变。③左侧丘脑出血：特征为感觉障碍重于运动障碍；眼球运动障碍，如不能上视；丘脑性失语，即语言迟滞，重复语言及语义性错语症。④右侧丘脑出血：特征为结构性失用症，左半身出现体像障碍，对形状、体积、长度、重量产生错觉；偏侧痛觉缺失，表现为偏瘫无知症及偏瘫失认症；偏身忽视症。

（4）脑桥出血

临床特点是症状及体征多样化，脑桥内有外展神经核、内侧纵束及双眼侧视中枢，因血肿常扩展向上而累及中脑的动眼神经核，故眼部运动障碍多见，表现为双侧瞳孔针尖样缩小，眼球震颤，单眼不能外展，双眼垂直注视麻痹，双眼向病灶侧偏视等。因脑桥内纤维束比较分散，故多见运动障碍对称典型的偏瘫、交叉瘫、四肢瘫、双下肢瘫或单侧性面瘫。轻型者，出血量小于1mL，局限于脑桥实质内，破坏少，水肿轻，因此恢复较快，预后良好。重型者，血肿大，或破入第四脑室，患者迅速昏迷，四肢瘫痪，瞳孔针尖样缩小，中枢性高热，呼吸不规则，血压不稳定，病势进行性恶化，终至死亡。

（5）脑叶出血

脑叶出血后较易破入邻近的蛛网膜下腔，不易破入脑室系统。因而，其特征为意识障碍少见而轻微；偏瘫与同向凝视麻痹较少，程度较轻；脑膜刺激征明显；枕叶出血可有一过性黑蒙与皮层性偏盲；顶叶出血可有同向偏盲及轻偏瘫，优势半球者可有失语；额叶出血可有智力障碍，尿失禁，轻微偏瘫。

（6）小脑出血

轻型者，多无意识障碍，查体可见眼震及共济失调；重型者，颅内压力迅速升高，患者很快昏迷，常于数小时内死亡，或因枕骨大孔疝而引起呼吸麻痹。

（7）脑室出血

①原发性脑室出血：多表现为突然发病，剧烈头痛，频繁呕吐，躁动不安，深度昏迷，双侧瞳孔极小，眼球浮动，亦有中枢性高热，呼吸不规则，去大脑强直，但无明显偏瘫，常于 24 ～ 48 小时内致死。②继发性脑室出血：其表现因出血部位不同、脑室内的积血量及是否阻塞脑脊液通路而轻重不一。轻者无局限性神经体征，仅有头痛、呕吐及脑膜刺激征阳性；重者意识障碍，癫痫发作，肢体瘫痪，肌张力增高，腱反射亢进及双侧病理征阳性。若因血凝块阻塞脑脊液通路，可致颅内压急剧增高，患者深度昏迷，高热，去大脑强直，甚至因脑疝而死。

（三）辅助检查

1. 脑脊液检查

脑出血发病后 6 小时，80% 的脑脊液呈均匀血性，压力增高，并可见红细胞、白细胞（尤其是白细胞）及蛋白质增多。

2. 外周血象检查

脑出血后，外周血象的白细胞计数可升高，有些患者可有暂时性血糖及尿素氮增高。

3. 尿常规检查

可有轻度蛋白尿和尿糖阳性。

4. 颅脑 CT 检查

对于脑出血，CT 可为临床定性、定位与定量诊断提供可靠的影像学根据。从 CT 上可将脑出血分为三期：急性期、血肿吸收期和囊肿形成期。

5. 磁共振（MRI）检查

高磁场条件下，脑内血肿的 MRI 信号反映了含氧血红蛋白（HbO_2）—

脱氧血红蛋白（DHB）—正铁血红蛋白（MHB）—含铁血黄素的演变规律。从时相上可分为四期：超急性期（24 小时内）、急性期（2 ～ 7 天）、亚急性期（8 天～ 1 个月）、慢性期（1 ～ 2 个月）。

6. 脑超声波检查

脑内出血者约半数以上显示中线波向病灶对侧移位达 3mm 以上。若起病不久即出现中线波移位，则更有助于脑内出血的诊断。

7. 脑血管造影

可见中线血管移位，大脑前动脉与中动脉间距加宽，大脑中动脉向上或向下移位，但大约 1/6 的脑出血患者因血肿累及的范围太小，常不被发现。

8. 其他检查

脑电图、脑同位素扫描，均对诊断脑出血有一定的参考意义。另外，心电图可表现为不同程度的 T 波与 ST 段的改变。

（四）鉴别诊断

本病应与脑部其他疾病所引起的半身不遂相鉴别。如因脑肿瘤等病引起的半身不遂，发病则较缓慢，症状逐渐加重，临床上常可见到同侧眼睑下垂、眼球内转、瞳孔散大、对光调节消失、头痛经常突然发作、发作时眼眶疼痛。由于脑部病变的情况不同，其预后也不同。

（五）治疗

1. 中医辨证

（1）闭证

①阳闭

症状：突然昏仆，不省人事，牙关紧闭，口噤不开，面赤身热，气粗息高，抽搐项强，二便失禁；或两手紧握，躁扰不宁，口眼㖞斜，半身不遂，痰声辘辘，语言不利，大便干燥，唇舌红，苔黄腻，脉弦滑数。

治法：凉肝清脑息风，化痰开窍。

方药：先灌服（或鼻饲）安宫牛黄丸、至宝丹以辛凉开窍，再配以羚角钩藤汤加减。钩藤 15g，羚羊角粉 0.2g（另冲），珍珠母 12g，天竺黄 15g，菊花 12g，龟甲 12g，石菖蒲 15g，竹茹 12g，夏枯草 15g，蝉蜕 15g，丹皮 12g，白芍 12g。

痰多者，加胆南星、竹沥；热甚者，加黄芩、山栀子、生地；神志不清者，加郁金、石菖蒲；抽搐者，加蜈蚣、全蝎、僵蚕。

②阴闭

症状：突然昏仆，口噤不开，两手紧握，肢体强痉，静卧不烦，四肢不温；或半身不遂，昏迷不知人事，痰声辘辘，语言不利，二便失禁，面白唇紫，苔白腻，脉沉滑。

治法：镇肝息风，涤痰开窍。

方药：先灌服（或鼻饲）苏合香丸，以温宣开闭，再配以化痰开闭汤。羚羊角粉 0.2g（另冲），菊花 10g，胆南星 9g，竹茹 12g，淡竹沥 2g（冲服），白矾 3g（冲服），赤芍 10g。

（2）脱证

①阳脱

症状：突然昏仆，不省人事，目合口开，鼻鼾息微，手撒肢冷，汗多不止，肢体软瘫，舌痿，脉微欲绝。

治法：益气回阳，扶正固脱。

方药：参附汤加减。人参 30g，制附子 1.5g，姜 3 片，大枣 5 枚。

②阴脱

症状：面赤足冷，虚烦不安，脉极弱或浮大无根。

治法：峻补真阴，佐以扶阳。

方药：地黄饮子加减。熟地 15g，麦冬 12g，石斛 12g，巴戟天 12g，肉苁蓉 12g，五味子 9g，石菖蒲 6g，远志 6g，制附子 10g（先煎 1 小时），山萸肉 12g，干姜 10g，肉桂 6g。

（3）中风后遗症期

①气虚血滞，脉络瘀阻

症状：口眼㖞斜，半身瘫痪，肢软无力，或肢体麻木，语言不清，面色㿠白，口角流涎，自汗，手足肿胀，智力障碍，舌淡紫或有瘀斑，苔白，脉细涩或虚弱。

治法：益气活血通络。

方药：补阳还五汤加减。黄芪60g，当归尾12g，川芎12g，桃仁9g，地龙12g，赤芍12g，红花9g，石菖蒲9g，远志15g，丹参9g。

痰涎壅盛者，加半夏、远志以化痰；语言不清者，加冰片、穿山甲；口眼㖞斜者，加白附子、防风、全蝎、蜈蚣；智力障碍者，加制首乌、黄精。

②肝肾阴虚，脉络瘀阻

症状：半身不遂，患侧僵硬拘挛，语言謇涩，口眼㖞斜，头痛头晕，耳鸣，五心烦热，大便干，小便黄，舌红，苔黄，脉弦数。

治法：滋阴潜阳，活血通络。

方药：大补元煎加减。熟地20g，山茱萸10g，山药19g，女贞子9g，龟甲30g，黄柏9g，知母9g，白芍20g，石斛9g，牛膝12g，当归12g，生龙骨20g，生牡蛎20g，桃仁9g，红花9g。

③风痰阻窍，络脉瘀阻

症状：舌强言謇，肢体麻木，胸闷，腹胀，或口眼㖞斜，舌暗，苔腻，脉弦滑。

治法：息风化痰通络。

方药：天麻12g，白术30g，胆南星9g，白附子9g，石菖蒲9g，远志6g，桃仁、全蝎、木香、甘草各6g，丹参15g，当归12g，赤芍9g，地龙10g。

2. 针刺疗法

（1）操作

闭证：刺络放血，急救多取人中、内关、中封，毫针刺，用泻法。取血海、膈俞、十二井穴，用三棱针点刺放血；或在风池、心俞、肝俞、至阳刺络放血加火罐。痰多加丰隆，高热加大椎，大便干燥加天枢、大肠俞。

脱证：灸百会、合谷，用三角灸；涌泉、神阙、足三里、气海，隔姜灸、麦粒灸。

（2）随证配穴

①不省人事，可用醒脑开窍法，取双侧内关、神庭透百会、人中、十宣，患侧三阴交、极泉、尺泽、太冲透涌泉、委中等穴位，多用泻法，有利于偏瘫者恢复正常和整体功能的改善。②气虚血瘀，半身不遂，用督脉十三针法（百会、风府、大椎、陶道、身柱、神道、至阳、筋缩、脊中、悬钟、命门、腰阳关、长强），平补平泻。③气虚血亏，用任脉十二针法（承浆、廉泉、天突、紫宫、膻中、鸠尾、上脘、中脘、下脘、气海、关元、中极），任脉为阴脉之海，可调理脾胃，用补法，加艾灸。④中风后半身不遂，二便功能障碍，用俞募配穴法（中府、膻中、巨阙、期门、章门、天枢、中脘、关元、中极、胃俞、三焦俞、大肠俞、小肠俞、膀胱俞），平补平泻。体针取四神聪、百会、风池，上肢瘫痪取大椎、肩髃、外关、曲池或曲泽、内关、后溪、合谷、尺泽，下肢瘫痪取腰阳关、委中、足三里、阳陵泉、殷门、悬钟或环跳、解溪、太冲。⑤痰多，加丰隆、天枢；呃逆，加天突、内关、膈俞；失语，加语言三针（承浆穴旁开 0.5 寸各一针）、通里、哑门；智力障碍，加智三针、四神聪；运动失调，加四天庭、风池、身柱、大椎；流涎，加地仓、廉泉、承浆。⑥痉挛期，肘关节痉挛取肘三针（天井穴旁开 0.5 寸各一针）；腕关节痉挛取三阳穴（阳溪、阳池、阳谷）；膝关节屈伸不利，加血海、风市、伏兔、阳陵泉；踝关节痉挛、足内翻，加绝骨、昆仑、申脉、地五会；足下垂加太冲、解溪。急性期可中西医结合其他抢救措施；恢复期（病情稳定后）操作多用头针用平补平泻法，背俞穴多用补法，余穴多用泻法。⑦软瘫期，多采用补法，配合艾灸，以铺灸较好。每日 1 次，留针 30 分钟，10 天为 1 疗程，休息 7 天后进行下一疗程的治疗。每次选 15 穴左右。

3. 按摩疗法

（1）按摩步骤

先按摩患者的肩颈部和头面部，再按背腰亏虚部，最后按四肢和胸腹部。

（2）按摩力度

先轻后重，循序渐进。

（3）按摩次数

每天1次，每次1小时。

（4）按摩方法

发病1周内，患者取仰卧位进行按摩，上半身比下半身稍高，以后可取仰卧位、侧卧位或坐位。根据按摩部位的不同，可有不同的方法：①头面部：按揉患者头面部的肌肉和四神聪、百会、囟会、印堂、太阳、人中、阳白、角孙、风池、肩井、天柱等穴位，采用按法、抹法、扫散法、拿法等手法。②肩颈部：用手指拿捏患者肩颈部的斜方肌和相关的督脉、膀胱经、大肠经、三焦经等，取天柱、哑门、风池、肩井、廉泉等穴。③胸腹部：按揉患者胸腹部的肌肉和华盖、玉堂、膻中、中脘、天枢、气海等穴。④背腰部：用手指或掌跟按揉患者背腰部的竖脊肌、腰方肌、督脉、膀胱经等，按压背部华佗夹脊穴、天宗、肝俞、胆俞、膈俞、肾俞、秩边，再用滚法松解，用擦法、滚法治疗患侧部位；或取督脉、膀胱经拔火罐。⑤四肢部：用手指捏拿、按揉患侧上肢的肌肉和天府、曲泽、曲池、手三里、外关、内关、后溪、阳池、合谷等穴；捏拿、按揉患侧下肢的肌肉和阳陵泉、阴陵泉、承山、血海、伏兔、风市、解溪、足三里、委中、涌泉等穴，最后以搓法结束；或取肢体患侧拔火罐，采用走罐、留罐、闪罐、刺络放血等方法。

4. 艾灸疗法

中风脱证与恢复期常使用灸法，可取百会、神阙、气海、涌泉等穴位。软瘫期多采用隔姜灸。痉挛期多采用隔蒜灸，体针选穴。多灸患肢，以增进血液循环。

5. 耳穴疗法

多选肾上腺、心、肝、脑干、皮质下、神门等部位。虚证多埋针，实证则强刺激。

6. 康复疗法

患病1个月后，待病情稳定，可进行康复治疗，如肢体康复、语言康复、心理康复等，方法参见脑梗死。

典型病例

李某，男，43 岁。主诉：神志不清，口眼㖞斜，半身不遂 2 个月。病史：2 个月前突然昏倒，昏迷不知人事，CT 示“内囊出血”，经抢救后病情稳定出院。查体：神志不清，口眼㖞斜，半身不遂，痰声辘辘，语言只能发单音，左上肢肌力Ⅰ级，左患侧肩关节半脱位，肘关节屈伸不利，手腕关节痉挛、下垂，皮肤颜色暗，精细动作丧失。左下肢肌力Ⅱ级，肌张力增高，足内翻，背屈反射障碍。腰膝酸软，大便干，舌红，苔少，脉弦数。

辨证：肾阴不足，肝阳上亢。

治法：滋阴潜阳，调和气血。

方药：镇肝息风汤加减。茵陈 30g，龟甲 12g，白芍 30g，玄参 10g，牛膝 30g，钩藤 12g，菊花 12g，郁金 9g，黄芩 9g，龙骨 30g，牡蛎 30g，山栀子 9g，当归 15g，丹参 12g，益母草 12g，百合 30g，黄芪 15g，麦芽 10g，天麻 30g。

取穴：神庭透百会（从神庭穴进针透百会，用强刺激手法直到患者两眼流泪为度）、四天庭（出自敦煌医学残卷）、金津、玉叶、通里、地仓、医风、肩三针（肩髎、肩髃、肩贞）、消泺、天井、三阳穴、合谷透后溪、肾俞、肝俞、环跳、风市、委中、绝骨、昆仑、申脉、地五会。隔日 1 次，每次针 15 个穴位左右。

操作：肾俞、肝俞用补法，其余穴位用泻法；或补健侧，泻患侧。每天配合功能训练。

治疗 20 天后，患者能认识家人，语言明显改善，能组词，手能拿勺子进餐，在家人的搀扶下能走路。治疗 2 个月后生活基本自理。

三、老年痴呆症

老年痴呆症是脑功能失调引起的一种疾病，以智力衰退、行为及人格变化为特征。典型症状有记忆力、思维、定向力障碍，同时伴有社会活动能力减退、抑郁、痴呆等症。老年痴呆症主要有四种类型：①老年性痴呆；②血管性痴呆；③混合性痴呆，即老年性痴呆和血管性痴呆同时存在；④其他类型的痴呆，如脑外伤、一氧化碳中毒等引起的痴呆。本病属于中医“痴呆”“癫证”等范畴。

（一）病因病机

本病的病因目前不太明确，但与遗传、高龄、中枢胆碱能降低、脑血管病变、颅脑外伤、脑部感染、中毒等各种有害因素有关。病理改变主要是大脑皮层的神经元细胞大量死亡，额叶、颞叶及大脑皮层弥漫性萎缩、变薄，海马及相应的皮质部位尤为明显，沟回增宽，脑室扩大，神经元数目减少，大量老年斑、神经元纤维缠结，颗粒空泡变性。

中医认为，脑为元神之府，由脑髓滋养，脑髓充足，才能神气清灵；髓海不足，则神呆气钝，失却清灵。年老之人，肾气渐衰，阴精渐亏，精亏于下，不能上充于脑；髓海空虚，元神失明，神明失聪；脾气亏虚，易致痰阻脑络；七情失调，可使脑络发生瘀滞。本病的基本病机为髓减脑消，神机失用。病位在脑，与心、肝、脾、肾的功能失调密切相关。本病以气血、肾精亏虚为本，以痰浊、瘀血之实邪为标，临床多见虚实夹杂之证。

（二）诊断要点

1. 健忘期

此期是本病持续时间最长的一期。

（1）记忆障碍

记忆能力明显减退或丧失，情绪不稳，或神情呆钝，思维缓慢、简单贫乏，缺乏逻辑性、连贯性，情绪不稳，动作、表情迟钝，对周围事物缺乏兴趣，甚至发音不清，语无伦次，活动范围减少，但尚能保持日常生活能力，基本上不需旁人帮助。

（2）认知障碍

社交能力、运用新知识的能力下降，并随着时间的推移而加重，逐渐出现语言功能障碍，不能讲完整的句子，口语量减少，阅读理解能力受损，交谈能力减退，最后完全失语。

（3）计算能力障碍

常表现为算错账、付错钱，到后来不能进行简单的计算，严重时出现时空定向力障碍，不会穿衣、不认家门或迷路，不会使用常用的生活物品，如筷子、勺子等，但仍可保留运动的肌力和协调能力。

（4）精神障碍

多见于行为和情感障碍，这往往是患者就诊的原因。精神障碍包括抑郁、情感淡漠或失控、焦躁不安、兴奋和欣快等，患者注意力涣散，主动性减少，部分患者出现片段妄想、幻觉和攻击倾向，有的怀疑配偶有外遇、子女要加害自己等。

2. 精神错乱期

此期痴呆持续加重，病情急转直下，认识功能进一步减退，伴有失认、失语和失用，思维情感障碍及个性人格改变明显，行为明显异常，狂乱无知，其性刚暴，哭笑无常，妄言声高，喧扰不宁，逾垣上屋，骂詈不避亲疏，或气力过人，伤人毁物，也可见癫痫发作，语法错误，判断力受损，易产生被害观念。晚期则出现思维破裂，自言自语或大声说话。多数患者有失眠或突然发生某些痴呆症状，但症状消失也相对较易。

3. 痴呆期

此期患者严重痴呆，处于完全缄默、完全卧床、完全丧失生活自理能力的状态，常伴有恶病质、肌强直和大小便失禁。

4. 运动功能障碍

（1）震颤

初期，最多见静止性震颤为首发症状。从一侧上肢远端开始，手指呈搓绳样，精神紧张时加重，可累及上肢、下肢、口唇舌及头部。

（2）肌强直

表现为肢体和躯干肌群的屈肌与伸肌张力同时受累。肌张力持续增高，关节被动运动时感阻力均匀，称为铅管样强直。肌强直晚期累及肩、肘、腕关节，写字时呈小字样。面部表情受累时呈面具脸。运动减慢时，起床、步行等运动启动慢，动作启动不能立即停止。

（3）运动减慢

表现为起床、步行等启动慢，犹豫不决，活动量减少。

（4）语言障碍

因舌肌、咽喉肌出现强直所致构音障碍，临床表现为说话慢、声音低短、音调低平、缺乏韵律。

（5）吞咽障碍

舌肌、咽喉肌出现强直时可出现吞咽动作启动困难，咀嚼及吞咽动作缓慢。

（三）鉴别诊断

1. 脏躁

痴呆的神志异常需与郁病中的脏躁一证相鉴别。脏躁多发于中青年女性，多在精神因素的刺激下呈间歇性发作，不发作时可如常人，且无智能、人格方面的变化。

2. 癫病

癫病以沉默寡言、情感淡漠、语无伦次、静而多喜为特征，以成年人多见。而痴呆则属智能活动障碍，临床表现以神情呆滞、愚笨迟钝为主，多发于老年人。另一方面，痴呆的部分症状可自制，治疗后有不同程度的恢复。重症痴呆患者与癫病在精神症状上有许多相似之处，临床上难以区分。

3. 健忘症

健忘症是指记忆力差，遇事善忘的一种病证；而痴呆则以神情呆滞、反应迟钝、动作笨拙为主要表现。痴呆的“不知前事”或“问事不知”等表现，与健忘之“善忘前事”有根本的区别。痴呆是根本不知前事，还伴有神志障碍，而健忘则知晓其事而易忘。健忘可以是痴呆的早期临床表现，这时可不予鉴别。由于外伤、药物所致的健忘，一般经治疗后可以恢复。精神检查、CT、MRI 检查有助于两者的鉴别。

（四）治疗

1. 中医辨证

（1）髓海不足

症状：智能减退，记忆力、计算力、定向力（即对周围环境、人物、地点、时间的认识能力）、判断力减退，神情呆钝，语不达意，或静而少言，头晕耳鸣，倦怠思卧，腰膝酸软，步行艰难，舌淡红，苔薄或少苔，脉沉细弱。

治法：补肾益髓，填精养神。

方药：补肾益脑汤加减。制首乌6g，黄精12g，山茱萸18g，怀山药30g，龟甲胶15g（烊化），猪脊髓15g，五味子10g，补骨脂10g，石菖蒲10g，枸杞子12g，女贞子9g，川芎10g，桑椹10g。

（2）肝肾亏虚

症状：神情呆钝，动作迟缓，语不达意，沉默少语，头晕目眩，耳鸣耳聋，腰膝酸软，形体消瘦，肌肤不荣，面红少泽，颧红盗汗，舌红，苔少或无苔，脉弦细或细数。

治法：滋补肝肾，安神定志。

方药：左归丸加减。熟地黄15g，胡桃仁12g，当归9g，怀山药15g，枸杞子15g，补骨脂9g，山茱萸15g，菟丝子15g，石菖蒲10g，远志10g，丹皮10g，茯苓15g，珍珠母20g，龙骨30g，牡蛎30g。

（3）脾肾两虚

症状：神情呆钝，沉默寡言，倦怠乏力，记忆减退，失认、失算，词不达意，肌肉萎缩，食少纳呆，口涎外溢，腰膝酸软，或四肢不温，面色苍白，食欲不振，或完谷不化，腹痛喜按，泄泻，舌淡，舌体胖大，苔白或滑，脉沉无力。

治法：补肾健脾，益气温阳。

方药：还少丹加减。熟地黄15g，肉桂9g，枸杞子15g，山茱萸15g，巴戟天15g，怀山药15g，泽泻10g，丹皮10g，茯苓20g，肉苁蓉15g，白术10g，怀牛膝6g，砂仁6g，五味子12g，石菖蒲10g。

（4）痰浊蒙窍

症状：神情呆钝，智力衰退，喃喃自语，或言语颠倒，或静而少言，精神抑郁，倦怠思卧，口多涎沫，头重如裹，脘闷腹胀，多痰涎，面白少华，或终日无语，不思饮食，舌淡，苔白腻，脉滑。

治法：健脾化浊，豁痰开窍。

方药：涤痰汤加减。党参 30g，白术 30g，茯苓 20g，法半夏 10g，胆南星 10g，竹茹 30g，石菖蒲 10g，广郁金 12g，远志 10g，生甘草 6g，浙贝母 20g，砂仁 6g，大黄 6g，元明粉 6g（冲服）。

（5）瘀血内阻

症状：表情迟钝，言语不利，善忘，易惊恐，或思维异常，强哭强笑，沉默少言，行为古怪，伴肌肤甲错，头痛胸闷，口干不欲饮，双目呆滞，舌质暗有瘀血点，苔少。

治法：活血化瘀，醒脑开窍。

方药：通窍活血汤加减。当归 10g，黄芪 30g，桃仁 10g，红花 10g，川芎 10g，赤芍 10g，丹参 15g，石菖蒲 10g，远志 10g，地龙 10g，鸡血藤 30g，三七 1g，益母草 10g。

（6）心火亢盛

症状：神情紧张，善忘，言语错乱，强哭强笑，躁动不安，心悸胸闷，面红目赤，口咽干燥，少寐多梦，大便干燥，小便短赤，舌红尖赤，苔黄，脉弦数。

治法：清热泻火。

方药：泻心汤合黄连解毒汤加减。黄连 10g，黄芩 10g，黄柏 10g，大黄 6g，生山栀 10g，知母 10g，生龙齿 15g（先下），夜交藤 30g，石菖蒲 10g，炙远志 10g，广郁金 12g，生地 30g，淡竹叶 10g，丹参 10g。

2. 针刺疗法

（1）髓海不足

取四神聪透百会、智三针、四天庭、风池、命门、肾俞、三阴交。面具脸加地仓、迎香、医风、四白、太阳，肌强直累及肩、肘、腕关节时加肩贞、肩髃、外关、天井、后溪、合谷，步态改变加委中、承山、昆仑。

肾俞、三阴交用补法，其余穴位用平补平泻法。留针 45 分钟，每日 1 次，10 次为 1 疗程。

（2）肝肾亏虚

取肝俞、肾俞、足三里、太溪、太冲、内关、神门。肝俞、肾俞、足三里、太溪，施捻转补法；其余穴位用泻法。留针 20 分钟，每日 1 次，10 次为 1 疗程。

（3）脾肾两亏

取脾俞、肾俞、中脘、气海、涌泉、足三里、三阴交、太溪、肩髃、外关、曲池或曲泽、内关、后溪、合谷。脾俞、肾俞、足三里、太溪、气海，用补法；其余穴位用泻法。留针 20 ～ 30 分钟，15 次为 1 疗程。

（4）气滞血瘀

取四神聪、本神、神庭、膈俞、血海、足三里、风池、后溪、太溪、三阴交。四神聪、本神、神庭，用平补平泻法；足三里、太溪，用补法；其余穴位用泻法。留针 30 分钟，每日 1 次，10 次为 1 疗程。

（5）心肝火盛

取四神聪透百会、本神、神庭、郄门、水沟、行间、内庭、通里。四神聪透百会、本神、神庭，用平补平泻法；其余穴位用泻法。留针 30 分钟，每日 1 次，10 次为 1 疗程。

3. 艾灸疗法

以四天庭、百会、神门、内关、合谷为主穴，配合风池、足三里、太溪、涌泉、心俞、肾俞、肝俞。每次取 6 ～ 8 穴，每穴灸 3 ～ 7 壮，每日 1 次，4 周为 1 个疗程，连续治疗 2 ～ 5 个疗程，两个疗程中间休息 3 ～ 5 天。

4. 单方验方

（1）羊脑粥

羊脑 60g，葱白 3 根，生姜 3 片，莲米 10g（研细）。将羊脑洗净，加水煎汤，以汤代水，与莲米共煮粥，待熟时调入细盐、葱白、生姜，早、晚温热服食。可补肾填精，聪脑安神，壮骨生髓。

（2）首乌胡桃仁枸杞粥

胡桃仁、何首乌各 6g，天麻 6g，枸杞子 6g，调味品适量。锅中放清水，入天麻、胡桃仁、何首乌、枸杞子，文火炖沸后，温热服食。可养血补肾，育阴填精。适用于心悸、失眠、记忆下降、痴呆、健忘等。

（3）黄精炖鸽子

桑椹 15g，黄精 30g，鸽子 1 只。将鸽子宰杀后，去毛和内脏，洗净，与桑椹、黄精同放入碗内，加适量沸水，隔水炖熟，调味后饮汤食肉。适用于老年人记忆力减退。

5. 康复训练

（1）注意力训练

临床观察表明，记忆力障碍的患者常合并注意力障碍。因此，对于有记忆力障碍的患者来说，改善注意力障碍是记忆力恢复的一个前提。在注意力障碍的治疗过程中，尽管未强调记忆本身，但是，随着注意力的提高，记忆功能也将在一定程度上被改善。可把一些事情编成顺口溜，让他们记忆背诵，如扫地、擦桌子、整理床铺、织毛衣等，争取改善损害的功能，维持与发展残存的功能，以帮助患者扩大思维和增强记忆力。

（2）记忆力训练

对于以记忆力障碍为主的患者，康复治疗的总体目标应当是逐渐增加或延长刺激与回忆的间隔时间，最终使患者经过相对较长的时间后仍能够记住应当进行的特定作业或活动，提高日常生活活动能力的独立程度。在制订治疗方案时，应根据患者的问题所在，提出针对性的治疗计划。例如，可利用玩扑克牌、下棋、玩智力拼图、练书法等进行训练。

（3）空间定位障碍的康复训练

①在患者面前任意摆放四块正方形纸板或塑料板，让患者将这些正方形横向平行、纵向垂直排列或呈对角线排列。也可将图形改为三角形后用同样的方法进行训练。②将内容相同的几张图卡摆成一行，将其中一张上下方位颠倒，要求患者找出这张与其他卡片的不同，并恢复成与其他卡片一样的位置。如果找错了，应和患者一起讨论错误所在及错误的原因。③让患者练习将一块积木分别放在另一块积木的上方、前方、后方、左侧和右侧。如果患者不能按要求正确地摆放，要和患者一起讨论错误所在及错误的原因。

（4）自身空间定位训练

训练患者根据指示进行自身定位，如令患者“坐到我旁边”“走到桌子后面”“踩在这条线上”等。为了提高患者确定自己在空间中的定位能力，可让患者在容易进去却不容易出来的迷宫里进行训练，也可在训练室里设计一个由家具摆成的迷宫，让患者在其中感受定位变化。

（5）物体与物体之间相互定位关系的训练

主要采用各种复制作业。用实物复制时，从简单图案到复杂图案。从实物复制到照片、图画复制，从复制平面图到复制立体图。

（6）知觉技能训练

让患者反复练习从一个地点走到另一个指定地点，如口头提示患者从作业疗法科走到运动疗法科，从病房走到作业疗法科等。路线的设计与安排要从简短逐渐过渡到曲折复杂，常用的、重要的路线要反复练习。用地图从病房走到指定地点，通过死记硬背的方法来记住置身环境的特征，嘱患者不要独自外出等，引导患者到达目的地而不迷失方向。最终患者可能记住了常走的路线，不再依赖提示。让患者辨认卧室和厕所，亲人要经常和他们一起强化其回忆和记忆。如果能坚持长久的循序渐进的训练，可能会有成功的希望。

6. 心理康复

（1）治疗场面在康复过程中，医务人员往往受到影响而产生负面情绪，这些负面情绪表现为“患者和我没有关系”“我不喜欢患者”，这样伤害了患者的自尊心，使患者对治疗师的各种努力不配合。医务人员和患者之间必须进行有感情的交流。然而，痴呆患者由于记忆力和注意力低下，无法理解医务人员为他们付出的努力。因此，这种治疗关系中的交流手段应该采用非语言的（表情、身体的动作等）和共感的（微笑、点头、善意的目光等）方式，给予适当的刺激，激发其活力和康复的动力。

（2）理解患者伴随痴呆可能出现的心理和行为的异常，如兴奋、亢进、妄想等。在这种情况下，训斥和不适当地使用药物可能会使患者产生混乱和恶性循环。因此，治疗师应了解异常心理和行为的产生背景，冷静应对，和家属一起接受这些异常的心理和行为，才能帮助患者改善症状。

7. 语言、吞咽训练

参考脑梗死篇。

8. 肢体训练

头颈训练：头向左右转动，颈部按节拍先后缩再前伸。

背部伸展训练：患者坐在床边，两手向后伸直，手平床，上挺胸膛和腹，再放松。或抛接网球，打篮球。

上肢训练：上肢抬举，外展，两手交叉掌心向外。两上肢伸直掌心外展，或两上肢垂直举过头顶，掌心向上。两上肢左右交替伸展拍打肩部。

手的训练：双手交叉握拳，对指或打字、捡豆豆、铁棒训练，织毛衣套圈等。

下肢训练：伸髋运动：仰卧位双膝屈曲，抬臀并保持 5 ～ 8 秒，反复训练多次。下蹲训练：屈膝下蹲，双手扶住双膝按压后起来，将一侧下肢向前跨一大步，屈膝，另一侧下肢后伸，足跟离地，双手按压屈曲一侧下肢膝关节伸膝站起。

步态训练：患者背靠墙站立，向墙面直立，双手平伸支撑在墙面上前后迈步，或用踏步车步行训练。

典型病例

张某，男，62 岁。主诉：记忆力下降，幻觉 1 年。病史：患者 3 年前患脑血栓，左侧肢体运动及感觉稍差，1 年前开始出现记忆力明显减退，事情记得不清楚。查体：血压 140/90mmHg，心率 78 次 / 分，律齐，左上肢肌力Ⅳ级，左下肢肌力Ⅳ级。神情呆钝，喃喃自语，或语言颠倒，或静而少言，精神抑郁，或强哭强笑，倦怠思卧，口多涎沫，脘闷腹胀，面白少华，或终日无语，舌暗，苔白腻，脉滑。头颅 CT 示“脑萎缩”。诊断为老年性痴呆、脑血栓后遗症。

辨证：脾胃虚弱，痰浊阻络。

治法：健脾化痰，活血开窍。

方药：涤痰汤合补阳还五汤加减。党参、白术各 10g，茯苓 15g，法半夏 10g，胆南星 10g，竹茹 10g，石菖蒲 10g，广郁金 12g，远志 10g，当归

15g，川芎、地龙各 9g，红花 5g，桃仁 10g，丹参 10g。水煎服，10 剂。每日 1 剂，每日 2 次。

取穴：四神聪透百会、中脘、足三里、丰隆、脾俞、手三里、曲池、后溪、合谷、阴陵泉。

操作：四神聪透百会、中脘、足三里、脾俞，用补法，其余穴位用泻法。留针 40 分钟，每日 1 次，10 次为 1 疗程。

治疗 3 个月后，血压 135/85mmHg，心率 78 次 / 分，无杂音，患者意识清楚，答问切题，反应稍慢，肢体功能均有明显好转，记忆力提高，幻觉有时还会出现，能主动和人打招呼，要求看电视，说话增多，能讲述一些历史事件，并能与人交谈。

四、神经衰弱

神经衰弱是由于某些长期存在的精神因素引起脑功能活动过度紧张，导致大脑兴奋与抑制功能失调所致。神经衰弱的主要特点是过度兴奋、记忆力减退、精神疲乏，患者常表现为难以坚持学习和工作，或对光敏感，控制力减弱。由于注意力分散，不能集中，从而产生了精神活动能力的减弱。本病属于中医“不寐”的范畴。

（一）病因病机

自主神经功能失调的病因病机目前仍未完全清楚。有人认为，由于神经功能过于紧张而导致本病的发生，这涉及社会环境、家庭环境、心理因素、性格等方面的内容。

1. 社会因素

随着现代生活节奏的加快，竞争激烈，失业、下岗，精神心理创伤（如家庭纠纷、婚姻不幸、失恋、邻里关系紧张），工作压力大，会使人们的精神过于紧张，神经细胞能量耗损，心理负荷过重，进而出现神经衰弱、自主神经功能失调。脑力劳动时间过长，学习负担过重，如重大考试受挫时常常会造成神经负担过重，这也是导致学生神经衰弱的原因。精神刺激、压力过大，可造成内分泌和自主神经功能的紊乱。

2. 个性因素

性格内向、情绪不稳定者，多表现为多愁善感，焦虑不安，保守，不善与人沟通，脾气暴躁，心胸狭窄。凡事以自我为中心的人最容易患自主神经功能紊乱。

本病的主要病机变化是大脑皮质内抑制过程。当内抑制过程被削弱时，神经细胞的兴奋性便相对地增高，增加了神经细胞能量的大量消耗。由于抑制过程减弱，使神经细胞的恢复能力降低，造成了神经细胞能量的减少和衰竭性的增高，表现为容易兴奋，也容易衰竭。由于大脑皮质功能弱化，影响到对皮质下自主神经中枢的控制减弱，则出现自主神经功能亢进，或因为皮质抑制过程扩散到皮质下，则出现自主神经功能减弱。

中医认为，神经衰弱导致的失眠可由素体虚弱、思虑太过、惊恐郁怒、劳逸失调或病后体虚等原因引起。

（二）诊断要点

1. 疾病早期，患者控制感情的能力减弱，常因小事而激动，易伤感、烦躁不安，甚至易哭易笑。

2. 注意力涣散，思想不集中，记忆力明显减退，学习和工作效率明显降低。

3. 自主神经功能障碍。表现为心悸，面赤，皮肤潮热，血压升高，食欲不振，消化不良，腹部胀满，便秘或腹泻，尿频，遗精，早泄，阳痿等。

4. 躯体、神经系统检查和实验室检查未发现相应的病理改变或其他精神疾病。体格检查和实验室检查阴性的患者常踌躇不定，唯恐叙述不详。

（三）治疗

1. 中医辨证

（1）心脾两虚，气血不足

症状：面色萎黄，头晕，失眠，入睡困难，易醒多梦，记忆力差，心悸气短，心慌，神疲乏力，食欲不振，自汗，大便稀少，唇色淡，舌淡白，苔薄白，脉沉。

治法：滋补心脾，益气养血。

方药：归脾汤加减。党参15g，生黄芪15g，当归10g，酸枣仁30g，远志10g，茯苓15g，炙甘草10g，炒白术10g，龙眼肉15g，木香10g，生姜3片，大枣3枚。

胸闷、精神不畅者，加郁金、枳实；悲伤欲哭者，加浮小麦、五味子。

（2）痰热内扰

症状：入睡困难，或易惊醒，或多噩梦，烦躁易怒，头痛，恶心，心悸，食欲不佳，腹胀，大便干结，小便短赤，舌红，苔黄腻，脉滑数。

治法：清热化痰，宁心安神。

方药：黄连温胆汤加减。黄连6g，竹茹10g，法半夏10g，白术30g，茯苓20g，生甘草9g，陈皮10g，枳实12g，夜交藤12g，胆南星6g。

烦躁易怒者，加丹皮、朱砂、珍珠母；入睡困难，或易惊醒者，加炒枣仁、合欢皮；食欲不佳、腹胀、大便干结者，加山楂、鸡内金、枳实。

（3）心阴虚

症状：心烦失眠，健忘心悸，多噩梦，焦虑，惶惶不安，五心烦热，口渴咽干，注意力不集中，记忆力明显下降，精神萎靡，头昏，腰酸膝软，盗汗，舌红，苔少，脉细数。

治法：滋阴降火，宁心安神。

方药：天王补心丹加减。玄参15g，丹参10g，鳖甲30g，知母10g，黄柏10g，当归10g，酸枣仁30g，柏子仁15g，茯苓15g，远志10g，天冬10g，麦冬10g，生地黄10g。

惶惶不安，加钩藤、生龙骨、五味子、莲子心。

（4）肝肾阴虚

症状：头痛，头晕，耳鸣，腰膝酸软，失眠，心悸，健忘，心烦不安，多梦遗精，焦虑易怒，手足心热，大便干燥，舌红苔少，脉弦细数。

治法：滋阴平肝清脑。

方药：枣仁汤加减。炒枣仁30g，茯苓10g，知母6g，丹参10g，麦冬30g，生石决明30g，夜交藤30g，莲子心10g，石斛15g。

失眠心悸，加合欢皮、生地；多梦遗精，焦虑易怒，手足心热，加黄柏、川牛膝、炒栀子、琥珀粉；耳鸣，加柿蒂、钩藤；遗精，加莲须、金樱子；健忘，加五味子、石菖蒲；头痛，加麦冬、柏子仁、丹参、琥珀粉。

（5）气滞血瘀

症状： 顽固性失眠，头部刺痛，日轻暮重，面色晦暗，心胸烦热，胸闷憋气，善太息，心悸怔忡，急躁易怒，舌紫暗或有瘀斑，脉弦涩或沉涩。

治法： 活血化瘀，养心安神。

方药： 血府逐瘀汤合酸枣仁汤加减。生地 10g，川芎 10g，白芍 10g，当归 10g，桃仁 10g，红花 10g，桔梗 10g，枳壳 10g，甘草 10g，柴胡 10g，怀牛膝 10g，酸枣仁 30g。

头晕、恶心，合导痰汤；气虚血瘀，合补阳还五汤。

（6）阴虚火旺

症状： 头晕，耳鸣，恐惧，遗精，注意力不集中，记忆力明显下降，精神萎靡，失眠多梦，腰酸膝软，盗汗，舌红，苔少，脉细数。

治法： 滋阴固精，宁心安神。

方药： 知柏地黄汤加减。熟地 24g，山萸肉 18g，茯苓 10g，泽泻 10g，丹皮 10g，酸枣仁 30g，生龙骨 30g，生牡蛎 30g，莲子心 30g，知母 10g，黄柏 10g。

头痛，加羌活、丹参。

（7）肾阳不足

症状： 畏寒肢冷，精神疲惫，头昏，气短，乏力，记忆力差，面色㿠白，生活缺乏热情，性欲减退，阳痿，早泄，滑精，舌质淡，脉弱。

治法： 益肾温阳涩精。

方药： 归附地黄汤加减。熟地 30g，丹皮、茯苓、泽泻、山萸肉各 12g，怀山药 10g，巴戟天 10g，肉桂 6g，干姜 6g，附子 6g。

性欲减退、阳痿、早泄，加淫羊藿；气短、乏力，加太子参、红景天。

2. 针刺疗法

（1）方法 1

主穴： 安眠、百会、神门、内关、足三里、三阴交。

配穴： 心脾两虚，加神门、心俞、脾俞、气海；心肾阴虚，加神门、太溪、命门；肝阳上亢，加神门、风池、太冲；肝阴虚弱，加阳陵泉、蠡沟、足三里、肝俞；气郁痰结，加气海、阴陵泉、足三里、丰隆。

操作：心脾两虚，施捻转之补法；肾精亏损，施提插捻转之补法；气郁痰结，或肝阳上亢，施捻转之泻法。每日 1 次，10 天为 1 疗程，休息 2 天再做下一疗程。

（2）方法 2

主穴：百会、风池、印堂、大椎、肾俞、关元、内关、足三里、三阴交。

配穴：烦躁、失眠，加行间、太冲、神门；头痛，加太阳透率谷；不寐，加三阴交；头晕，加四神聪、天柱；烦闷、多疑，加支沟、期门、丰隆；腹满，加天枢、丰隆；梅核气，加天突、太冲；精神不振、思虑，加风池、内关、神庭；纳差，加中脘、合谷、气海；心悸，加心俞、内关；烦躁易怒、惊恐、悲泣者，加肾俞、肝俞、太溪；梦遗，加神门、心俞；耳鸣，加听会、太溪、关元；精神萎靡、倦怠少动，加肾俞、气海、命门；阳痿，加腰阳关、命门、关元，并加艾灸；胆怯，加心俞、胆俞。

操作：心脾两虚，施捻转之补法；心肾亏损，施提插捻转之补法；肝阳上亢，施捻转之泻法；其余穴位平补平泻。每日 1 次，10 天为 1 疗程，休息 2 天再做下一疗程。

（3）方法 3

主穴：安眠、神门。

配穴：心脾两虚，加脾俞、心俞、三阴交；阴虚火旺，加大陵、太溪、心俞、足三里；痰热内扰，加内庭、公孙、丰隆；肝郁化火，加行间、足窍阴、风池；多梦，加魄户；健忘，灸志室、百会；耳鸣，加听宫、翳风；遗精，加志室；懊侬呕恶，加内关、丰隆；头晕，加印堂、合谷；目赤，加太阳、太冲。

操作：心脾两虚，则补益心脾；阴虚火旺，则育阴潜阳，只针不灸，平补平泻；痰热内扰，则清热化痰，只针不灸，泻法；肝郁化火，则平肝降火，只针不灸，泻法。隔日 1 次，7 次为 1 个疗程。

3. 艾灸疗法

（1）方法 1

主穴：百会、神门、足三里、三阴交、涌泉。

操作：临睡前用艾灸温和灸双侧涌泉，或灸百会，有良好的安眠作用。

（2）方法 2

主穴：胸 4 ～胸 7 夹脊穴。

配穴：肝郁化火，加肝俞、大陵、行间；痰火内扰，加足三里、中脘、丰隆；阴虚火旺，加心俞、肾俞、照海；心脾两虚，加神门、心俞、脾俞；心胆气虚，加心俞、胆俞、阳陵泉。

操作：采用艾灸法，即用麦粒灸，每穴 3 ～ 5 壮，2 天 1 次，5 天为 1 个疗程。

4. 药浴疗法

吴茱萸 10g，桂枝 6g，当归 10g，丹参 12g。将上药粉末放入盛有 40℃水的木盆中，加水适量，将双脚放入盆内，药浴 30 分钟。

5. 按摩疗法

（1）方法 1

先以轻手法刺激肾、输尿管、膀胱、胃、肝、肺，然后采用重手法刺激大脑、小脑、脑干、脑垂体、三叉神经、心。每天按摩 3 次，7 次为 1 个疗程。

（2）方法 2

两手握热后，用右手擦左侧涌泉穴，然后用左手擦右侧涌泉穴，至穴位发热为止。每天按摩 3 次，10 次为 1 个疗程。

（3）方法 3

头痛者，可擦颜面、摩太阳；头晕者，加“鸣天鼓”手法；失眠、心悸者，擦涌泉。临睡前做 1 次，10 次为 1 个疗程。

（4）方法 4

每晚临睡前半小时先擦热双掌，两手中指起于迎香，向上推睛明、攒竹，点耳门、安眠、神门。心脾两虚，加脾俞、心俞、三阴交；阴虚火旺，加大陵、太溪、心俞、太冲；痰热内扰，加内庭、公孙、丰隆；肝郁化火，加行间、足窍阴。多梦，加魄户；健忘，加志室、百会；耳鸣，加听宫、翳风；遗精，加志室；呕恶，加内关；头晕，加印堂、合谷；目赤，加太阳、阳溪。如此反复按摩 30 ～ 40 次，隔日 1 次，7 次为 1 个疗程。

6. 耳穴疗法

（1）方法 1

主穴：神门、心、肾、肝、脑干、皮质下、内分泌、交感。

操作：每次取 2 ～ 3 穴，每日或隔日 1 次，用王不留行籽贴压穴位。

（2）方法 2

主穴：心、肾、神门、枕、皮质下。

配穴：胃、肝、脾。

操作：严格消毒耳穴后，将揿钉形皮内针埋入，以胶布固定，令患者每日自行按压 3 ～ 4 次，以感到轻微疼痛、胀、发热为佳。每次一侧耳，双耳交替。5 ～ 7 天换埋针 1 次，2 次为 1 疗程。

7. 刺血疗法

（1）主穴

阿是穴（多位于两耳根的上半部）。

（2）配穴

内中魁（手中指掌侧正中线，近指侧节横纹中点为 1 穴，前后 1 分各 1 穴）。

（3）操作

常规消毒后，用消毒弹簧刺针或三棱针迅速点刺，出血如绿豆大。每次只刺一侧，每日或隔日 1 次，两耳交替，5 ～ 7 次为 1 疗程。

8. 穴位注射

取安眠、心俞、中脘、内关、三阴交、足三里、肝俞、脾俞、肾俞、厥阴俞。根据症状，每次选 2 ～ 3 个穴位，取当归注射液、维生素 B_1 与维生素 B_{12} 进行穴位注射。如失眠症状较重，可选用镇静药进行穴位注射。

9. 心理疗法

在社会生活中，有很多失意之事，如失恋、夫妻关系不合、上下级及同事间关系不好、意外打击、高考落榜等，如不能正确对待，均可引起本病的发生。心理疗法是治疗神经衰弱最主要、最基本的方法之一，其特点是调动患者治疗疾病的主观能动性，而这种主观能动性的作用是在医生的指导下，与其他治疗方法配合而发挥的。治疗神经衰弱常用的心理疗法包括疏导心理治疗、森田疗法、催眠疗法、自我心理保健疗法及音乐疗法。

（1）散步和旅行

根据实验研究，神经衰弱患者做较长距离的散步（如穿布底鞋每天走2～3km），有助于调整大脑皮层的兴奋和抑制过程，促进血液循环。日常生活中也有这样的经验，散步后精神较振作，心情较舒畅，可以消除疲劳，提高睡眠质量。

（2）宁神静志疗法

即通过静坐、静卧或静立及自我控制调节等，达到“内无思想之患，外不劳形于事”，抛弃一切恩怨慕恋，以一念代万念。宁神静志疗法在医疗实践中有两种作用，一是强壮正气，防病保健；二是增强抗病能力，祛病除疾。南北朝医家陶弘景指出，静志安神必须提倡十二少，戒除十二多，即“少思，少念，少欲，少事，少语，少笑，少愁，少乐，少喜，少怒，少好，少恶。行此十二少，养生之都契也”。

（3）音乐疗法

欣赏音乐也是调养性情的重要手段。荀子说：“乐也者，乐也，人性之所不能免也，且足以感人之善心。”近人更有言，曰音乐能疏恼怒、解忧郁，恢复高尚感情，唤醒优美之觉，实为最安全的消遣法。所谓“静则神藏，躁则消亡”，意思是说，一个人的神志保持安宁，就能少生疾病，健康长寿；即使患病，亦易治疗，恢复健康也比较容易，这是神能收藏的缘故。

典型病例

张某，男，45岁。不寐已久，乱梦纷纭，睡后易惊，每晚服安眠药才能入睡，精神不振，易于烦躁，纳食乏味，食后则脘腹胀满不适，口干不欲饮水，舌苔黄厚，脉滑。

辨证：心胆气虚。

治法：清胆豁痰安神。

方药：温胆汤加减。清半夏 9g，茯苓 9g，炙甘草 6g，枳实 3g，石菖蒲 10g，竹茹 9g，黄连 5g，党参 5g，水煎服。

取穴：肝俞、行间、心俞、胆俞、阳陵泉、关元、气海、足三里。

操作：肝俞、行间、心俞、胆俞、阳陵泉，平补平泻；关元、气海、足三里，用补法。每日 1 次。

治疗 1 周后，患者不服安眠药即可入睡 3 ～ 5 小时，烦躁亦减，腹仍胀满不舒，舌脉如故。上方去黄连，加莲子、鸡内金、夜交藤、合欢皮，服几剂之药收效告愈。

五、癔症

癔症是由于精神刺激而引起的大脑皮质暂时性功能失调的一种常见的精神障碍。癔症患者多具有易受暗示性、喜夸张、感情用事和高度自我中心等性格特点，常由于精神因素或不良暗示引起发病。本病主要表现为性情不稳定，暗示性很高，具有丰富的幻想倾向，可呈现各种不同的临床症状，如感觉和运动功能障碍，内脏器官和自主神经功能失调及精神异常。精神因素和暗示作用是癔症发病的主要原因。惊恐、被侮辱、委屈、不如意及亲人的远离等较强烈的精神创伤，往往是癔症第一次发作的诱因。发病年龄多在 19 ～ 59 岁之间，好发于青壮年，女性多于男性。本病属于中医“梅核气”“郁证”“脏躁”“百合病”“失喑”“暴聋”的范畴。

（一）病因病机

1. 心理因素、遗传因素及具有癔症性格特点（如情感丰富、暗示性强、自我中心、富于幻想等）是癔症的易患因素。某些躯体疾病、月经期、疲劳、睡眠不足等因素也易促发本病。一般认为，情绪不稳、喜欢夸张、易受暗示、心胸狭窄、好表现自己和自我中心（即所谓的“歇斯底里性格”）的人易患此病。

2. 大多数患者是在负性精神因素的作用下急性发病的，如委屈、气愤、紧张、恐惧、内心冲突或情绪激动、暗示或自我暗示等，表现为急起的短暂的精神障碍、身体障碍（包括感觉、运动和自主神经功能紊乱），这些障碍没有器质性病变的基础。不少学者对于本病的发病机理从心理学、生物学或生理学的不同观点给予解释。

3. 有人认为，本病是由于患者的“心理综合力”减弱而导致“心理分离”，将本病的感觉脱失、瘫痪或遗忘等症状解释为由于相应的精神功能从意识中分离出去的结果；弗洛伊德根据压抑原理去解释癔症的发生；巴甫洛夫学派则从高级神经活动病理生理学观点出发解释本病的发病机理。

中医认为，由于郁怒伤肝，思虑伤脾，肝气郁久化火，脾气郁滞生湿，湿火相兼，炼结成痰，痰气结于咽喉，自觉有异物感。心情抑郁，饮食减少，气血生化之源不足，可引起脾气虚弱，肾阴亏耗。脾气虚，则不能行其津液；肾阴虚，则水不能上济于心火。虚火妄动，以致心神不宁，而悲怒无常，导致本病的发生。其病位在脑，与心、脾、肝、胆关系密切。

（二）诊断要点

1. 精神障碍

常有装模作样的表演，如大哭、大笑、大喊、大叫、乱说乱唱、手舞足蹈，在人多的场合往往表现得更为突出，有的人在感情激动时突然倒地，呼唤不应，全身僵直，四肢抖动。呼吸呈闭气或过度喘气，类似于癫痫样大发作，但无口吐白沫，无舌角及舌体咬伤痕迹，并不伴有意识障碍。

2. 运动障碍

表现为肢体的运动功能增强、减退或消失，如类癫痫发作样抽搐、震颤、肢体麻痹（单瘫、截瘫或偏瘫）、奇特步态（如剪刀步态）等。但瘫痪的患者无腱反射消失，引不出病理反射。

3. 感觉障碍

患者出现皮肤的感觉过敏、减退或消失，呈手套或袜套形分布。当触及感觉过敏区时，患者流露出疼痛难忍的表情。患者感觉下腹部有一气球状物，逐渐上冲，阻塞胃部、咽喉，因而出现呃逆、堵闷及窒息感。耳聋的患者能在睡眠中被人叫醒；失明的患者多突然失明，检查无任何眼疾，发病前有明显的精神因素。

4. 自主神经症状

常见的症状有神经性呕吐、厌食、尿频、假孕等。

（三）鉴别诊断

1. 癫痫大发作

癫痫发作前有先兆，为时短暂，发作场所不定，白天、夜间均可发作，突然跌倒，发作时意识丧失，发作时有叫声，口吐白沫，发作较有规律，出现二便失禁，瞳孔有改变，对光反射消失，脑电图有癫痫波。

2. 反应性精神病

本病是在严重或持久的精神创伤下发病，不像癔症那样易受暗示，不带夸张性或做作色彩，症状的变化较少，病程持续时间较长，反复发作者少。

（四）治疗

1. 中医辨证

（1）肝郁气滞

症状： 精神抑郁，情绪不宁，多疑虑，善太息，胸胁胀痛或咽中梗阻，甚则气厥昏倒，肢体强硬，双目紧闭，舌淡，苔白腻，脉弦滑。

治法： 疏肝解郁。

方药： 柴胡疏肝散合沉香降气汤加减。柴胡 10g，白芍 10g，白术 20g，陈皮 12g，苏梗 30g，党参 30g，沉香 6g，丹参 10g，香附 12g，甘草 6g，川楝子 10g。

（2）痰火郁结

症状： 悲忧喜哭，时时欠伸，精神萎靡，抑郁，胸闷纳呆，心烦口苦，坐卧不宁，或咽中如有物梗阻，吐之不出，咽之不下，或气逆喘促，舌红，苔黄腻，脉弦滑。

治法： 清热化痰，平肝降逆。

方药： 黄连温胆汤加减。黄连 12g，黄芩 10g，竹茹 10g，二丑 10g，半夏 10g，厚朴 10g，茯苓 15g，生姜 6g，苏梗 12g，柴胡 10g，郁金 15g，石菖蒲 30g，香附 10g。

哭笑无常，加远志、生龙齿；痰多，加杏仁、桔梗。

（3）痰瘀阻窍

症状：精神恍惚，性情急躁，头痛胸痛，入夜尤甚，或突然耳聋，或突然失音不语，或突然肢体瘫痪，舌紫暗或有瘀斑、瘀点，脉弦涩。

治法：理气活血，化痰开窍。

方药：通窍活血汤加减。桃仁 20g，胆南星 6g，红花 6g，赤芍 20g，川芎 10g，郁金 10g，香附 10g，石菖蒲 20g，远志 20g。

烦躁失眠，加柏子仁、夜交藤；暴聋，加蝉蜕；暴瘫，加地龙、秦艽。

（4）心肝血虚

症状：悲伤欲哭，哭笑无时，面色㿠白，神识恍惚，数欠伸，如神灵所作，发无定时。

治法：补肝养血，宁心安神。

方药：酸枣仁汤合甘麦大枣汤加减。酸枣仁 18g，知母 6g，川芎 6g，茯苓 6g，炙甘草 15g，浮小麦 30g，大枣 3 枚，熟地 15g，白芍 10g，当归 10g。

心悸易惊，加柏子仁。

（5）阴虚火旺

症状：精神恍惚，善悲伤欲哭，多疑善惊，心烦不寐，口燥咽干，头晕目眩，午后潮热，小便短赤，舌红少苔，脉细数。

治法：滋阴泻火，宁心安神。

方药：百合地黄汤加减。甘草 15g，山药 12g，山萸肉 12g，丹皮 10g，浮小麦 30g，大枣 3 枚，百合 20g，生地黄 15g，黄连 6g，阿胶 10g（冲服），太子参 10g，五味子 6g。

五心烦热，加地骨皮、知母；胸胁痛，加川楝子、延胡索。

2. 针刺疗法

（1）主穴

四神聪透百会、人中、印堂、神门、内关、脾俞。

（2）配穴

脏躁，加劳宫、曲池；上肢瘫痪，加外关、合谷、手三里、风市、风池；肝气郁滞，加肝俞、太冲、血海、足三里；口唇震颤，加地仓、合谷；面肌痉挛，加下关、颊车；痉挛性斜颈，加风池、绝骨；头项震颤，加天柱、列缺；失语，加哑门；失明，加风池、鱼腰；吞咽不利，加廉泉、通里；呕吐，加天突；多汗，加合谷、复溜；遗尿，加气海、关元。

（3）操作

根据病情施行补泻手法。

3. 按摩疗法

（1）肝气郁结

肘尖点按心俞，持续重压，令患者有沉重的闭气感。时可闻患者发出叹息样声音，为出语标志，常随之而言出。点按肝俞，揉太冲，按阳陵泉，掐内关。

（2）气郁化火

点按心俞、风池，揉按太冲、内关、涌泉。

（3）痰气郁结

点按心俞，按压天突、膻中、内关，揉气海。

（4）心脾两虚

点按心俞、脾俞，辅以按压中脘、足三里。

（5）心气虚弱

点按心俞，揉劳宫、气海、肝俞。

（6）阴虚火旺

点按心俞、关元、神门，揉太溪、内庭、郄门。

4. 耳穴疗法

（1）取穴

肾上腺、肾、输尿管、膀胱、脑干、垂体、甲状旁腺、颈项、额、髋。痛敏感区耳穴：神门、胃、皮质下、内分泌、额、咽喉、食道。

（2）操作

油菜籽贴压穴位。

5. 心理康复

让患者及其家属知道，癔症是一种功能性疾病，是完全可以治愈的。消除患者及其家属的种种疑虑，稳定患者的情绪，使患者及其家属对癔症有正确的认识，并积极配合医生进行治疗。引导患者认识病因及病因与治疗的关系，应给予患者尽情疏泄的机会，给予适当的安慰或鼓励。患者本身也应加强自我锻炼，用理智的态度处理所面临的一切，而不要感情用事，用积极主动的姿态去克服性格方面的缺陷。

（1）暗示治疗

这是消除癔症症状，尤其是癔症性躯体障碍的有效方法。在施行暗示治疗时，应注意以下问题：一方面，治疗环境要安静，以消除环境对患者的各种不良影响。一切无关人员均要离开治疗现场，避免由于家属或周围人的惊慌态度，或过分关注而使症状加重，给治疗带来困难。另一方面，医生认真详细地询问病史之后，在接触患者并做全面检查的过程中，态度应热情沉着、自信，要对治疗充满信心，建立良好的医患关系，使患者信任医生。实践证明，患者对医生信赖的程度往往是决定暗示治疗成败的关键。在言语暗示的同时，应针对症状采取相应的措施。

（2）催眠法

在催眠状态下，通过揭示矛盾、暴露隐私和发泄欲望，并且加以解释和疏导，也能获得较好的效果。催眠的步骤是：首先改善情绪，消除胸闷气阻等身体不适感；其次是了解发病的诱因及真正的心理问题，进行解释和疏导；第三是针对症状采取催眠暗示疗法；第四是纠正患者不良的性格倾向，巩固疗效；第五是帮助患者改善人际关系，提高社会适应能力，力争完全控制复发。

（3）认知疗法

通过说服、教育和保证等方法，帮助患者改善人际关系，提高社会适应能力，力争完全控制复发。

典型病例

杨某，女，38岁。名牌大学毕业生，在单位工作能力很强，科研成果很多，因提升不公平，精神受刺激而起病。患者突然昏倒在地，呼之不应，牙关紧闭，呼吸急促，双手握拳，两腿挺直，肢体强硬，全身肌肉抖动，眼睑眨动，用救护车急送医院给予镇静药后好转，但永远站不起来，只能爬行两年，反复发作。患者在家两年不想见人，十分痛苦。查体：瞳孔大小正常，对光反射存在，心、肺、腹部经体检未发现阳性体征，划跖试验阴性。入院检查各项指标均正常。患者平时多虑善疑，胸闷胁痛，腹胀腹痛，纳呆食少。舌淡苔白腻，脉弦滑。

辨证：肝郁气结，痰蒙心神。

治法：疏肝解郁，化痰醒神。

方药：柴胡疏肝散加减。柴胡 10g，白术 30g，砂仁 12g，胆南星 12g，党参 30g，茯苓 30g，竹茹 30g，元明粉 15g（冲服），浙贝 30g，白芍 10g，枳壳 12g，姜半夏、桂枝各 15g，大枣 12g，郁金、甘草各 6g。每日 1 剂，服 7 剂后患者腹泻黏液，停药。

心理康复：

1. 用暗示法。治疗前先和患者谈话，告诉患者我们用的是定位针，扎上针灸，你就能站起来，并且你必须听医生的话，医生做什么，你就跟着做什么，你就会站、会走；如果不听医生的话，病就永远治不好。

取四神聪透百会、智三针、四天庭。针刺后医生大声喊“一二一站起来”，患者立即站了起来；医生再喊“一二一齐步走”，患者大步跟在医生的后面走。

医生和患者一起唱“日落西山红霞飞”，一边唱，一边在操场上走，走了 200 多米时，患者高喊：“大夫我会走了。”高兴的泪流满面，并给医生叩头。

每天针刺后，医生都带着患者走，治疗 1 个月后，患者走路的问题解决了。

2. 暗示解惑疗法。先给患者服雪梨银耳汤（雪梨 1 个，银耳 50g，鲜姜 9 片，煮 1 小时，量约 250mL）。

取穴智三针、四天庭、中脘、下脘、足三里用补法，双侧丰隆用强刺激泻法，隔姜灸隐白穴。

患者经常失眠，语无伦次，胸闷，心烦头晕，并且经常自言自语说她的某同学在美国。据了解该同学是她初恋。医生和她的同学设计暗示疗法。即她的同学突然哭着跑到病房对她说，她的初恋同学在美国的一次枪击事件中中弹身亡。患者马上号啕大哭，边哭边喊她初恋同学的名字，哭了半小时后突然恶心、呕吐，吐出约300mL黏痰。患者自述逐渐头脑清醒，睡眠良好，但四肢无力，头晕，食欲不振，舌边有齿痕，苔白。左手寸、关、尺脉沉细无力，右手寸、关、尺脉滑。

将上方改为炒白术30g，茯苓40g，桂枝6g，大枣3枚，水煎服。配合耳穴：神门、胃、皮质下、内分泌、额。每日治疗1次，每次选2～4个点，每个点治疗5～10分钟。

患者治疗2个月后，诸症悉除。随访2年，患者已位于处级岗位，未见复发。

六、面神经炎

面神经炎，又称周围性面瘫（简称面瘫），即面神经出颅后，其分布支配区内的功能丧失。临床上以口眼㖞斜为主要特征，多为单侧性，起病急，病侧面部表情肌瘫痪，前额皱纹消失，眉毛下垂，睑裂扩大，鼻唇沟平坦，口角下垂，面部被牵向健侧。任何年龄均可发病，但以20～40岁最为常见。任何季节均可发病。面瘫轻者，若及时治疗，预后较好；面瘫持续时间越长，预后越差。本病属于中医“面瘫”“口僻”“中风”的范畴。

（一）病因病机

面神经炎的主要病理变化：早期面神经水肿，髓鞘与轴突有不同程度的变性，部分患者的乳突和面神经管的骨细胞也有变性，后期呈纤维化。

病因大致有以下几个方面：

1. 病菌感染

当病毒侵害膝状神经节时，面神经周围组织外伤，局部瘀血，压迫面神经，导致本病的发生。亦有因茎乳孔内骨膜炎而致面神经受压迫或血液循环障碍，引起严重面神经麻痹。

2. 血管因素

脑桥角的动脉环可以突然改变位置，使内听道和脑干之间的面听神经束前方受压、拉长，导致面神经麻痹。

3. 其他因素

局部受风寒可引起局部营养神经的血管痉挛，导致面神经组织缺血、水肿、受压而致病；或因固体食物常易停滞患侧齿颊之间不能移动所致。若面神经在茎乳孔以上水平受损且鼓索纤维受影响，则舌前 2/3 的味觉障碍。

中医认为，本病是由于人体气血不足，面部、耳部遭受风邪侵袭，使局部经络瘀滞，气血运行受阻，筋脉失养而致。由于受到风寒的刺激，局部营养神经的血管发生痉挛，导致该神经组织缺血、水肿，使神经受到压迫；或是发生感染性炎症肿胀，压迫神经，导致血循环障碍，影响神经功能，而发生面神经麻痹。

（二）诊断要点

1. 发病年龄多在 20 ～ 40 岁之间，男性居多，多有面部受凉、风吹病史，多为单侧性。

2. 发病较急，多在晨起、午睡起床后发病。伴面瘫侧耳后、耳内、乳突或面部轻微疼痛，清晨洗漱时发现口角流水，面部活动不灵，口角㖞斜；或于进食时发现食物存积于一侧齿颊间隙，并有口水从口角淌下。患侧不能皱额、蹙眉，试闭眼时眼球向上、外方转动，闭眼露睛，鼻唇沟变浅或消失，口角歪向健侧，露齿或哭笑时更甚，鼓腮漏气，不能吹口哨，食物易嵌塞于患侧的齿颊间。

3. 由于面神经受损的部位不同，其临床症状亦有所不同。如病损在茎乳孔或茎乳孔以下，只表现为患侧面部表情肌瘫痪；如病损在面神经管中，鼓索支与镫骨肌支之间，则除面瘫外，尚有舌前 2/3 味觉减退或消失，唾液腺分泌功能减少或缺失，外耳道、耳郭外侧面及耳后等处可有带状疱疹；内听道与脑桥角受损，常伴有听神经损害，并有中间神经受损所致的泪腺、唾液腺分泌障碍及舌前 2/3 味觉障碍。

（三）鉴别诊断

1. 急性感染性多发性神经根炎

本病可并发周围性面神经麻痹，有前驱感染病史，常为双侧性，对称性的肢体运动和感觉障碍，四肢下运动神经元性瘫痪，脑脊液中有蛋白质增加而细胞数不增加的蛋白质细胞分离现象。

2. 腮腺炎或腮腺肿瘤、颌后的化脓性淋巴结炎

此类疾病可累及面神经，不难鉴别。

3. 后颅窝病变

如脑桥小脑角区肿瘤、颅底脑膜炎及鼻咽癌颅内神经麻痹，临床有其他颅神经受损或原发病的特殊表现。

4. 面神经肿瘤

此类病变导致的面神经麻痹多伴有听觉障碍、三叉神经功能障碍及各种原发病的特殊表现。

5. 大脑半球肿瘤、脑血管意外等产生的中枢性面瘫

此类疾病仅仅限于患处的运动障碍，而上面部表情肌运动仍然正常，且多伴有肢体的瘫痪。

（四）治疗

1. 中医辨证

（1）风寒外袭

症状：突然口眼㖞斜，面肌拘紧，酸疼不舒，多有面部受凉史，伴有恶风寒，无发热，舌淡，苔白，脉浮紧。

治法：祛风活血，和营通络。

方药：牵正散加减。防风 10g，桂枝 12g，白附子、僵蚕各 9g，全蝎粉 3g（吞服），蜈蚣 1 条，葛根、白芷各 9g。

痰多者，加半夏、制南星各 12g；口干咽燥者，加金银花、黄芩；有寒象者，加桂枝 6g，麻黄 3g；有瘀象者，加莪术、路路通。

（2）风热侵袭

症状：突然口眼㖞斜，乳突压痛，口角流涎，口苦，发热，头痛，便干，舌红，苔黄，脉滑数。

治法：祛风清热，活血通络。

方药：银翘解毒汤加减。金银花 10g，钩藤 10g，黄芩 10g，秦艽 10g，白附子 10g，红花 10g，当归 12g，羌活 10g，白僵蚕 12g，防风 15g，地龙 12g，全蝎 6g。

（3）瘀血阻络

症状：病变日久，口眼㖞斜，眼睑缩小，或有面肌萎缩，耳鸣，无泪或多泪，舌麻流涎，舌紫，苔白或黄，脉沉细涩。

治法：活血通络。

方药：活血通窍汤加减。白附子 12g，赤芍 12g，丹参 12g，红花 12g，川芎 12g，葛根 12g，牛蒡子 12g，全蝎 12g，地龙 12g。

表寒者，加白芷、细辛；表热者，加菊花、蝉蜕；日久不愈者，加穿山甲。

（4）痰瘀阻络

症状：口眼㖞斜，头痛，肢体麻木，头晕，神疲乏力，纳呆，舌暗，苔薄腻，脉细滑或细涩。

治法：益气活血，祛瘀通络。

方药：温胆汤合牵正散加减。白附子 9g，僵蚕 15g，当归 9g，竹茹 15g，陈皮 9g，地龙 12g，胆南星 9g，桃仁 9g，红花 9g，全蝎粉 2g，半夏 9g。

面肌痉挛者，加白芍、蝉蜕、鸡血藤。

2. 针刺疗法

（1）取攒竹、翳风、阳白、四白、地仓、下关、合谷、迎香，每次针刺 2 ～ 4 穴，急性期每日治疗，慢性期隔日治疗。

（2）透穴法，如阳白透鱼腰、迎香透四白、地仓透颊车、地仓透承浆、颧髎透迎香等。风寒者，加风池、翳风、外关；风热者，加曲池；恢复期，加足三里；乳突部疼痛，加翳风。每次交替使用。一般初病及恢复期多采用平补平泻法，每穴均留针，并加艾条悬灸10分钟左右。久病者，多用轻针久留之法，常留针1小时以上。

3. 艾灸疗法

点燃艾炷后，灸阳白、攒竹、太阳、下关、地仓、颊车、风池。每次选3～5穴，每穴3壮。

操作：①艾炷隔姜灸，每次选用3个穴位，每穴每次灸7～10壮，每日1次，7天为1个疗程；②温针灸，每次选用3～4个穴位，每穴每次灸3壮，每日1次，7天为1个疗程。

4. 耳穴疗法

取面颊区、肝、眼、口、脑干、下屏尖、额，用王不留行籽贴压。

5. 穴位注射

（1）取穴：下关、合谷、颊车、翳风，颊车、合谷、地仓、阳白、颧髎。这两组穴位交替使用。

（2）配穴：气海、血海。

（3）取腺苷钴胺注射液10.5mL，灭菌注射用水6mL，盐酸布比卡因37.5mL。每穴注射0.5mL，每日或隔日1次，6次为1疗程。

6. 按摩疗法

用拇指、食指捏拿咬肌肌腹，揪捏地仓、瞳子髎、颊车、地仓、翳风、人迎、承浆、风池、合谷、太阳至率谷，每穴揪3～5次。用拇指、食指捏拿、捻转患侧面肌，自上而下捏拿3遍，按压曲池、合谷、阳池、曲池、人中，点揉翳风、肩井。时间约20分钟。

7. 理疗法

急性期可在耳后茎乳突孔附近进行热敷、红外照射或短波照射，以改善局部血液循环，消除水肿，减轻或缓解局部疼痛症状。

8. 功能锻炼

早期的面部表情肌功能锻炼对于缩短疗程有重要的意义。尽早进行皱眉、抬额、闭眼、露齿、鼓腮、吹口哨等动作的训练，每日进行数次，每次进行数分钟。

9. 单方验方

（1）取桂枝 9g，防风 15g，白附子 4g，共为细末，葱白捣泥调和，握于手心，令微汗出，每日 1 次。

（2）将生鳝鱼的血调成糊状，敷于患侧，外用敷料保护固定。

（3）取生蓖麻仁 7 粒（去壳），白附子 3g，捣烂，贴敷于患侧牵正穴，左斜敷右，右斜敷左。

（4）葱白 3 颗，大枣 3 枚，煎水 100mL，用来洗脸。

典型病例

病例 1

李某，男，29 岁。主诉：右眼㖞斜 10 天。病史：10 天前早晨起床后发现嘴歪眼斜，发病时右眼不能闭合，笑起来嘴向左歪。2 天后，出现畏光，流口水，已在当地医院输液 8 天，效果欠佳。一般情况尚好，纳可，二便调，舌淡，苔白，脉弦滑数。查体：右侧额纹消失，右侧眉毛抬不起来，右眼不能闭合，嘴向左歪，右侧鼻唇沟变浅。

辨证：风邪侵袭，气血不畅。

治法：祛风除邪，疏通经络。

取穴：阳白、四白、攒竹、下关、颊车透地仓、合谷、足三里。

操作：均以毫针刺患侧，先补后泻，留针 30 分钟，每日 1 次。

治疗 5 次后，患者症状基本好转，巩固治疗 15 次后，临床症状消失。

病例 2

王某，男，4 岁。主诉：右侧面瘫 4 天。病史：患者于 4 天前晨起突然发现右眼闭合困难，口角偏向左侧，右侧面颊活动不灵，漱口时水从右侧口角外流，神志清楚，语言流利，右侧额纹消失，抬眉困难，上、下眼睑闭合不全，右侧鼻唇沟变浅，恶寒发热，舌淡，苔白，脉浮。医院诊断为“儿童右侧周围性面瘫”。

辨证：风寒阻络。

方药：小续命汤加减。防风 6g，白附子 3g，桂枝 3g，麻黄 2g，全蝎 3g，僵蚕 3g，生姜 3g，甘草 3g，杏仁 3g。水煎服，每日 1 剂。

另外，配合中药熏洗疗法、理疗法。治疗 10 天后，患儿面部症状消失。坚持用药 1 个疗程后痊愈。

病例 3

孙某，男，60 岁。主诉：左眼㖞斜 1 年。病史：1 年前，患者因开空调睡觉，初感左颞侧头痛，面部有压痛、麻痹，几天后面部浮肿，说话、咀嚼、闭眼都十分不便，面肌瘫痪，口眼㖞斜。在当地医院输液，服维生素，其效不佳。现症：纳差，二便调，舌暗，苔少，有瘀点，脉沉涩。查体：左侧眼纹消失，左侧眼裂增宽，左侧鼻唇沟变浅，口角左偏明显，喝水时漏水。

辨证：瘀血阻络。

治法：活血化瘀，祛风通络。

方药：赤芍 6g，桃仁 10g，红花 12g，地龙 15g，全蝎 10g，僵蚕 15g，丹参 12g。

取穴：攒竹、翳风、阳白、四白、地仓、下关、合谷、迎香、血海、太冲、太溪。

操作：每次取 4 ～ 5 穴，补健侧，泻患侧。留针 30 分钟，隔日 1 次。

穴位注射：用维生素 B_{12} 注射液 100μg 注射翳风、颊车等穴，每穴 0.5mL，每日或隔日 1 次，10 次后病愈。

七、三叉神经痛

三叉神经痛，指面部三叉神经分布区内短暂的、阵发性的、反复发作的剧痛。从病因学的角度，本病可分为原发性三叉神经痛和继发性三叉神经痛两类。原发性三叉神经痛，指临床上未发现神经系统体征，体检未发现器质性病变的疼痛；继发性三叉神经痛，指临床上有神经系统体征，检查发现有器质性病变的疼痛，如肿瘤、炎症等。本病属于中医“面痛”“头痛”“偏头痛”“偏头风”的范畴。

（一）病因病机

原发性三叉神经痛的病因及发病机制尚不清楚，多因三叉神经感觉根处脱髓鞘疾病、三叉神经周围支受到压迫或损害而发生脱髓鞘性变而致。继发性三叉神经痛，指发病有明确的病因，即因三叉神经本身的病变或邻近周围组织的病变，损伤、压迫三叉神经而发病。常见的原因有三叉神经分布区周围肿瘤，如小脑脑桥角区肿瘤、三叉神经根及半月神经节肿瘤、动脉瘤、蛛网膜炎等。

中医认为，由于头面部位唯风可到，故风寒之邪容易入侵；此外，外感风热，肝郁化火，内风上扰，阳明热盛上攻，清窍被扰，或痰凝、血瘀、阴虚阳亢等，都是三叉神经痛的致病因素。

（二）诊断要点

1. 多在 40 岁后发病，女性居多。表现为三叉神经分布区内阵发性剧痛，如同时伴有面部感觉障碍、角膜反射消失、咀嚼肌无力，以及其他神经系统损害，或疼痛呈持续性，应考虑为继发性三叉神经痛。

2. 发病呈单侧性，以第 2 支、第 3 支最多。疼痛呈阵发性，骤起骤停，如刀割、针刺、撕裂、烧灼或电击样剧痛。剧痛持续数秒至几分钟，有时疼痛也可持续数小时至数天。发作频率不定，因病情发展而增多。有的患者同侧面肌痉挛，又称“痛性抽搐”。

3. 一般呈间断性发作，间歇时间可以是数月或数年。复发多在面部的相同部位，而且疼痛的区域有扩散的趋势。如进食、说话、洗脸、剃须、刷牙、打哈欠，甚至微风拂面，皆可诱发疼痛。

4. 存在扳机点，常位于上、下唇外侧、鼻翼、口角、牙龈、颊、舌等处，故有“触发点”或“扳机点”之称，轻轻触摸或牵拉扳机点可激发疼痛发作。扳机点位于疼痛的同侧。

（三）鉴别诊断

1. 脑桥小脑角区肿瘤、三叉神经根或半月节部肿瘤、动脉瘤、蛛网膜炎症

此类疾病表现为面部持续性疼痛和感觉减退、角膜反射迟钝等。颅底或内听道 X 线片、鼻咽部检查、听力和前庭功能检查、CT 或 MRI 检查，可明确病因。

2. 牙痛

一般为持续性钝痛，可因进食冷、热食物而加剧。

3. 偏头痛

以青年女性多见，发作持续时间为数小时至数天，疼痛性质为搏动性或胀痛，可伴有恶心、呕吐。典型的头痛发作前有眼前闪光、视觉暗点等先兆。

4. 带状疱疹后神经痛

该病常累及眼支，疼痛呈持续性。

（四）治疗

1. 中医辨证

（1）风寒袭络

症状：阵发性抽搐样、刀割样剧痛，遇风寒则痛剧，遇热稍减，或伴恶寒发热，鼻流清涕，口不渴，舌苔薄白，脉浮紧。

治法：疏风散寒，通络止痛。

方药：川芎茶调散加减。川芎 20g，荆芥 12g，防风 12g，羌活 12g，白芷 12g，甘草 6g，细辛 3.5g，全蝎 12g，蜈蚣 1 条。

（2）风热伤络

症状：面部灼热疼痛，阵发性剧痛，遇热加重，目赤，流泪，恶风，口微渴，舌尖红，苔薄黄，脉浮数。

治法：疏风散热，通络止痛。

方药：银翘解毒散加减。连翘 12g，银花 15g，柴胡 15g，地龙 9g，全蝎 5g，钩藤 6g，黄芩 20g，甘草 6g。

（3）风痰伤络

症状：面部阵发性闷胀灼痛，头昏，时吐痰涎，胸脘痞闷，恶心呕吐，舌苔厚腻微黄，脉弦滑。

治法：化痰通络。

方药：半夏白术天麻汤加减。白术 30g，天麻、半夏各 10g，茯苓 15g，陈皮 12g，枳实 12g，竹茹 12g，川芎 10g，全蝎 5g，胆南星 15g，甘草 6g。

（4）肝肾阴虚

症状：颜面灼痛伴抽搐，头目眩晕，五心烦热，面色潮红，腰膝无力，耳鸣失眠，舌红，无苔或少苔，脉细数。

治法：滋阴潜阳，清络止痛。

方药：知柏地黄丸加减。知母、黄柏各 10g，龟甲 20g（先下），石决明 15g（先下），生地、熟地各 16g，丹皮、泽泻各 10g，山萸肉 15g，玄参 10g，青葙子 20g，全蝎 5g，蜈蚣 10g。

（5）络脉瘀阻

症状：日久不愈，痛有定处，痛如针刺，面色晦暗，目涩，皮肤粗糙，心悸，舌紫暗或有斑点，脉弦细涩。

治法：活血化瘀通络。

方药：通窍活血汤加减。当归 10g，川芎 15g，赤芍 12g，桃仁 9g，红花 9g，老葱 3 根，全蝎 5g，僵蚕 12g，地龙 10g。

2. 针刺疗法

（1）主穴

合谷、列缺、内庭、涌泉。

（2）配穴

三叉神经第 1 支，加太阳、阳白、头维、本神、鱼腰、眉中；三叉神经第 2 支，加颊车、夹承浆、四白；三叉神经第 3 支，加下关、地仓；风寒外袭，加风门、风池，温针灸；外感风热，加外关、合谷；肝胃实热，加太冲、内庭；阳明热盛，加太冲、足三里；阴虚火旺，加太溪、风池。

（3）操作

平补平泻，隔日针刺 1 次，10 次为 1 疗程。

3. 耳穴疗法

（1）耳针治疗

取额、上颌、下颌、交感，用毫针中等强度刺激，捻转数分钟。

（2）耳穴贴压

取面颊、上颌、下颌、神门、枕、肝、额、交感、皮质下、三焦及其相应部位，用王不留行籽耳穴贴压，每日更换1次，每日自我按压3～5次，5天为1个疗程。

4. 穴位注射

取腺苷钴胺注射液10.5mL，灭菌注射用水6mL，盐酸布比卡因37.5mL。每穴注射0.5mL，每日或隔日1次，6次为1疗程。主穴：地仓、阳白、颧髎。三叉神经第1支，加取攒竹；三叉神经第2支，加取四白；三叉神经第3支，加取夹承浆。

5. 艾灸疗法

（1）主穴

下关、合谷、颊车、翳风，合谷、地仓、阳白、颧髎。这两组穴位交替使用。

（2）配穴

外感风寒，加颈5～胸1夹脊穴、风门；风热扰窍，加大椎；阴虚阳亢，加胸9～腰2夹脊穴；肝胆火盛，加胸9～腰2夹脊穴、太冲、风池、太阳、阳白、曲池；风湿阻遏，加风池、丰隆；瘀血阻络，加气海、血海。

（3）操作

①艾条悬灸，每次选用3个穴位，隔日1次，15天为1个疗程；②艾炷无瘢痕灸，每次选用3个穴位，每穴每次灸3壮，每日1次，7天为1个疗程；③温盒灸，每次选用3～4个穴位，每穴每次灸3壮，每日1次，7天为1个疗程。

6. 按摩疗法

患者取坐位，施术者站立其旁，用拇指按压颞部、后颈部、肩部的痛点数次，以酸胀感放射到头面部为佳，并按压风池、率谷、后溪、合谷、下关、颊车、翳风、地仓、阳白、颧髎。每日早、晚各1次。

7. 敷药疗法

（1）白附子3g，罂粟壳7g，葱白15g。将白附子、罂粟壳研细末，与葱白捣成泥状，加少量的凡士林，取黄豆大小1粒，放在纸上，贴在患侧的太阳穴处，约1小时左右取下，可以通窍止痛。

（2）取马钱子1g（本药有剧毒，要用香油炸表面发黄为度），乳香、没药各6g，共研细末，用凡士林适量调成膏状，贴敷患侧太阳穴。

8. 食疗

（1）白菊花10g，川芎3～9g，甘草10g。将三者混合均匀，分数次泡茶，频服。

（2）每次取猪脑1只（洗净），天麻10g（切碎），桑叶10g，清水适量，煮成稀粥，每日晨起空腹温服。天麻善祛头风，猪脑专补脑髓，二者合用，既可补益精髓，又可祛头风，实为祛头痛的良好家庭药膳。

（3）每次取核桃仁5个，黄精10g，冰糖10g，共研末，搅拌均匀，加入黄酒50mL，共放锅中，以文火煮10分钟，每日2次，温服。本品可活血散寒，祛瘀止痛，对肾亏血瘀头痛有良效。

（4）每次取川芎6g，白芷9g，鳙鱼头1只，放入碗中，隔水同蒸，至鱼头熟为度。每天服食1次，10天为1疗程。本品可祛头风、除瘀血而止头痛，对三叉神经痛有一定的疗效。

典型病例

张某，女，45岁。主诉：右侧面痛4年。病史：患者4年前开始出现面部麻痹，病愈后出现面部抽痛，遇冷、热均使疼痛加剧，呈持续性，伴有头晕、面赤、面热、胁痛、纳差、大便干、尿黄，不能说话，面部扳机点明显，舌红，苔微黄，脉弦滑。

辨证：肝火上扰。

治法：清肝泻火，通经活络。

取穴：列缺、合谷、太冲、二间、风池、率谷、后溪、下关、大迎。

操作：下关放血，其余穴位用毫针刺，行捻转泻法，每次留针30分钟，每日1次，7天为1个疗程。

穴位注射：取腺苷钴胺注射液10.5mL，灭菌注射用水6mL，盐酸布比卡因37.5mL。每穴注射0.5mL，每日或隔日1次，6次为1疗程。主穴：地仓、阳白、颧髎、攒竹、四白、夹承浆。

患者共诊30次，临床症状基本消失。

八、面肌痉挛

面肌痉挛，指一侧面肌不自主、不规则的阵发性抽搐。其多发于中年女性，病因病机不明，病程长，反复发作。本病属于中医“颜面蠢动”“吊线风”的范畴。

（一）病因病机

本病可能为面神经通路的任何部位受到病理性刺激所致，一般分为原发性与继发性两类。前者病因不明，有人提出因面神经变性所致。后者亦称“症状性面肌痉挛”，有人认为是由于椎基底动脉系统的动脉硬化性扩张或动脉瘤压迫，面神经炎后脱髓鞘变性，以及脑桥小脑角区肿瘤、蛛网膜增厚所致，少数为面神经麻痹的后遗症。

中医认为，由于素体阴亏或年老肝肾阴虚，阴血不足，劳累过度或体虚气虚，导致气虚血少，筋失所养，可出现面肌抽搐；或受风寒之邪侵袭，上袭于面部，寒性收引，风性主动，以致面肌发作性抽搐。

（二）诊断要点

本病多见于中老年人，女性多于男性。病变通常从一侧眼轮匝肌开始，逐渐向下半部面肌扩展，表现为阵发性不规则的眼轮匝肌和口角肌肉抽动，持续数秒钟至数分钟，疲倦时诱发或加重，睡眠时消失，病变侧眼裂变小。本病可因精神紧张、情绪波动、失眠、耳鸣诱发，病程久的患者多伴有神经衰弱症状。原发性者神经系统无阳性体征，部分患者患侧肌力稍弱及轻度肌肉萎缩。此病根治较为困难。

（三）辅助检查

1. 肌电图检查

受累侧面肌可记录到同步阵发性高频率反复发作的运动电位。

2. CT 或 MRI 检查

以排除乳突及颅骨的疾患。

（四）鉴别诊断

1. 三叉神经痛

面部出现短暂的阵发性剧烈疼痛，严重时可伴有面部肌肉抽搐。

2. 舞蹈病

可出现挤眉弄眼、伸舌及肢体躯干的不自主运动，其范围远远超出面部表情肌的范围，有风湿活动的证据。

3. 癔症性眼睑痉挛

多局限于双侧眼睑肌的痉挛。

4. 继发性面肌抽搐

伴有其他颅神经和传导束受损的症状。

（五）治疗

1. 中医辨证

（1）阴虚风动

症状：突然一侧眼睑及面颊肌肉抽动，时发时止，情绪激动时加重，伴有头晕、耳鸣、腰膝酸软，舌红，苔薄黄，脉弦细。

治法：滋阴息风。

方药：芍药甘草汤加减。白芍 20g，甘草 6g，石菖蒲 9g，生地 15g，代赭石 30g（先煎），生龙骨 30g（先煎），生牡蛎 30g（先煎），蝉蜕 12g，鸡血藤 30g，当归 12g，全蝎 15g，蜈蚣 1 条。

（2）血虚风动

症状：一侧眼睑及面肌抽动，时发时止，劳累时加重，多发于体质虚弱之人，伴有面色少华、四肢倦怠、纳差，舌淡，苔薄，脉细弱。

治法：养血息风。

方药：四君子汤合止痉散加减。党参 12g，白术 30g，当归 6g，黄芪 15g，川芎 12g，白芍 20g，茯苓 9g，甘草 6g，蝉蜕 12g，钩藤 15g，鸡血藤 15g。

（3）风寒侵袭

症状：突然一侧眼睑及面颊肌肉抽动，拘急不舒，畏寒恶风，一般无发热，多发于中青年，舌淡，苔薄白，脉浮紧。

治法：疏风散寒。

方药：桂枝葛根汤加减。白附子 10g，桂枝 6g，葛根 12g，白芍 30g，甘草 6g，蝉蜕 15g，地龙 12g，僵蚕 12g。

2. 艾灸疗法

（1）主穴

阳白、四白、太阳、颊车、合谷、地仓、攒竹、迎香。

（2）配穴

风寒侵袭，加风池、大椎、合谷；肝风内动，加太溪、血海、太冲、肾俞；肝肾阴虚，加地仓透颊车、三阴交、肾俞、肝俞；血虚风动，加足三里、率谷、脾俞、风府。

（3）操作

隔姜灸，每穴用 3 壮，三角灸。或用药物灸，处方为防风 6g，钩藤 10g，蝉衣 6g，蜈蚣 1 条，僵蚕 10g，全蝎 2g，将上药做成面饼贴在穴位上，隔药灸。隔日 1 次，治疗 6 次后休息 7 天。

3. 穴位注射

（1）取穴

四白、颊车、攒竹、医风、地仓、下关，阳白。

（2）操作

取腺苷钴胺注射液 10.5mL，灭菌注射用水 6mL，盐酸布比卡因 37.5mL。每穴注射 0.5mL，每日或隔日 1 次，6 次为 1 个疗程。

4. 按摩疗法

（1）主穴

鱼腰、太阳、四白、下关、听会、颊车、地仓、翳风、合谷。

（2）手法

一指禅推法、按法、揉法。

（3）操作

仰卧位，颜面痉挛侧行轻柔的一指禅推法 10 分钟，点按鱼腰、听会、颊车、地仓、翳风、合谷、手三里 10 分钟，用轻柔手法按摩痉挛部位，6

天为1疗程，休息1天，再进行下一疗程的治疗。

5. 耳穴疗法

取神门、肾、胆、肝、脑、心、面颊、眼、口等穴，用王不留行籽贴压，左、右耳交替，2日换贴1次，5次为1疗程。

典型病例

刘某，男，39岁。主诉：左侧眼睑抽动4年，左侧面部抽动1年。病史：4年前患面神经炎，治疗不当后出现左侧眼睑抽动。近1年来，症状加重，扩大到面部肌肉抽动，精神紧张和受冷后症状明显加重。曾用中药、西药等治疗，无明显效果。近期烦躁易怒，情绪不好，腰膝酸软伴头晕、耳鸣、失眠。左侧面部不停地抽动，频率时快时慢，幅度时大时小。脑电图、头颅CT及磁共振检查均正常，磁共振血管显影未见异常。一般情况尚好，纳可，大便干，小便黄，舌质红，苔微黄，脉沉细。

辨证：肝肾阴虚，筋脉失养。

方药：当归12g，熟地10g，枸杞子12g，川芎12g，白附子12g，白芍20g，甘草6g，蝉蜕12g，钩藤15g，龙骨15g，全蝎12g，地龙15g，龙骨30g，牡蛎30g。

取穴：风池、攒竹、颊车、地仓、临泣、合谷、足三里。

操作：每次取3～5穴，每个穴灸3壮，每周2次。

药物灸的处方：防风6g，钩藤10g，蝉衣6g，蜈蚣1条，僵蚕10g，全蝎2g。将上药做成面饼贴在穴位上，隔药灸。或隔姜灸。隔日治疗1次，10天为1个疗程。

穴位注射：取腺苷钴胺注射液10.5mL，灭菌注射用水6mL，盐酸布比卡因37.5mL。注射每穴0.5mL，每日或隔日1次，6次为1疗程。选穴：翳风、攒竹、颊车、丝竹空、地仓。每周2次。

治疗1个疗程之后，患者自觉面部轻松，抽动明显减轻。休息半个月后又进行下一个疗程，治疗3个疗程后症状消失。

我个人经验是面肌痉挛尽量减少针刺治疗。

九、颅脑外伤综合征

颅脑外伤综合征，指头部受外伤后（急性期过后3个月）仍有许多自觉症状长期不能消除，通过CT、MRI等检查亦无异常发现。此类患者往往是轻度或中度闭合性颅脑损伤，伤后一般情况恢复较好，但原发的感觉运动缺损复杂而多样，包括头昏、头痛、失眠、健忘、记忆力减退、痴呆，甚至失语、抽搐、肢体痿软、僵直、反射亢进、小脑运动失调、震颤、运动障碍、感觉丧失（基本的感觉或知觉的缺损）。本病是一种难治的顽固性疾病。本病属于中医“头痛”“眩晕”等范畴。

（一）病因病机

1. 脑损伤时发生的血脑屏障受损所引起的脑水肿，可导致脑组织的点状出血，脑组织出现小软化灶，虽为轻度，却是广泛的退行性变，导致皮质和皮质下自主神经中枢的功能失调。

2. 当脑损伤后，脑脊液内有轻度积血，逐渐发生蛛网膜粘连，引起对脑膜和神经根的刺激。有学者报道，凡蛛网膜下腔出血的患者，有70%的人可出现脑损伤后综合征。

3. 当脑损伤时，脑组织在颅腔内易发生大块移动，由于剪应力的作用，易发生在中线结构，如间脑和上脑干网状结构受损，导致自主神经功能失调。

4. 颞叶损伤常引起人格障碍，表现为情绪不稳和控制障碍，如情感淡漠、幼稚化、意志减退、精神运动迟缓；顶叶损伤易引起认知功能障碍；基底节损伤易引起记忆缺损等。

中医认为，脑损伤后，气机逆乱，气滞血瘀，瘀血内停，脉络不畅，不通则痛；外伤已久，耗气伤血，气血亏损，血不养心，心气不足，而致脾气不足，心脾两虚，营血亏虚，不能上荣于脑髓，则致头痛、眩晕；脑受损伤，日久伤阴，肝肾阴虚，肝阳偏亢，上扰清窍而为头痛、不寐；头脑损伤病程日久，心火旺不能下交于肾，肾水不能上承于心，肾虚不能上荣，脑海空虚，故见头痛、不寐；外伤惊恐伤肾，久则肾精不足，脑海空虚；脑受外伤，惊则气乱，心胆两虚，气血失调，脑失所荣而发病。

（二）诊断要点

1. 功能性病变，也可称为“脑损伤后症候群”，有明确的脑外伤史，多为轻度脑损伤，常见头痛、头晕、失眠、多梦、食欲不振、恶心、耳鸣、心悸、多汗、记忆力减退、情绪不稳等皮质功能减弱和自主神经功能紊乱症状。神经系统检查无明显阳性体征。

2. 器质性病变，也可称为“颅脑损伤后遗症”，多为各种严重颅脑损伤和继发性损伤，经治疗后仍有神经系统明显的阳性体征和残留症状，如痴呆、失明、偏瘫、失语等，还有各种癫痫发作等神经病理性改变，但这些患者也往往合并神经官能症。神经系统检查无客观体征。

（三）辅助检查

1. 脑脊液检查

大多属正常范围，但也有少数患者的压力稍高或稍低，蛋白质定量也可稍增高，但糖和氯化物在正常范围内。

2. 脑电图检查

可能出现广泛性节律异常，阵发性慢波减少，或对声、光等刺激的反应减弱等。部分自主神经功能失调者，可出现局灶性慢波、快波或发作波等异常波，尚有失同步化现象。

3. CT 或 MRI 检查

可显示脑室、脑池扩大，脑实质内出现低密度或异常信号。

（四）鉴别诊断

1. 神经症

脑震荡时第三脑室和第四脑室受到冲击，从而使周围的自主神经结构和前庭装置受到损害，故有头晕、头痛、恶心呕吐、皮肤苍白、出冷汗、血压改变、心悸等自主神经症状。而神经症虽然也可伴发自主神经症状，但较轻微。颅脑损伤通过脑电图可检出脑诱发电位不正常，而神经症则属正常。颅脑损伤所致的头痛可因喧闹声、工作疲劳、精神刺激、眼部劳累、气候变化、体位和头位改变等因素的影响而加重。

2. 精神分裂症和躁郁症

这需要结合病前患者的人格、既往精神病史、家族精神病史、临床症状、病程及对治疗的反应、结局等方面予以探讨。

（五）治疗

1. 中医辨证

（1）瘀血头痛

症状：头痛剧烈，痛处固定不移，痛如锥刺，痛无休止，伴头晕、头胀，时轻时重，舌紫或有瘀斑，苔薄白或薄腻，脉细涩或弦涩。

治法：活血化瘀，理气开窍。

方药：通脑化瘀汤加减。当归 10g，生石决明 30g（先下），川芎 10g，红花 10g，赤芍 15g，水蛭 10g，桃仁 10g，郁金 10g，石菖蒲 10g，刘寄奴 10g，钩藤 15g，羚羊角粉 1g（分冲）。

失眠，加酸枣仁 30g，琥珀 3g；便秘，加大黄；头痛甚者，加全蝎、蜈蚣；头晕、头胀，加何首乌、枸杞子、酸枣仁、天麻。

（2）肝肾阴虚

症状：头痛，眩晕，耳鸣，两目干涩，腰膝酸软，五心烦热，盗汗遗精，舌红少苔，脉细数。

治法：滋肾益肝。

方药：杞菊地黄丸加减。熟地 15g，何首乌 20g，桑椹 30g，石菖蒲 20g，山茱萸 10g，枸杞子 10g，菊花 15g，杜仲 10g，当归 10g，川芎 10g。

肢体痿软，加小白花蛇 1 条，水蛭 3g。

（3）心脾两虚

症状：外伤已久仍见头痛，伴眩晕、心悸、多梦易醒、失眠、健忘、气短、自汗、四肢无力、面色萎黄、饮食减少、便溏，舌淡胖有齿痕，苔薄白，脉缓细弱。

治法：健脾养心，益气补血。

方药：归脾汤加减。白术 10g，川芎 10g，龙骨 10g，牡蛎 10g，茯神

10g，木香 10g，人参 6g，生黄芪 30g，当归 10g，熟地 15g，龙眼肉 15g，酸枣仁 30g，远志 10g，生姜 3g，大枣 3 枚，甘草 10g。

头晕，加菊花、蔓荆子、石菖蒲、五味子、琥珀粉；气短，加太子参。

（4）心肾不交

症状：心烦不安，失眠，头晕，健忘，耳鸣，腰膝酸软，尿短赤，舌光红，无苔，脉细数。

治法：滋肾降火，交通心肾。

方药：天王补心丹加减。地黄、麦冬、五味子、远志、石菖蒲、茯苓、桔梗、夜交藤各 10g，酸枣仁 30g，龙骨、牡蛎、牛膝各 30g，柏子仁、天冬、丹参、玄参各 15g，何首乌 6g，桑椹 30g，黄连 10g。

（5）阴虚风动

症状：头胀痛，头晕，肢体颤抖，耳鸣，耳聋，胸胁胀满，口苦，心烦，小便短赤，舌光红，无苔，脉弦细数。

治法：滋阴潜阳息风。

方药：镇肝息风汤加减。生石决明 30g，生龙骨、生牡蛎各 30g，代赭石 30g，怀牛膝 15g，生地 15g，白芍 15g，麦冬 15g，龟甲 30g，全蝎 6g，蜈蚣 1 条，钩藤 15g，羚羊角粉 1g（分冲），川楝子 10g，远志 9g，石菖蒲 10g。

（6）痰瘀阻脑

症状：外伤性癫痫，肢体麻木，头晕，头痛而沉重，肢体沉重无力，疲劳倦怠，胸脘满闷，纳呆，呕恶，舌紫暗，苔白腻，脉沉缓。

治法：化痰活血，醒脑开窍。

方药：通络导痰汤加减。天麻 10g，法半夏 10g，陈皮 10g，茯苓 10g，胆南星 10g，远志 10g，石菖蒲 10g，川芎 10g，赤芍 15g，红花 10g，丹参 30g，土鳖 10g，水蛭 6g，益母草 10g，郁金 10g，竹沥水 30g（冲入），炒枳实 10g。

便秘，加大黄；有热者，加黄连、竹茹；癫痫，加全蝎、僵蚕。

2. 针刺疗法

（1）方法 1

主穴： 百会、太阳、风池、合谷、悬钟、血海。太阳、血海，用提插捻转之泻法；悬钟，用补法；其余穴位用平补平泻法。

配穴： 气血亏虚，配气海、足三里，用补法；肝阳上亢，配太冲、曲池，用泻法；痰浊阻滞，配丰隆、足三里，丰隆用泻法，足三里用平补平泻法；气滞血瘀，配膻中、膈俞，用泻法。

操作： 上、下配穴法。留针 20 分钟，每日 1 次，10 次为 1 疗程。

（2）方法 2

主穴： 百会、四神聪、神门、三阴交。

配穴： 瘀血头痛，加风池、太阳；心脾两虚，加足三里、气海；肝肾阴虚，加太冲、关元、内关；心肾不交，加太溪；言语不清，吞咽困难，加上廉泉、通里；听觉障碍，加听宫、听会、中渚；失眠，加内关、神门、太冲；痰多，加丰隆；眼睑下垂，取阳白、合谷；口角㖞斜，加地仓；上肢瘫痪，加曲池、外关、合谷；下肢瘫痪，加环跳、阳陵泉、足三里、悬钟、昆仑。

操作： 用平补平泻法。各穴行温针灸法，每穴灸 2 ～ 3 壮，留针 30 分钟。每日 1 次，10 次为 1 个疗程，疗程间休息 3 ～ 5 天。

3. 耳穴疗法

（1）取穴

心、缘中、枕、额、皮质下、神门、交感、肝、肾。食欲不振，加脾、胃；烦躁，加肝阳或耳尖放血；剧烈头痛、失眠，加神门。

（2）操作

每次选 3 ～ 5 个耳穴，用 75% 的酒精消毒后，把王不留行籽放在胶布上，对准所选耳穴，贴在敏感点上。双耳轮换，10 次为 1 疗程，疗程间休息 2 ～ 3 天。

4. 按摩疗法

（1）方法 1

①患者取仰卧位，先按揉百会、四神聪、头维、率谷、四白、攒竹、

丝竹空等穴，每穴操作约1分钟。再施以开天门（推攒竹）、揉眉弓、指振睛明、平推及分抹前额、五指拿头、揉运太阳，每种手法操作1分钟。最后将五指分开，予以扫散法、梳理法，先向两侧，再由前向后操作，时间以2～3分钟为宜。②患者取俯卧位，先用捏法在颈部、肩部及背部反复操作5分钟，以充分放松局部软组织。然后点按风池、肩井、大椎等穴。最后取双侧膀胱经循行部位，用指按法、揉法、拿法及搓法，反复按揉两侧骶棘肌隆起部位，背俞穴应重点施术，时间以5～8分钟为宜。③患者取坐位，术者在患者身后，拇指压振百会穴1分钟，揉振双侧太阳穴2分钟，双拇指压振双侧风池穴2分钟，然后捏拿后颈3分钟，立掌轻击头部及肩胛周围2分钟，结束手法。

（2）方法2

①患者先取俯卧位卧于床上。在头部做分阴阳、开天门推法，取印堂、神庭、四神聪、脑户及两侧头维、太阳、风池，上肢取曲池、合谷，依次点按3～10秒，然后揉颈项，左右轮转头部，次数不限，旋摇肩、肘、腕关节，次数为7的倍数（如7、14、21），然后做两侧上肢拔伸法。取心俞、肝俞、脾俞、肺俞、肾俞、肩中俞、委中诸穴进行双侧点按，每穴持续3～10秒。医者用手掌小鱼际侧在患者腰部的肾俞、命门之间做横向擦法，擦动的次数采用6的倍数（如36、72、144）递加，直至局部发热为止。屈伸旋摇膝踝关节，摇膝关节的次数为6的倍数（如6、12、18），摇踝关节的次数是4的倍数（如4、8、12），摇完踝关节后用手握叩击足跟16次。②患者取仰卧位卧于床上。依序取关元、中脘、天枢、伏兔、足三里、丰隆、渊液、京门、带脉、风市、阳陵泉、三阴交、太冲，进行双侧点按，每穴持续3～10秒。屈伸旋摇髋关节15次或20次（为5的倍数），然后做下肢拔伸法。

（3）方法3

①患者取正坐位，医者顺时针方向按揉百会50次，分推阴阳、运印堂及太阳各30次，逆时针按揉悬颅、耳后高骨约0.5分钟。双手提拿肩井、项肌各3～5次，重按风池、风府各0.5分钟。点按肝俞、胆俞各0.5分钟，顺时针按揉肾俞、腰眼、秩边、三阴交各55次。②患者取仰卧位，医者来

回提拿手足三阴经、三阳经 2 ～ 3 次，逆时针按揉髀关、梁丘、承扶，顺时针按揉足三里、丰隆各 55 次。③患者取侧卧位，医者一手扶患者，另一手用掌根着于患者夹脊部（自上而下为补，自下而上为泻）或背正中（自上而下为泻，自下而上为补）来回搓运，至局部潮红、微热、略汗为止。

5. 康复治疗

运动训练、言语训练参考脑梗死。

6. 心理康复

这是在急性期后采用的"功能整体"疗法，是采用强调意识、情感上承认残留缺陷、补偿或矫正认知残损的系统治疗，要求家庭完全参与。这些计划都强调逐渐性和整体性，然后再进入一个脱离环境的目标，如职业安置。治疗时间有时是固定的，即所有患者在同一时间进入和离开，或者根据治疗时间的安排，逐个确定患者进入和离开。这些计划每日提供 1 次，每周工作 4 ～ 5 天，根据治疗计划及患者的情况而定。治疗的平均时间为 3 ～ 6 个月，给脑损伤的患者提供功能整体性神经心理康复时，患者在社会心理、独立生活、雇用状况、减少卫生保健的费用等方面均获得显著性的效果。

创伤性脑损伤患者最困难的心理障碍是适应和处理新的、不同压力的能力。有的患者变得抑郁，有的否认自己的残疾，有的很兴奋，有的可因他们的状况而痛苦，变为愤怒和失意，并将他们的状况归咎于治疗师、医生和亲属。亲属也可出现失意、抑郁和否认的反应。认知障碍、记忆障碍和人格变化的康复治疗在回归社会方面具有深远的意义。

（1）记忆障碍的处理和治疗

有必要将每天评定和观察的问题加进测试收集的信息中，并分类。以下有 8 种鼓励记忆编码储存和回忆信息的方法：①将信息简单化；②每一次应减少给予的信息数量；③确保精神集中；④确保理解信息，可请患者用自己的语言复述；⑤鼓励患者将已知的材料与信息联系起来；⑥鼓励患者提问题；⑦运用"少而经常"的原则；⑧确保学习不同的内容以提高普遍性。

（2）其他方法

包括重新安排环境，如将房间贴上清晰的标签，以便患者较少依赖记忆，也应鼓励记忆障碍的患者运用笔记本、日记本等。

7. 行为疗法

（1）社会不接受和社会偏离，严重妨碍患者进行康复。行为治疗能有效地改善行为，并提高治疗合作。

（2）在机构中进行行为调整，适当的行为能因记号、特权、兴趣得到强化，经济处罚也可使康复得以进行。治疗的目标可归纳为：①奖励所有适当的行为；②不奖励错误的适应行为；③短期停止正面加强；④在错误的适应行为之后，给予提前声明的惩罚；⑤在非常严重的或抵抗的错误行为之后，给予不愿接受的处罚，一些短期停止形式具有惩罚效应。

（3）在严重受影响的患者中，治疗须持续至少3～6个月或更长（18个月）。患者的行为、人格及社会独立性方面能够继续得到改善。

典型病例

李某，女，44岁。主诉：头痛半年。病史：半年前因劳动不慎，摔伤头部，当时昏迷数小时之后清醒，半年来经常头疼、头晕、失眠、记忆力明显减退。经西医及针灸治疗症状好转，能恢复正常工作。1个月前无任何原因，突感两耳后乳突附近剧烈疼痛，以前诸症亦复加剧。经治疗，剧烈性头痛减轻，呈持续状。现症：头晕明显，胃脘不适，便溏，每日2～3次，小便正常，舌淡苔白，脉弦。

辨证：脑络受损，气血不畅，阳气不充。

治法：通调气血，温通阳气，疏通脑络。

方药：当归12g，红花15g，土鳖虫12g，水蛭6g，桃仁10g，郁金10g，石菖蒲15g，苏木12g，钩藤12g，全蝎10g，炒白术30g，乌梢蛇20g。水煎服，每日1剂。

取穴：百会、上星、血海。

操作：以毫针刺法，平补平泻，每次留针30分钟，隔日治疗1次。

治疗1个月后，症状明显好转。按上方，去土鳖虫，加黄芪，治疗2

个月后，症状基本消失。

十、脑动脉硬化

脑动脉硬化，系指脑动脉粥样硬化，因小动脉硬化、玻璃样等动脉管壁变性可引起脑血流量减少、弥漫性脑组织改变与脑功能障碍。临床的主要特征是神经衰弱、动脉硬化、痴呆。发病多在50岁以后，病程长，进展缓慢，男性多于女性，女性患者多见于绝经期后。本病属于中医“头痛”“眩晕”“中风”“健忘”“癫痫”的范畴。

（一）病因病机

本病的病因尚未完全阐明。脂肪代谢障碍是形成动脉硬化的重要因素，本病与年龄、内分泌、高血压、糖尿病、吸烟、饮食习惯、生活环境等都有关系。脑动脉硬化与动脉的管径有直接关系，动脉粥样硬化大都发生在管径500μm以上的大动脉和中动脉；弥散性小动脉硬化则多见于150～500μm的小动脉；微动脉玻璃样变和毛细血管的纤维化则主要发生于管径150μm以下的动脉和毛细血管。以上3种不同的病理类型所致的脑动脉管壁变性，概括起来统称为脑动脉硬化。不同的类型可同时并存，亦可单独发生。大脑皮层弥漫性小动脉硬化，可导致多发性微栓塞，形成腔隙状及脑萎缩，导致动脉硬化性痴呆。基底节区可因缺血、坏死、变性，软化吸收而形成囊腔，可表现为帕金森氏综合征。

中医认为，本病由于元气虚衰，阴血亏损，筋脉失其濡养，或心肾亏损，髓海空虚，脾失健运，痰浊阻络等原因所致。

（二）诊断要点

1.发病年龄多在50岁以上，缓慢起病，病程较长，常伴有冠状动脉、主动脉、肢体动脉、肾动脉的粥样硬化。精神紧张、过度疲劳、经常饮酒、糖尿病可促使提前发病与发展。早期主要表现为头晕，头痛，行走失去稳定感，头部转动或俯仰时头晕加重，同时伴有耳鸣，视力、睡眠障碍，多梦或嗜睡。病情发展到一定程度可出现情绪不稳，波动多变，缺乏自制力，或急躁紧张，或颓丧忧虑，时轻时重。严重时可出现一时性谵妄状态，处事不通情理，暴躁不易接触。病情进一步加重，可出现精神极度衰弱，自知力缺损，精神状态异常等。

2. 局限性神经系统损害，部分脑实质出现明显的供血障碍，导致中枢神经系统相应症状的出现，如对光反射迟钝，伸舌稍有偏斜，头、手、舌震颤，深反射不对称，部分患者可出现皮肤异样感觉，如麻木感或蚁走感。多数患者有血管与自主神经不稳定的现象，如皮肤划痕症阳性、手足紫绀、发冷、多汗，还可出现下丘脑损害的有关症状，如烦渴或食欲异常、明显肥胖或消瘦等。

3. 脑动脉硬化导致脑动脉血流障碍，损害大脑功能，临床上可出现有关的各种综合征，如痴呆综合征等。

4. 出现假性震颤麻痹综合征和假性球麻痹，因脑多发性梗死所致。主要临床表现有双侧锥体束征，四肢肌张力增高，运动迟缓，面无表情，类似震颤麻痹综合征，但患者同时有假性球麻痹，不自主哭笑，行走困难，锥体束征阳性，有的患者还伴有不同程度的痴呆。

5. 出现腔隙状态，也称为微梗死，即多发性微小的缺血性坏死，是高血压脑动脉硬化所致脑血管病中的最常见的病理改变。腔隙状态一般不引起临床症状。如果病变累及要害部位，可产生假性球麻痹伴肌张力增高，锥体束征伴同侧小脑共济失调、单纯偏瘫等症状。

（三）辅助检查

1. 血液检查

血脂、胆固醇、β 脂蛋白、甘油三酯含量增高。

2. CT 扫描

可见局限性低密度区、脑室扩大和脑萎缩。部分患者可见多处脑软化灶，或缺血区相应脑实质局限性的低密度影。

3. 脑电图检查

有如下 5 种改变：节律变慢、枕叶慢波增多、低电活动、瞌睡时双额部出现成串 δ 波、位于颞前及颞中的小慢波及尖波活动。

4. 眼底检查

眼底动脉与脑动脉极其相近，若发现有眼底动脉硬化，即可测知有脑动脉硬化。

5. 脑血流显像（SPECT 检查）

可发现部分脑组织缺血较明显，出现相应部位脑血流量减少的征象。

（四）鉴别诊断

1. 脑动脉硬化早期需与神经衰弱、更年期症候群及其他神经衰弱症候群相鉴别。

2. 脑动脉硬化晚期出现痴呆及神经症状时，需与额、颞叶肿瘤相鉴别。脑瘤常出现精神症状，但一般呈进行性，病程较短，常伴有颅内压增高、视盘水肿等表现。脑电图示局灶性慢波病灶，脑血管造影、头部 CT、头部 MRI 检查可明确诊断。

3. 需与麻痹性痴呆相鉴别。该病既往有冶游史及性病史，可有瞳孔边缘不整齐，左右不对称，瞳孔对光强直等症状，血清或脑脊液华康氏反应阳性。

4. 注意与神经衰弱综合征、颅内占位性病变、Alzheimer 病与 Pick 病、老年性精神病等相鉴别。

（五）治疗

1. 中医辨证

（1）心脾两虚

症状：头晕，头痛，倦怠乏力，心悸失眠，痴呆，心烦健忘，语言不清，情绪不稳，少气懒言，四肢发麻，舌淡胖边有齿痕，苔薄白或薄黄，脉沉细无力。

治法：养血安神，益气补中。

方药：归脾汤加减。党参 10g，黄芪 15g，茯苓 10g，炒白术 20g，熟地 12g，升麻 6g，石菖蒲 15g，制首乌 6g，阿胶 6g，炒枣仁 30g，木香 6g，远志 9g，生姜 3 片，大枣 3 枚。

大便秘结，加肉苁蓉、枳实；心烦口苦，苔黄腻者，加莲子心、黄芩、夏枯草。

（2）心肾不交

症状：表情淡漠，或强哭强笑，沉默寡言，或自言自语，反应迟钝，哭笑无常，语无伦次，多疑固执，健忘失眠，头晕耳鸣，口舌生疮，膝足发凉，大便干，舌红，苔薄黄或薄白，脉弦或细数无力。

治法：滋肾养血，交通心肾。

方药：桂附地黄汤加减。熟地 12g，山药 9g，山萸肉 9g，茯苓 20g，泽泻 9g，丹皮 9g，当归 12g，川芎 12g，五味子 9g，阿胶 6g，女贞子 12g，制附子 6g，肉桂 6g，大黄 3g，黄连 9g。

小便失禁，加覆盆子、益智仁、桑螵蛸、人参。

（3）肝肾阴虚

症状：言语謇涩，语声低微，饮食发呛，表情呆板，步态不稳，行动缓慢，甚则筋脉拘急，四肢抽搐，头晕目眩，二便失控，舌红少津，脉弦细。

治法：滋肾柔肝，息风定搐。

方药：大补元煎加减。党参 10g，山药 9g，熟地 20g，山萸肉 6g，白芍 20g，麦冬 30g，五味子 12g，怀牛膝 30g。

筋脉拘紧，加全蝎、蜈蚣；小便失控，加肉桂、桑螵蛸、巴戟天。

（4）痰热内扰

症状：眩晕胸闷，泛恶欲呕，心悸而烦，动则加剧，口苦面赤，痰多黄稠，肢体麻木，失眠多梦，舌红，苔黄腻，脉弦滑。

治法：清热化痰。

方药：芩连温胆汤加减。黄连 12g，黄芩 10g，半夏 9g，竹茹 12g，枳实 10g，地龙 10g，胆南星 6g，茯苓 12g，瓜蒌 12g，郁金 15g。

眩晕甚者，加白芍、旋覆花；不寐者，加酸枣仁、生牡蛎。

（5）瘀阻脑络

症状：眩晕，头痛，痛如针刺，痛处固定，健忘，语无伦次或错语，面色晦暗，舌有瘀点、瘀斑，或舌下静脉曲张，脉弦涩。

治法：活血化瘀，益气通脉。

方药：钩菊逐瘀汤加减。熟地 12g，当归 12g，黄芪 20g，赤芍 10g，川芎 15g，地龙 12g，桃仁、红花、牛膝、钩藤、菊花、全蝎各 10g，甘草 6g。

气虚明显者，加党参；阴虚者，加生地、枸杞子。

2. 针刺疗法

（1）主穴

四神聪透百会、风池、绝骨、风市、合谷、外关、足三里、听宫、听会、会宗、头窍阴、耳门。

（2）配穴

肝肾阴虚，加太冲、太溪；心脾两虚，加心俞、三阴交、脾俞、肾俞；心肾不交，加神门、心俞、肾俞、太溪；痰热内扰，加足三里、丰隆、天枢。

（3）操作

太冲、心俞、丰隆，用泻法；四神聪透百会，用平补平泻法；其余穴位用补法。每次选用 4 ～ 5 穴，每日针刺 1 次，留针 30 分钟，10 天为 1 个疗程。

3. 头针疗法

（1）双侧声记忆区

位于大脑皮层的颞上回和颞中回及后缘上回和角回的下端，在头皮上的投影位于顶骨结节的下方和后下方。该区较广泛，在该区交叉扎两针。

（2）语言形成区

位于声记忆区的下方，乳突的后方，扎入 3cm 长。手法：局部常规消毒，用 28 号针迅速刺入皮下，深度最好至帽状腱膜下，不捻转，不强刺激，留针 1 ～ 2 小时。隔天 1 次，10 次为 1 个疗程，休息 5 ～ 7 天后进行下一疗程的治疗。

4. 穴位注射

取腺苷钴胺注射液 10.5mL，灭菌注射用水 6mL，盐酸布比卡因 37.5mL，每穴注射 0.5mL。皮肤消毒后，对准翳风穴快速刺入，然后慢慢推进，待有针感后推药。每次 0.2mL。每日或隔日 1 次，5 ～ 10 天为 1 个疗程。

5. 耳穴疗法

（1）取穴

神门、脑干、枕、心、肾、脾、肝、内耳。

（2）操作

用王不留行籽贴压；用胶布固定于耳郭皮肤上，留针 2 ～ 4 天，并嘱患者定时按压留针处，加强刺激，增进疗效。

6. 梅花针疗法

（1）取穴

心俞、肝俞、脾俞、肾俞。

（2）操作

用梅花针采用中度手法叩击上述穴位，至皮肤出现细小出血点为度。隔日 1 次，7 次为 1 个疗程。

7. 按摩疗法

（1）方法 1

取穴：印堂、太阳、百会、风池、风府、头维、公孙、攒竹、大椎、解溪、行间、涌泉。

操作：点按百会、风池、风府、头维、公孙、印堂、太阳、攒竹，每穴 1 分钟。按揉解溪、太冲、太溪、行间、涌泉，以穴区热、胀而得气为要。10 次为 1 个疗程，休息 5 天，再进行下一疗程的治疗。

（2）方法 2

以中指于耳窍中轻轻按摩，随按随放，或轻轻摇动，每天按摩，次数不限。或用手按摩耳轮，不拘遍数，亦可获效。

8. 单方验方

（1）菊花 6g，枸杞子 6g，代茶饮。

（2）天麻 10g，丹参 3g，三七花、玫瑰花、菊花各等分，代茶饮。

（3）何首乌 6g，核桃仁 15g，粳米 80g。将何首乌、核桃仁研成细末，将此细末与粳米一起入锅，加清水煮粥，可每日代替早餐食用。

（4）泽泻 20g，鲜山楂 50g，粳米 100g。将泽泻研成细末，山楂去核，捣成泥状，然后将泽泻末、山楂泥和粳米一起入锅，加清水煮粥，可每日代替早餐食用。

（5）莲子、枸杞子各 15g，鲜荷叶 1 张，小米 100g，白糖适量。将莲子、荷叶洗净，去掉荷叶的蒂及边缘，待用。将莲子、枸杞子和小米一起入锅，并加入适量的清水，然后将荷叶盖在锅中的水面上，加热煮粥。粥熟后可加入适量的白糖调味。每日早、晚各吃 1 次。

（6）鸡蛋 2 个，枸杞子、海带丝各 15g，食盐适量。将鸡蛋打入碗中，加入枸杞子和海带丝后，加适量的清水和食盐搅匀，入锅蒸熟即可。此羹可每日吃 1 次，连吃 3 个月。

（7）女贞子 6g，黑木耳 6g，红枣 3 枚，水煎服，连服 1 个月。

典型病例

马某，男，63 岁。患者 1 年前突然昏倒，经医院抢救后患脑梗死后遗症。现症：反应迟钝，语言欠清晰，下肢活动时乏力，活动受限，胸闷，肥胖，腰膝酸软，大便溏，小便清，舌淡，苔白腻，脉弦滑。

辨证：肾脾两虚，痰阻经络。

治法：健脾益肾，化痰通络。

方药：天麻半夏钩藤汤加减。天麻 30g，枸杞 10g，党参 30g，百合 30g，半夏 9g，竹茹 12g，地龙 10g，胆南星 6g，茯苓 12g，牛膝 30g，丹参 12g，钩藤 15g，龙骨 30g，牡蛎 30g，菊花 15g，炒白术 30g。水煎服，每日 1 剂。

取穴：四神聪透百会、风池、绝骨、风市、丰隆、合谷、外关。肝肾阴虚，加太冲、太溪。

治疗 3 个月后，患者症状基本消失。

十一、脑萎缩

脑萎缩是以病理的改变来命名的一种脑病，是一种慢性进行性疾病，主要表现为记忆力减退，情绪不稳，思维能力减退，注意力不集中，严重时发展为痴呆。本病多发于 50 岁以上的患者，病程可逾数年，女性多于男性。可分为脑动脉硬化性脑萎缩、老年痴呆性脑萎缩、中风后脑萎缩、颈椎病及脑外伤后导致的脑动脉供血不足性脑萎缩、小儿缺氧性脑萎缩等。本病属于中医“痴呆”“健忘”“脑髓消”“脑萎小”“痿证”的范畴。

（一）病因病机

脑萎缩的原因是多方面的。血脂、血压、血糖、血液黏稠度增高，使血流缓慢、血流量减少；血流微循环不畅；老年人动脉血含氧量降低，引起脑细胞合成各种酶和神经传导递质的量减少，均可导致脑萎缩。近年来，神经化学研究提示，本病的中枢胆碱能系统功能普遍低下。有研究报道，弥漫性大脑萎缩患者的胆碱乙酰转移酶及乙酰胆碱酯酶浓度下降，提示与记忆有关的胆碱能神经元选择性丧失。本病的病理改变为乙酰胆碱转移酶浓度降低，老年斑增多，大脑皮质萎缩，脑重量减轻，脑回变平，脑沟增宽。

中医认为，本病的形成与脏腑功能失调相关，受气、血、痰、郁、瘀、火等影响，以髓海空虚，脏腑虚损，气血失衡，痰浊阻窍为基本病机。

（二）诊断要点

脑萎缩起病较为缓慢，大脑功能衰减表现为头晕、头痛、失眠、记忆力差、手足发麻、情绪抑郁等；智能减退表现为认知及社会适应能力的障碍，如记忆力、理解力、判断力、计算能力的减退，进而发生痴呆。

1. 性格行为的改变

性格改变常为本病的早期症状，患者变得落落寡合，不喜与人交往，生活习惯刻板怪异，性情急躁，言语多重复；或多疑自私，常因一些微小的不适而纠缠不清。

2. 记忆力障碍

经常失落物品、遗忘事情等。随着病情的发展，渐至记忆力完全丧失。

3. 智能减退、痴呆

常表现为理解、判断、计算能力等智力活动全面下降，不能适应社会生活，进食不知饥饱，出门后不识归途。病至后期，终日卧床，生活不能自理，不别亲疏，小便失禁，发言含糊，口齿不清，言语杂乱无章，终至完全痴呆。

4. 全身症状

患者早期出现头晕头痛，失眠多梦，腰膝酸软，手足发麻，耳鸣耳聋，渐至反应迟钝，动作迟缓，语无伦次，甚或可见偏瘫、癫痫，或共济失调、震颤等。

（三）辅助检查

1. 脑电图检查

呈 a 节律减慢。

2. CT 扫描

显示大脑皮质萎缩和脑室扩大。

（四）鉴别诊断

1. 抑郁症

若初次发病于老年期，病前智能和人格完好，临床症状以情绪忧郁为主。

2. 中毒性、症状性或反应性精神病

老年期还可能发生中毒性、症状性或反应性精神病，如甲状腺功能减退、恶性贫血、神经梅毒、额叶肿瘤等，有些疾病如能早期诊断和治疗是可以恢复的，需根据病史、体检和精神检查加以鉴别。

（五）治疗

1. 中医辨证

（1）肾阳亏虚

症状：初期可见反应迟钝，动作迟缓，寡言少语，精神不振，失眠多梦，记忆力减退，头晕，耳鸣，腰膝酸软，形寒肢冷，夜尿频多；渐至智能减退，生活不能自理，或出现失语，痴呆，二便失禁。舌质胖嫩，脉沉细。

治法：温阳补肾，健脑益智。

方药：健脑方加减。肉桂 6g，附子 6g，干姜 3g，山萸肉 20g，石菖蒲 10g，远志 10g，何首乌 6g，补骨脂 12g，巴戟天 30g，熟地 15g，枸杞子 12g，菟丝子 15g。

有瘀血者，加丹参、川芎、红花；夜尿频者，加桑螵蛸、芡实、覆盆子。

（2）肾阴虚，肝阳上亢

症状：初期可见性情改变，急躁易怒，失眠多梦，眩晕，耳鸣，记忆力减退，腰膝酸软，颧红咽干；渐至智能减退，共济失调，震颤麻痹。舌红少苔，脉弦细数。

治法：滋补肝肾，养阴益智。

方药：桑麻地黄丸加减。桑叶 12g，天麻 30g，山萸肉 12g，茯苓 15g，丹皮 10g，龟甲 20g（先煎），知母 10g，黄柏 10g，枸杞子 12g，石菖蒲 10g，制首乌 6g，怀牛膝 10g，黑芝麻 30g，白芍 30g。

肢体活动障碍者，加丹参、全蝎、地龙；失眠较甚者，加夜交藤、炒枣仁。

（3）痰浊壅盛，阻蔽脑窍

症状：初期可见面色晦滞，神情淡漠呆滞，性情孤僻，不言不语，懈怠安卧，不欲饮食，喉间痰多，注意力不集中，健忘，或喜怒无常，欲哭欲笑，妄闻妄见，多疑忌猜；渐至智能减退，生活不能自理，失语，甚至完全痴呆。舌苔白腻，脉濡滑或弦滑。

治法：解郁除痰，化浊醒神。

方药：温胆汤加减。陈皮 10g，半夏 10g，茯苓 15g，枳实 10g，石菖蒲 10g，远志 10g，郁金 10g，白芥子 6g，胆南星 12g，百合 30g，竹茹 10g，甘草 6g，浙贝母 30g。

失眠者，加生龙骨、牡蛎、合欢皮、炒枣仁。

（4）瘀阻脑络

症状：面色晦滞，表情呆板，反应迟钝，动作迟缓，或性情急躁，记忆力明显减退，头痛如刺，幻触幻感，恶闻人声，喜静恶动，或出言无序，哭笑无常，肢体麻木；渐至理解、判断、计算、定向、记忆等智能全面减退，甚至痴呆。舌质暗而有瘀斑，苔薄白，脉沉弦细或沉涩。

治法：补益肝肾，化瘀醒神。

方药：血府逐瘀汤加减。熟地 15g，当归 10g，赤芍、白芍各 10g，川芎 10g，山萸肉 10g，生山药 15g，茯苓 15g，泽泻 10g，桃仁 10g，三七 1g，红花 10g，丹参 20g，柴胡 10g，枳壳 10g，枸杞子 15g，菊花 10g，牛膝 10g。

肢体不遂者，加地龙、鸡血藤；眩晕麻木者，加天麻、钩藤、白蒺藜。

（5）气血亏虚

症状：面色少华或㿠白，倦怠乏力，精神不振，反应迟钝，记忆力减退，表情呆板，喜静恶动，不言不语，失眠；渐至明显“呆病”面容，行为笨拙幼稚，理解、判断、计算、定向、记忆等智能全面减退，甚至完全痴呆，生活不能自理。舌淡红，苔薄白，脉细无力。

治法：益气养血，活血通络。

方药：补阳还五汤加减。黄芪 60g，当归 12g，赤芍 10g，川芎 10g，桃仁 10g，红花 6g，地龙 10g，丹参 15g，石菖蒲 10g，远志 10g，鸡血藤 15g，牛膝 10g，炮山甲 12g。

眩晕者，加天麻、僵蚕；脾虚食少，便溏者，加白术、茯苓、薏苡仁。

2. 针刺疗法

（1）主穴

曲池、肩髃、合谷、外关、后溪、环跳、阳陵泉、足三里、绝骨、解溪、太冲、太溪、关元、上廉。

（2）配穴

肾精不足，髓海空虚者，补肾俞、风池、三阴交、四天庭、太溪、命门、肝俞、足三里；肝肾阴虚者，补肾俞、太溪，泻肝俞、太冲；痰浊阻窍者，补中脘、内关、脾俞、公孙、足三里，泻丰隆、头维；瘀血阻络者，加头维、上星、膈俞、血海；语言不清者，加哑门、廉泉、通里；认知障碍者，加四神针、智三针；共济失调者，加脑三针、神柱；因颈椎病引起脑供血不足者，加风池、颈 2 ～颈 7 夹脊穴、长强、百会。

（3）操作

风池、曲池、合谷、太冲，用平补平泻法；足三里、太溪，用补法。留针 30 分钟，每天治疗 1 次。

3. 艾灸疗法

取神阙、关元、血海、足三里、颈 2 ～颈 7 夹脊穴，用艾条温和灸 30 分钟，每日 1 次，10 天为 1 疗程。

4. 耳穴疗法

取心、脑干、肝、肾、脾、皮质下，用王不留行籽贴压穴位，2 ～ 3 天治疗 1 次，10 天为 1 疗程。

5. 按摩疗法

取百会、太阳、睛明、四白、印堂、脑户、风池，用拇指指腹点按穴位，每天治疗 1 次，10 天为 1 疗程。

6. 单方验方

（1）制首乌 6g，黑芝麻 30g，研成细末，每次取 10g 泡水喝，每日 3 次。

（2）核桃仁 30g，枸杞子 10g，煮红皮鸡蛋 1 个，每日早上服。

（3）霜桑叶 10g，桑椹 10g，水煎服，每日 1 剂。

7. 康复治疗

（1）对脑萎缩患者，要通过宣传教育来预防各种危险因素（如高血压、动脉硬化、高血脂、糖尿病、心脏病、吸烟等），采用尽可能多的刺激方式（如视觉、听觉、皮肤浅深感觉，甚至嗅觉、味觉等），调动患者的主观积极性（即兴趣、爱好、集体活动等），利用一切可以利用的形式（如音乐、舞蹈、书法、绘画、体育活动、庆祝活动、户外活动、旅游等），使患者的身体和大脑都活动起来，从而达到预防和减少高级心理功能减退的目的。可经常把患者组织起来进行集体活动。

（2）康复训练对于有记忆、情感和行为障碍者非常重要。应有物理治疗师、作业治疗师、文体治疗师等治疗人员专门从事脑萎缩患者的康复训练。对于有严重记忆障碍的老人，可运用环境影响其行为。如保持恒定的常规环境，多次的重复性刺激，采用背诵、帮助分析、联系概念、联系自身、听说读写并用、记日记、看图片、看电视等方法训练记忆力。

（3）康复护理（即将脑萎缩患者安置在良好的生活环境和保护环境中）不论是在养老机构还是在社区家庭中，都起着重要的作用。最好常有康复治疗师的介入，使康复服务保持连续的过程。康复护理是患者改善功能状态，维持良好的日常生活活动必不可少的。例如，在洗澡时，监视重症患者的安全非常重要。又如，饮食和营养的合理安排对所有脑萎缩患者来说都是需要仔细考虑的，若患者常有便秘，应适当安排富含纤维素的食品和蔬菜水果，以防止便秘的发生。

典型病例

齐某，男，75 岁。主诉：渐进性健忘 1 年。现症：3 个月来健忘明显加重，1 个月来肢体麻木，步态不稳，如踩棉花，头昏，严重失眠，出门不识归路。平时沉默少语，反应迟钝，表情淡漠，纳少腹胀，大便隔日 1 次，伴有头晕。舌淡红偏暗，苔薄腻，脉沉细。血压 100/60mmHg。CT 示脑萎缩，伴脑白质病。既往无糖尿病、高血压病史。医院诊断为“认知功能障碍老年性痴呆”。

辨证：肾精不足，脑窍失荣。

治法：补肾健脑，化瘀宁神。

方药：补肾益脑方加减。黄芪 20g，党参 9g，茯苓 20g，法半夏 9g，陈皮 10g，何首乌 6g，枸杞子 15g，龙眼肉 12g，山药 15g，石菖蒲 15g，巴戟天 30g，菟丝子 10g，合欢皮 15g，炙甘草 3g。水煎服，每日 1 剂，连服 30 剂。

取穴：曲池、肩髃、环跳、肾俞、风池、三阴交、太溪、命门、丰隆、足三里、合谷、外关、后溪、阳陵泉、绝骨、解溪、太冲、关元。

治疗 20 天后，患者记忆力增强，失眠消失，肢体麻木消失。连续治疗 3 个月，同时嘱患者与人加强交流。半年后随访，患者记忆力恢复，定向正确，问答切题，可独立生活。

十二、不安腿综合征

不安腿综合征，主要表现为静息状态下双下肢难以形容的感觉异常与不适，有活动双腿的强烈愿望，患者不断被迫敲打下肢以减轻痛苦，常在夜间或休息时加重。本病属于中医“痹证”的范畴。

（一）病因病机

根据是否有原发病，可将本病分为原发性和继发性两种类型。继发性不安腿综合征多因一些疾病而继发，如怀孕、缺铁性贫血、叶酸或 B 族维生素缺乏、周围神经病、腰骶根性神经病、脊髓病、帕金森病、慢性肾衰竭、糖尿病、风湿性关节炎、甲状腺功能低下、淀粉样变性、干燥综合征、巨球蛋白血症、慢性阻塞性肺疾病、胃部分切除术后、肿瘤、周围微栓塞、药物等。

1. 血管因素

有学者提出，本病由血管疾病导致腿部代谢产物的堆积所致。腿部运动可促进血液循环，使症状减轻。另外，使用血管扩张剂也可减轻症状。

2. 多巴胺能神经元损害

中枢神经系统非黑质纹状体系统的多巴胺神经元损害（如间脑 A11 区、第三脑室旁 A14 区、视上核和视交叉多巴胺能神经元及脊髓多巴胺能神经元的损伤），是目前较为公认的机制之一。补充多巴胺或多巴胺受体激动剂，可明显缓解不安腿综合征的症状。

3. 周围神经异常

有学者认为，本病的发生因患者的感觉和运动神经传导速度异常所致。然而，大多数患者并没有神经体征和周围神经紊乱的证据，电子显微镜也没有发现神经末梢结构异常。

中医认为，本病因风、寒、湿邪闭阻血脉，肝肾不足，气血不调，不能濡养筋脉所致。

（二）诊断要点

1. 任何年龄均可发病，但中老年人多见。

2. 不愉快的肢体感觉异常，特别是腓肠肌，偶尔也发生在大腿、脚或上肢，通常呈对称性，患者常诉说小腿深部的一种难以忍受的非痛性不适感。常见于四肢远端不适，这是本病的特点，如麻木、感觉虫爬样、针刺样、烧灼样，有时难以描述。

3. 休息时或夜间感觉异常加重，活动后减轻。当患者躺着或坐着休息时，出现不愉快的感觉异常，活动后可暂时缓解。卧床是最常见的加重因素，走路对于减轻腿部症状最为有效。

4. 继发失眠，多数患者入睡困难或早醒，这与肢体不适有关。

（三）辅助检查

用多导睡眠图检测入睡期的肢体运动、夜间睡眠周期性腿动，这是目前唯一有效的客观指标。

（四）鉴别诊断

本病的周期性肢体运动障碍、静坐不能等症状要与周围神经病和神经根病相鉴别。不安腿综合征具有周期性腿动，而周围神经病变没有。另外，神经根病变的影像学检查有脊膜或神经根受压的表现。

（五）治疗

1. 中医辨证

（1）湿邪侵袭

症状：双下肢沉重，小腿肌肉酸、麻、痛，难以言喻，夜间加重，纳呆，便溏，舌淡胖，舌边有齿痕，苔白腻，脉濡细。

治法：健脾化湿。

方药：三妙丸加减。苍术10g，黄柏12g，牛膝30g，木瓜12g，威灵仙12g。

下肢屈伸不利，加五加皮；腹胀、纳呆，加薏苡仁、白术；便溏，加山药、白扁豆。

（2）血虚筋挛

症状：双下肢麻木、酸胀无力，有蚂蚁行感，痛苦难言，腿动不宁，头晕，心悸，舌淡，苔白，脉沉细无力。

治法：养血通络。

方药：白芍甘草汤加减。酒制白芍30g，炙甘草15g，鸡血藤30g，牛膝30g，木瓜12g，当归12g。

麻木，加丹参、黄芪；腰膝酸软，加川续断、桑寄生。

（3）气虚血瘀

症状：双下肢麻木、酸胀、困重乏力，痛苦不舒，似痛非痛，按摩可减轻症状，夜间或休息加重，气短，纳少，便溏，舌淡，苔白，脉沉细。

治法：补气活血通络。

方药：黄芪桂枝温通散加减。党参12g，当归12g，黄芪30g，桂枝6g，木瓜12g，威灵仙15g，红花12g，鸡血藤30g，丹参12g，苏木10g。

纳少，加炒白术、山药；失眠，加合欢皮。

2. 针刺疗法

（1）方法1

取承山、足三里、阴陵泉、三阴交、血海、阳陵泉、绝骨，用平补平泻法，每日治疗1次。

（2）方法2

取风市、委中、委阳、承山、承筋、后溪、公孙，用平补平泻法，每日治疗1次。

（3）方法3

取腰1～腰4夹脊穴、骶1～骶2夹脊穴、风市、血海、委中、承山，用平补平泻法，每日治疗1次。

3. 按摩疗法

（1）方法1

选用阳陵泉、委中、承山、承筋、昆仑等穴位，用摩法、揉法、点按法、叩击法、搓法、擦法等手法。患者俯卧位，小腿部垫枕。医生立于患侧，先在患者小腿部做环形而有节奏的摩法数次，目的是起到放松和镇静的作用。然后沿小腿后侧来回滚动10分钟左右，要求力量渗透到肌肉内部。然后点按以上诸穴，要求每个穴位产生较强的酸、麻、胀感等。接着用掌击法敲击小腿部数次。最后来回搓、擦小腿部数次，以透热为度。每次治疗 15 ～ 30 分钟，隔日进行。

（2）方法 2

①依次点按足部肾、肾上腺、膀胱、垂体、生殖腺 1、生殖腺 2、肝等反射区各 10 次，用力可稍重些，以局部酸胀、疼痛为宜。②推按足部输尿管反射区 50 次，方向为足趾朝足跟，用力要求同①，每分钟 30 ～ 50 次。③依次点按足部腹腔神经丛、甲状腺、甲状旁腺、心、肝、脾、胃、大肠、小肠等反射区各 5 次，要求同①。④按揉太溪、太冲、三阴交各 30 次。⑤擦涌泉 100 次，以局部感觉发热为度。擦时要呼吸自然，不要屏气，速度要均匀，每分钟 80 ～ 100 次为宜。⑥重复①、②、⑤的操作。足部按摩每日 1 次，2 周为 1 个疗程。如果患者能坚持每天自我按摩，效果会更好。对于病情较重者，按摩腹腔神经丛反射区的次数可达 300 次，还可以让患者睡前洗温水澡，促使自主神经松弛，水温以 39 ～ 40℃为宜，时间以 10 ～ 20 分钟为佳。如能配合捏脊，则能提高疗效。

4. 单方验方

（1）当归 100g，红花 100g，黄酒 500g。将当归和红花放入黄酒中浸泡 7 天，临睡前用药汁擦洗双腿，每日 1 次。

（2）桑枝 30g，丹参 30g，伸筋草 20g。将上药水煎，用药汁洗腿，每日 1 次。

典型病例

李某，女，39 岁。主诉：双下肢麻木 2 个月。病史：患者 2 个月前行人工流产术后，出现双下肢酸胀、麻木，痛苦不舒，自己捶打后可缓解，夜间加重，发作时不能入睡。各项检查正常，双下肢未发现阳性体征。诊断为“不安腿综合征”。

辨证：气血两虚。

治法：补气养血。

方药：当归 30g，黄芪 60g，麻黄 12g，桂枝 15g，红花 20g，丹参 10g，伸筋草 30g，党参 12g。用熏蒸机进行治疗，水温 49℃，熏蒸 30 分钟。

取穴：腰1～腰4夹脊穴、骶1～骶2夹脊穴、风市、血海、足三里、委中、太溪、承山。

操作：平补平泻法。

治疗5次后，患者症状消失。2个月后随访，未见复发。

十三、梅尼埃病

梅尼埃病，是由于多种原因（如疲劳、情绪激动、精神受挫伤致自主神经功能失调、内耳淋巴分泌过多或吸收障碍而引起内耳膜迷路积水、内淋巴系统膨胀高压、内耳末梢器官缺氧变性等）造成的一种常见的非炎症性疾病。以反复突然发作的周围景物旋转感、发作性眩晕、头胀满、耳鸣耳聋、耳内胀满感、恶心呕吐为临床特征。本病属于中医“眩晕”“耳冒”的范畴。

（一）病因病机

本病的病因尚不清楚，产生这种病变的原因有多种学说，可能与先天性内耳异常、自主神经功能紊乱、病毒感染、变应性、内分泌紊乱、盐和水代谢失调等有关。本病由血管运动神经功能失调引起迷路动脉痉挛，导致局部缺血或内耳毛细血管渗透性增高，使内淋巴液产生过多或吸收障碍所致。主要病变为膜迷路内淋巴积水、水肿，由此产生了神经冲动，沿前庭神经传入皮质下中枢（主要为小脑）及大脑皮质，使人视物旋转及眼球震颤。有学者认为，膜迷路积水后由于张力增加，最后导致膜迷路的前庭膜破裂，引起内淋巴液成分中钾、钠离子浓度改变，导致听神经和前庭神经传导阻滞而产生症状。

中医认为，眩晕一证，以内伤为主，尤以肝阳上亢、气血虚损及痰浊中阻常见。忧郁、恼怒太过，使肝失调达，肝郁化火伤阴，肝阴耗伤，风阳上扰，发为眩晕；或因体质丰腴，嗜食甘肥，湿盛生痰，痰浊中阻，清阳不升，痰浊上扰清空，遂致眩晕；或素体虚弱，复因思虑过度，心脾两虚，气血生化之源不足，不能上荣头目，髓海空虚，皆可导致眩晕。

（二）诊断要点

1. 眩晕

反复发作的眩晕，常突然发作，感觉周围物体或自身在旋转或有摇晃、浮沉感，严重时伴有恶心、呕吐、面色苍白、出汗等症状，并可出现水平性眼震。眩晕发作后，眼震随即消失。患者于发作时多闭目卧床，不敢翻身或转动头部。每次发作持续的时间为数分钟至数天不等。

2. 听力减退

早期由于大多数为单侧性，且听力减退较轻，常不易被觉察，因而容易被忽视。每次眩晕发作均使听力进一步减退，发作后听力可有部分恢复，但难以恢复到原有的水平，故称之为波动性听力减退。听力检查属感音性耳聋，少数发展至听力完全缺失。

3. 耳鸣

耳鸣呈间歇性或持续性，在眩晕发作前常加重。绝大多数患者在眩晕前已有耳鸣，开始时呈波动性，大多数呈“轰轰”声，似机器声，或“嗡嗡”样的低频声，似蚊蝇声，轻重不一。眩晕发作过后，耳鸣逐渐减轻或消失，屡发则耳鸣可成永久性。

4. 头胀满感

患者在眩晕发作前、发作时和发作后常感到一侧或整个头部有胀满填塞感，但常被忽视，部分患者感到头重脚轻、发闷等。

（三）辅助检查

1. 听力检查

早期以低频听力下降为主，晚期以高频听力下降为主。重复测试听阈有明显波动。早期发作期重振试验阳性。

2. 脑脊液检查

属正常水平。

（四）鉴别诊断

1. 前庭神经元炎

以发作性眩晕为主要表现，常因头部转动而诱发，或使病情加剧，但无耳鸣及听力障碍。大部分患者在起病前先有病毒性呼吸道或胃肠道感染史。眩晕持续时间较长，痊愈后很少复发。前庭功能实验常有显著的迷路功能减退。

2. 椎基底动脉供血不足

大多发生于中年以上的患者，多有动脉硬化或颈椎病的病史。眩晕常常是首发症状，或伴有耳鸣及听力减退，其次为视力障碍、共济失调、头痛、意识障碍及脑干定位征。

3. 颈性眩晕

多数呈反复发作性，且有头颈旋转性跳痛。绝大部分患者有颈椎棘突、枕大神经、枕小神经或耳大神经压痛。

（五）治疗

1. 中医辨证

（1）肾阴虚，肝阳上亢

症状：眩晕，耳鸣，头胀痛，心烦易怒，面红，目赤，口苦，甚或眩晕欲仆，舌红少苔，脉弦。

治法：滋阴潜阳，清火息风。

方药：天麻钩藤饮加减。天麻 30g，钩藤 12g，石决明 15g（先下），佛手 10g，牛膝 20g，女贞子 15g，益母草 15g，黄芩 12g，牛膝 30g，山栀子 15g，茵陈 12g，麦芽 10g，茯神 20g。

（2）痰浊上泛

症状：眩晕，倦怠，或头重如蒙，胸闷恶心，或时吐痰涎，舌胖，苔白腻，脉滑。

治法：燥湿祛痰，健脾和胃。

方药：旋覆代赭汤加减。代赭石 20g（先下），白芍 20g，草决明 12g，钩藤12g，半夏10g，天麻20g，旋覆花10g，茯苓15g，陈皮9g，竹茹30g，甘草6g，生姜3片，大枣3枚。

（3）气血亏虚

症状：眩晕，动则加剧，劳累即发，神疲懒言，气短声低，面白少华，舌淡，苔白，脉细弱。

治法：补益气血，健运脾胃。

方药：定弦饮加减。人参6g，白术9g，半夏9g，木香6g，泽泻9g，茯苓15g，甘草6g，龙眼肉12g，白芍20g。

2. 针刺疗法

（1）主穴

百会、头维、风府、风池、太阳、印堂、内关、阴陵泉、丰隆、足三里。

（2）配穴

耳鸣耳聋，加听宫、听会；恶心呕吐，加内关、公孙；肝阳上亢，加太冲、阳陵泉；痰浊上泛，加阳陵泉、丰隆、膻中；气血亏虚，加足三里、三阴交。

（3）操作

用泻法或平补平泻法，留针20～30分钟，每日治疗1次，治疗6次后休息2天。

3. 耳穴疗法

取额、心、神门、胃、肾、枕、内耳，每次2～3穴，行强刺激手法，留针5～10分钟，每天治疗1次。

4. 单方验方

（1）吴茱萸3g，研成细末，用醋调成糊状，敷于神阙穴。

（2）菊花、钩藤各等分，代茶饮。

（3）石菖蒲、陈皮各等分，代茶饮。

典型病例

李某，男，36岁。突然头晕目眩，恶心呕吐，只能闭目卧床，不敢翻身或转动头部，耳鸣，面色苍白，出汗，舌淡，苔白腻，脉滑。

辨证：痰浊上泛。

治法：健脾化痰。

方药：白术30g，泽泻15g，茯苓20g，天麻30g，半夏9g，石菖蒲15g，钩藤15g。水煎服，每日1剂。

取穴：百会、内关、阴陵泉、丰隆、足三里。

操作：每日治疗1次。

3天后，病情基本好转。在上方的基础上继续治疗5天，病愈。

十四、精神分裂症

精神分裂症是一种常见的精神病。临床表现有思维、情感、感知和行为等多方面的障碍，一般无意识及智能障碍，病程多迁延，部分患者最后可导致人格缺损。精神分裂症旧称“早发性痴呆”，好发于青壮年，多发于16～40岁之间，为一种功能性精神病，常可发展为精神活动衰退等特征。本病患病率高，国内统计可达6.55‰，是精神疾病中患病率最高的一种，严重损害患者的心身健康，给患者家庭和社会带来了沉重的负担。本病属于中医“癫狂”的范畴。

（一）病因病机

1. 遗传因素

在精神分裂症的家族中，有明显精神病病史者约占20%，而且血缘关系越近，患病率越高。据国外综合资料报道，一般居民患精神分裂症的几率为10%，若患者的父母为3%～8%，则患精神分裂症的几率就高。有关孪生子的研究预告显示，遗传信息几乎相同的单卵双生子的同病率一般比双卵孪生子高4～6倍，寄养子也是如此。以上说明遗传因素在本病发生中具有重要的作用。

2. 心理社会因素

一般认为，生活事件可发诱发精神分裂症，诸如失学、失恋、学习紧张、家庭纠纷、夫妻不和、意外事故等均对发病有一定的影响。此外，环境因素、家庭中父母的性格、言行举止和教育方式（如放纵、溺爱、过严）等都会影响子女的心身健康或导致个性偏离常态。

3. 免疫因素

有专家认为，精神分裂症是异常的免疫反应的结果。在母亲孕期受到病毒感染的胎儿，其成年后发生精神分裂的几率明显高于对照组。孕期及围产期的并发症也使本病的发病率提高。

4. 生化代谢因素

本病的发生与中枢多巴胺能系统活动过度而致去甲肾上腺素能功能不足有关。多巴胺 β 羟化酶增高，而胆碱能系统受到抑制。如多巴胺能系统活动过度，则会引起精神分裂症。

5. 大脑病理解剖结构的研究

对精神分裂症患者的病理解剖研究发现，在慢性病例中可见大脑皮质轻度萎缩和脑室扩大。显微镜下所见主要为退行性变化，中胚层反应缺如，未见炎性现象，这些变化没有特异性。组织病理学研究显示，早期阶段未见明显改变，晚期阶段的病例中，可见细胞硬化、脂肪变性、空泡形成，最后可见细胞脱失，主要见于大脑皮质第三层，与血管分布无关。大脑皮质各部位及皮质下基底节均可有病变，但以额叶、顶下叶、颞叶的损害较明显。

中医认为，精神分裂症的病因是由于情志不遂，损伤肝脾，或因思虑过度，伤及心神所致。其发病与先天禀赋和体质强弱有密切的关系。因思虑过度，劳伤心脾，而致心脾两伤，血不养心，出现失眠、注意力不集中、精神恍惚、心悸、善怒、悲痛欲哭、疲乏无力；或因忧郁伤肝，肝气郁结，伤及脾胃，致脾虚失运，生湿生痰，痰气上逆，结于心胸，迷蒙心窍神明，出现精神痴呆、言语无伦、喜怒无常、秽俗不知；痰多夹瘀，痰瘀合邪，气血凝滞，脑气与脏腑之气不相连接，也可导致发病。

（二）诊断要点

精神分裂症可以出现各种精神症状，但最多见的是思维、情感、知觉和行为等障碍。

1. 思维障碍

主要表现为联想散漫和妄想。正常的思维过程是一系列有概念、有目的、合乎逻辑的联系过程，这一过程又称为“联想”。联想如果缺乏目的性和逻辑性，就称为“联想散漫”。抽象概念和具体概念混淆不清也是本病常见的思维障碍的表现。思维障碍的另一表现为思维贫乏，有时患者创造新词，把两个或几个无关的概念词或不完整的字或词拼凑起来，赋以特殊的意义，即所谓词语新作。妄想也是精神分裂症的常见症状，其特征是缺乏逻辑性，常见的表现是妄想被迫害、被钟情、疑病、夸大等。联想散漫是思维过程的障碍，妄想则是思维内容的障碍。妄想是一种病态的信念，有的患者较有逻辑性（较能自圆其说）。

2. 情感障碍

精神分裂症的情感障碍主要表现为情感反应与其思维活动不协调（情感倒错），患者流着眼泪唱愉快的歌曲，笑着叙述自己的痛苦和不幸（情感倒错），或对某一事物产生对立的矛盾情感，如对同事、朋友的关怀、同情，对亲人的体贴。患者对周围事物的情感反应变得迟钝或平淡，同时也表现出其与周围的处境不协调。随着疾病的发展，患者对一切都无动于衷，甚至对那些使一般人产生莫大悲哀和痛苦的事件表现得冷漠无情，丧失了对周围环境的情感联系（情感淡漠），如亲人不远千里来探视，患者视若路人。

3. 感知障碍

在精神分裂症的感知障碍中，最常见的是听幻觉（幻听），其次为视幻觉（幻视）、味幻觉（幻味）、嗅幻觉（幻嗅）、触幻觉（幻触）、内脏幻觉等。幻听主要表现为在意识清晰的情况下，听见说话的声音（言语性幻听），虽然这种“声音”常常是一些片断的语句，又不大清晰，但患者一听到就理解，而且常常无条件地接受。此外，患者还会“听到”有人议论、辱骂、诽谤，或说出了他的思想活动。

4. 行为障碍

精神分裂症的行为障碍常常是上述几种障碍的后果，也是引起周围人注意的主要表现。本病还可有一种较为特殊的行为障碍，患者不主动与人来往，对学习、生活和劳动缺乏积极性和主动性，行为懒散，无故不上课，不上班。严重时患者行为极其被动，终日卧床或呆坐，沉浸在他的意欲幻想中。

5. 人格改变

部分精神分裂症患者在发病前就具有一种特殊的性格，称为“分裂样性格”，表现为胆小，不喜与人交往，喜孤独，好幻想，喜钻牛角尖等。有些患者吃一些不能吃的东西，如吃肥皂、昆虫、草木，喝痰盂水，或伤害自己的身体（意向倒错）等。病情若进一步发展，妄想内容越来越离奇，同时可伴有丰富的幻觉，主要为听幻觉。在幻觉和妄想的影响下，患者可以出现种种反常的行为。

（三）鉴别诊断

1. 神经衰弱

表现为失眠、易疲劳、工作能力下降、焦虑症状等，但神经衰弱患者的自知力是完整的，情感反应也强烈，并会积极要求治疗。

2. 强迫性神经症

具有内容离奇、荒谬和不可理解的特点，自知力一般不完善，患者摆脱强迫状态的愿望不强烈，为强迫症状纠缠的痛苦体验也不深刻。

3. 抑郁症

患者的情感是低沉而不是淡漠，在耐心询问下，与周围人仍有情感上的交流。

4. 紧张性木僵

患者不能引起情感上的共鸣或应答性反应，表情呆板，淡漠无情。

（四）治疗

1. 中医辨证

（1）痰火郁结

症状：郁郁寡欢，少言懒语，时好时坏，目不识人，语无伦次，甚则登高而歌，双目呆滞，神志不清，答非所问，舌绛，苔黄腻，脉滑数。

治法：清热化痰，宁心安神。

方药：黄连温胆汤加减。黄芩 12g，黄连 6g，半夏 9g，郁金 9g，枳实 9g，茯苓 12g，竹茹 9g，青礞石 15g，石菖蒲 15g，天竺黄 12g，甘草 6g，大枣 7 枚。

痰火壅盛、便秘者，加生大黄 6g（后下），芒硝 3g（分冲），以逐痰泻火；神志昏乱者，用至宝丹，以清心开窍。

（2）阳明热结

症状：狂躁不宁，骂詈不休，登高而歌，面色赤红，烦渴喜冷饮，大便秘结不通，舌红，苔黄燥，脉沉实有力。

治法：通腑泄热。

方药：大承气汤加减。大黄 15g，芒硝 15g（冲服），厚朴 12g，枳实 15g，党参 20g，郁金 20g，黄连 10g，竹茹 20g，麦冬 20g，百会 30g。

若患者属青壮年，体质壮实，素无严重宿疾，狂证，呕吐痰涎，舌质红，苔黄腻或白灰而垢腻，脉滑大有力或沉滑有力，可根据"因其高而越之"法则，用催吐法。甜瓜蒂 6g，淡豆豉 9g，赤小豆 9g，黎芦 6g，明矾 3g，急性子 4g，水煎服。晨起空腹时服，得快呕则止后服。服后已过 6 小时仍不吐者可服第 2 剂。

（3）寒痰郁结

症状：精神抑郁，表情淡漠，神志痴呆，语无伦次，或喃喃独语，喜怒无常，不思饮食，舌质淡，苔腻，脉滑。

治法：健脾温中，化痰开窍。

方药：导痰汤加减。陈皮 9g，半夏 9g，胆南星 12g，干姜 9g，茯苓 12g，制香附 9g，郁金 9g，石菖蒲 12g，大黄 12g（后下），甘草 6g，茯苓 30g，白术 30g，桂枝 6g。

痰迷心窍，加厚朴、枳实、玄明粉（冲服）；吐不止者，可服葱汤（以大葱三五根煎汤）解之。

（4）痰火扰心

症状：不寐易惊，烦躁不安，狂乱无知，苦笑无常，登高而歌，毁物伤人，弃衣而走，语无伦次，面红目赤，情绪不稳，尿赤，大便干燥，舌红，苔黄腻，脉滑数。

治法：泻火涤痰。

方药：礞石滚痰丸加减。青礞石30g，黄芩15g，大黄12g，胆南星15g，郁金20g，瓜蒌15g，香附15g，天冬、麦冬各12g，玄明粉6g（冲服）。

病情较重者，加甜瓜蒂10g，柿子蒂12g，钩藤30g。

（5）肝气郁结

症状：气郁不舒，头昏头痛，因受精神刺激后，整天沉默，不与人言，时而喃喃自语，傻笑，渐至狂躁郁怒，胁肋胀痛，哭笑无常，舌暗，苔薄，脉弦。

治法：疏肝解郁。

方药：柴胡疏肝饮加减。柴胡、白芍、黄芩、枳实、青皮、枳壳各12g，郁金15g，白术、茯苓、川楝子各12g，胆南星6g，大黄6g（后下），太子参12g，白矾12g（冲服）。

心烦杂乱，加黄连、莲子心；耳鸣、遗精，加女贞子、知母、黄柏。

（6）心肾不交

症状：沉默不语，心中烦闷，悲伤欲哭，坐卧不安，夜不能寝，心悸健忘，头晕耳鸣，口舌生疮反复发作，腰膝酸软，双足发凉，舌红少苔，脉细数。

治法：交通心肾。

方药：黄连阿胶汤加减。黄连15g，黑附子6g（先煎1小时），干姜6g，白芍20g，阿胶9g，玄参15g，麦冬20g，石菖蒲12g，牛膝30g。

悲伤欲哭，加浮小麦；失眠，加炒枣仁。

（7）心胆气虚

症状：心悸，胆怯，善恐，多疑，幻听，幻觉，静而多言，舌淡，苔薄白，脉沉细无力。

治法：补心壮胆。

方药：甘麦大枣汤合温胆汤加减。甘草9g，淮小麦30g，党参30g，茯苓12g，陈皮12g，半夏15g，大枣3枚，枳实6g，远志12g，酸枣仁30g。

胆怯，加五味子、合欢皮。

2. 针刺疗法

（1）主穴

合谷、太冲、内关、丰隆、地仓、气海、心俞。

（2）随证配穴

痰气交阻：取太冲、丰隆、内关、大陵、足三里。太冲、丰隆，采用强刺激泻法；内关、大陵、足三里，用补法。每日 1 次，每次留针 30 分钟，间隔 10 分钟行针 1 次，15 次为 1 疗程。

痰火内扰：取大陵、委中、水沟、印堂，强刺激泻法。每日 1 次，每次留针 20 分钟，间隔 5 分钟行针 1 次，10 次为 1 疗程。

气滞血瘀：取膈俞、血海，用泻法。留针 20 ～ 30 分钟，间隔 5 分钟行针 1 次，10 次为 1 疗程。

肝肾阴虚：取太溪、肾俞、百会、肝俞、太冲，用轻刺激泻法，余穴均用补法。留针 20 ～ 30 分钟，间隔 5 分钟行针 1 次，10 次为 1 疗程。

3. 心理康复

支持性心理治疗，即治疗者对患者用指导、劝解、鼓励、安慰和疏导的方法来支持和协助患者处理问题，帮助其适应所面对的现实环境，度过心理危机。当残疾发生后，患者处于焦虑、易怒、恐惧、郁闷和悲观之中，治疗者给予保证，对改善患者情绪和康复是十分有益的。治疗者应倾听患者陈述，协助分析患者发病及症状迁延的主、客观因素，应把患者康复的结局实事求是地告诉患者，并告诉患者从哪些方面努力才能实现愿望。

（1）认知疗法

心理障碍的产生是由于错误的认知，而错误的认知导致异常的情绪反应（如抑郁、焦虑等）。通过挖掘，发现错误的认知，加以分析、批判，代之以合理的、现实的认知，就可以解除患者的痛苦，使之更好地适应现实环境。对慢性病患者，要让他接受疾病存在的事实，用“既来之，则安之”的态度去对待，既不要自怨自责，更不要怨天尤人。要看到适应能力可通过锻炼而改善，且能使器官功能处于一种新的动态平衡，从而更好地执行各种康复措施。激发其奋发向上的斗志，积极主动地克服困难，争取各项功能的最佳康复。家庭对患者关心、和善、支持、谈心等，可减轻患者的心理负担，提高自尊心，减少自卑感、耻辱感，可促使疾病早日康复。

（2）音乐疗法

中医认为，角、徵、宫、商、羽五音分别通人体的五脏。古代医家认为，悦耳、适宜的音乐能直接调整内在脏器的功能。《红炉点雪》一书中提到，“歌咏所以养性情，舞蹈所以养血脉”。说明音乐是调养性情的有效措施。有学者报道，医生处理“境遇性疾患”的患者时，要转移患者的爱好，鼓励患者发展其他方面的爱好或技能（如体育、业余爱好等），特别是对于那些空闲时间比较多的患者。事实上，这也体现了情趣疗法的旨趣。近年来，国内外流行的音乐、艺术、书画、戏剧、赏鱼、垂钓、旅游等都是很好的疗法。

（3）捕捉幻物法

本法是当患者幻视时，令其捕捉幻物的疗法。《名医类案・癫狂心疾》中记载：一人患心疾，见物如狮子，伊用先生教以直前捕之，见其无物，久久自愈。此患者因患病而生幻觉，医生让患者捕捉，却无此物，使患者在捕捉过程中通过重新学习，自我调整，矫正变态心理，其病得以自愈。

（4）行为诱导法

对患者进行行为诱导，以矫正变态行为，名为诱导法。一妇人不欲食，张从正令“其旁常以两个能食之妇，夸其食美，其妇亦索其食，而为一尝之。不数日，怒减食增，不药而瘥”。此以能食之妇，夸其食香味美，借以诱导病妇，引起食欲，故食增而病愈。《医部全录》中还有让患者闻煮牛肉时散发的香味以诱导食欲的记载。

典型病例

李某，女，47岁。患者在单位闹矛盾后，出现整天沉默，不与人言，时而喃喃自语，渐至狂躁郁怒，胁肋胀痛，哭笑无常，双目呆滞，舌苔白腻，脉滑。诊断为精神分裂症。

辨证：脾虚肝郁，痰蒙心神。

治法：健脾解郁，醒脑开窍。

方药：柴胡12g，香附12g，白术30g，半夏9g，郁金9g，枳实9g，茯苓30g，百合30g，党参20g，竹茹9g，山药30g，青礞石15g，石菖蒲15g，天竺黄12g，甘草6g，大枣7枚。

取穴：四神聪透百会、大椎、心俞、肝俞、太冲、足三里、丰隆、内关、合谷。

操作：太冲、肝俞、丰隆，用泻法；其余穴位用平补平泻法。留针30分钟，每日治疗1次，10天为1疗程，并配合心理治疗。

治疗10天后，患者睡眠好转，可以和周围人说笑。治疗20天后，病情基本好转。巩固治疗6个疗程后，基本病愈。随访1年，未见复发。

十五、抑郁症

抑郁症是一种常见的心理疾病，以情绪低落为主要特征，常唉声叹气，易受伤害，流泪或愁容满面，有轻生念头，性欲减退，心情抑郁，注意力不集中，思维和反应迟钝，自责自罪，严重时可有自杀的想法和行为，伴有失眠早醒，食欲不振，体重减轻，困倦乏力，头痛头晕等。中医虽无“抑郁症”的病名，但根据抑郁症的主要表现（如心情抑郁、情绪低落、失眠纳呆、易悲易哭、胁肋胀痛等），可归于中医“郁证”“癫证”的范畴。

（一）病因病机

1. 遗传因素

抑郁症患者有精神病家族史者可达30%，若父母中有一人患抑郁症，则孩子患该病的机会增加10%。在孪生子中，这个数值还要增大。即血缘关系愈近，患病率愈高。

2. 生化代谢异常

由大脑中5-羟色胺的含量过低及单胺神经递质的缺乏或相对缺乏所致。氨基丁酸是脑内最重要的抑制性神经递质，各种激素可引起心境高涨或低落，这使人们想到神经内分泌与抑郁症之间可能有关系。

3. 社会环境因素

如离婚、重病、贫穷或屡遭不幸、亲人病故、失业、重大经济损失等，均可导致抑郁症的发生。

4. 自身的素质因素

性格内向、自信心差，会使心理应激事件的刺激加重，并干扰个人对事件的处理，还有身体状况（如中风、心脏病发作、癌症、慢性疼痛、糖尿病、激素紊乱、晚期疾病、传染病或妇女产后等）也可导致抑郁症的发生。

中医认为，因郁怒、思虑、悲哀、忧愁七情之所伤，导致肝失疏泄，脾失运化，心神失常，脏腑阴阳气血失调，进而导致本病的发生。初病因气滞而夹湿痰、食积、热郁者，则多属实证；久病由气及血，由实转虚，如久郁伤神，心脾俱亏，阴虚火旺等，均属虚证。

（二）诊断要点

1. 心境低落

患者情绪低沉，苦恼忧伤，兴趣索然，感到悲观失望，痛苦难熬，无望感，大有度日如年、生不如死之感、无助感和无价值感。部分患者的抑郁心境具有晨重夕轻的节律特点。更年期和老年患者的抑郁与焦虑情绪常混合存在，往往无故紧张恐惧，为自己的健康担心，或害怕自己和家庭成员发生不幸。

2. 思维缓慢

患者思维联想速度缓慢，反应迟钝，思路闭塞，言语减少，语速明显减慢，声音低沉，工作和学习能力下降。患者回答问题的反应十分迟钝，甚至数问不予一答。

3. 思维内容障碍

在情绪低落的影响下，患者自我评价过低，甚至有厌世之感。有强烈的自责自罪观念，无任何根据地认为自己成为家庭和社会的累赘。有的患者在躯体不适的基础上，易产生疑病观念，怀疑自己身患不治之症，抑郁严重时所见的疑病观念往往较荒谬，如罪恶妄想、疑病妄想等。

4. 伴随的心理症状

主要表现为焦虑、紧张、恐惧、烦躁不安，严重时表现为坐立不安，并伴有幻觉和妄想。严重者常伴有消极自杀的观念或行为，消极悲观的思想及自责自罪可萌发绝望的念头，并会促进计划自杀、自杀的行为。临床上还有睡眠障碍、心慌、胸闷、食欲减退、体重下降、便秘、性欲减退、阳痿、闭经、身体各部位的疼痛、乏力等表现。

（三）鉴别诊断

1. 神经衰弱

临床表现主要以兴奋与易疲乏为特征。抑郁症状不是首发症状，而是继发性症状，很少有兴趣减退、轻生观念、自我评价过低等表现。

2. 精神分裂症

尽管伴有抑郁症状，但常有特殊的思维障碍和症状，如幻觉和妄想。

3. 焦虑症

以焦虑症状为主。

（四）治疗

1. 中医辨证

（1）肝气郁结

症状：精神抑郁，多愁善感，悲观厌世，情绪不稳，唉声叹气，两胁胀满，腹胀，腹泻，身倦纳呆，舌淡红，苔薄白，脉弦细。

治法：疏肝理气。

方药：柴胡疏肝散加减。柴胡 12g，白芍 15g，炒白术 10g，茯苓 20g，党参 20g，炙甘草 6g，郁金 10g，川楝子 10g，陈皮 10g，石菖蒲 24g，远志 20g，赤芍 20g。

（2）气滞血瘀

症状：情绪抑郁，心情烦躁，思维联想缓慢，运动迟缓，面色晦暗，胁肋胀痛，女子闭经，舌紫暗或有瘀点，苔白，脉沉弦。

治法：活血化瘀。

方药：血府逐瘀汤加减。桃仁 10g，红花 12g，当归 9g，赤芍 9g，牛膝 10g，生地 10g，枳实 9g，柴胡 12g，水蛭 3g，郁金 15g。

胁肋胀满，加香附、青皮；腹胀、纳差，加山楂、鸡内金。

（3）气郁化火

症状：急躁易怒，头痛、头晕，胸闷胁胀，口苦咽干，舌红，苔黄，脉弦数。

方药：加味逍遥散。当归 10g，白术 30g，黄连 6g，生栀子 10g，茯苓 15g，甘草 6g，白芍 30g，柴胡 6g，栀子 6g，丹皮 3g。

肝火明显者，加黄芩、龙胆草；肝火伤阴者，加麦冬、知母；失眠者，加酸枣仁、合欢皮。

（4）痰气郁结

症状：精神抑郁，胸部满闷，咽中似有物梗阻，咯之不出，咽之不下，苔白腻，脉弦滑。

治法：利气化痰。

方药：半夏厚朴汤加减。半夏、厚朴各 10g，茯苓 20g，佛手 10g，生姜 15g，紫苏梗 30g。

纳差，加砂仁、鸡内金；口苦，加黄芩。

（5）久郁伤神

症状：精神恍惚，烦躁不安，悲忧善哭，疲乏无力，喜怒无常，舌淡，苔薄白。

治法：养心安神。

方药：加味甘麦大枣汤。炙甘草 10g，浮小麦 30g，党参 12g，白术 12g，大枣 3 枚，香附、柴胡、郁金各 15g。

失眠，加合欢皮、柏子仁、酸枣仁、远志；大便干，加生首乌 6g。

（6）阴虚火旺

症状：情绪不宁，烦躁，易激惹，伴心悸，失眠多梦，五心烦热，口干咽燥，舌红少苔，脉细数。

治法：滋阴降火。

方药：知柏地黄丸加减。知母 10g，黄柏 12g，鳖甲 30g，熟地 30g，山萸肉 12g，泽泻 12g，山药 10g，丹皮 9g，茯苓 9g。

肝阳偏亢，加钩藤、天麻；口苦，加黄芩、龙胆草；失眠，加天冬、柏子仁。

2. 针刺疗法

（1）主穴

百会、印堂、大陵、膻中、人中、间使、后溪。

（2）随证配穴

肝气郁结，加上星、风府、太冲、肝俞、三阴交、膻中、大敦、风池、合谷；心脾两虚，加隐白、劳宫、上星、心俞、脾俞、足三里、三阴交、大椎；肝郁脾虚，加隐白、太冲、上星、肝俞、脾俞、三阴交、足三里；肝肾阴虚，加上星、内关、太冲、太溪、三阴交、肝俞、本神；痰气郁结，加丰隆、曲池、脾俞、天枢、足三里。

（3）操作

太冲、丰隆，用泻法；其余穴位用平补平泻法。5 分钟行针 1 次，留针 30 分钟，每日治疗 2 次。

3. 耳穴疗法

（1）取穴

心、神门、交感、皮质下、脑、肝、脾、肾。

（2）操作

用王不留行籽贴压耳穴，左、右耳交替使用，每周治疗 2 次，10 天为 1 疗程。

4. 走罐疗法

在大椎穴处，向下沿督脉至尾骶部走罐，上下推拉数次后，推拉旋转移至背腧穴，依次沿垂直方向上下推拉，以走罐部位皮肤充血，颜色变为紫红色，尤以局部出现紫色血瘀为最佳。每周治疗 3 次，3 周为 1 个疗程。

5. 心理康复

（1）识别自动性想法

自动性想法是介于外部事件与个体对事件的不良情绪反应之间的那些思想，大多数患者意识不到在不愉快情绪之前会存在着这些想法。在认识过程中，患者首先要学会识别自动性想法，尤其是那些在愤怒、悲观和焦虑等负性情绪之前出现的特殊想法。治疗师可以采用提问、指导患者想象或角色扮演来帮助其发掘和识别自动性想法。

（2）识别认知性错误

焦虑和抑郁患者往往采用消极的方式来看待和处理一切事物，他们的观点往往带有悲观色彩，与现实大相径庭。一般来说，患者特别容易犯概念性或抽象性错误。基本的认知性错误有任意推断、选择性概括、过度引申、夸大或缩小、全或无思维。大多数患者比较容易学会识别自动性想法，但识别认知性错误却相当困难。因此，为了识别认知性错误，治疗师应该听取和记下患者诉说的自动性想法及不同的情景和问题，然后要求患者归纳出一般规律，找出其共性。

（3）现实性检验

识别认知性错误以后，治疗师要鼓励患者将其自动性想法当作假设看待，同患者一起设计严格的现实性检验方案，检验并诘难这种假设，结果患者可能发现，在95%以上的调查时间里他的这些消极认知和信念是不符合实际的。

（4）摆脱注意

大多数抑郁和焦虑患者感到他们是人们注意的中心，他们的一言一行都受到他人的“评头论足”。如某一患者认为，他的服装式样稍有改变，就会引起周围每一个人的注意和非难，治疗计划要求他衣着不像以往那样整洁，然后沿街散步、跑步，记录发生不良反应的次数，结果他发现几乎很少有人会注意自己的言行。这样就会使患者逐渐摆脱自己是“注意中心”的概念。

（5）观察苦闷或焦虑水平

许多慢性焦虑患者往往认为他们的焦虑会一成不变地存在下去，但实际上，焦虑的发生是波动的。一旦认识到焦虑有一个开始、高峰和消退过程，人们就能够比较容易地控制焦虑情绪。因此，鼓励患者对自己的焦虑水平进行自我监测，促使患者认识焦虑波动的特点，增强抵抗焦虑的信心。这是认知治疗的一项常用手段。

（6）移情易性疗法

这是通过分散患者的注意力，或通过精神转移，改变患者内心虐恋的指向性，改变心志，以治疗由情志因素所引起疾病的一种心理疗法。《北史·崔光传》中说："取乐琴书，颐养神性。"吴师机的《理瀹骈文》中说："七情之病者，看书解闷，听曲消愁，有胜于服药者矣。"《灵枢·杂病》中有这样的记载，"哕，以草刺鼻，嚏而已，无息而疾迎引之，立已；大惊之，亦可已"。意思是说除"以草刺鼻"等方法外，可以用"大惊"的方法来治疗一般的呃逆不止，这就是一种转移注意力的心理治疗方法。又如，张子和治疗悲伤过度的患者，据其所好之事，如好棋者，与之棋，好乐者，与之笙笛勿辍。由于转移了患者的注意力，故收到良效。

（7）暗示解惑疗法

即意示疗法，是指采用含蓄、间接的方式，对患者的心理状态产生影响，以诱导患者接受医生的治疗性意见；通过语言等方式，剖析本质、真情，以解除患者的疑惑，从而治疗因情志因素所引起疾病的一种心理疗法。主要适用于由疑心、猜测所导致的幻觉、抑郁等病。

暗示解惑疗法主要使用语言来示意或借物示意。《道藏精华录》中记载：某犯被处于死刑，某医云无须显诛，可自然致之死地。因语囚徒云："以针刺汝手，俾血流尽则死期尽。随以布蒙其目，以绳缚其手，针刺其肤，以水滴盆中，使罪人信乎血流水。约三四时，罪犯死。"其实，囚犯并未被刺破血管放血。这便是消极暗示的实例。积极的暗示常可用于治疗。①语言示意，即巧妙运用语言暗示某些有关疾病的情况，使患者无意中加以了解，从而消除心因，树立起战胜疾病的信心，改善不良的情感状态。语言暗示不仅包括词句语言，而且还包括行为语言，如治疗者的神态、表情、动作等的暗示作用。若能巧妙而综合地加以运用，每可取得更为理想的疗效。②借物暗示，指借助于一定的药物或物品暗示出某些现象或事物，以解除患者心理症结的方法。安慰剂的作用就属于这一途径。进行此术的医家必须认清病情，谨慎从事，切不可令患者看出任何破绽，否则就难以收到理想的效果。

6. 单方验方

（1）灵芝 12g，代茶饮。

（2）把野菊花摘下，晒干，装入枕头。野菊花枕在头下，有一股清香味，使人感到舒适，有清头明目、镇静安眠的效果。

（3）百合 15g，五味子 10g，水煎服，每日 1 次。

（4）百合 10g，陈皮 12g，开水泡，代茶饮。

典型病例

张某，女，45 岁。主诉：胸闷，头昏脑涨半年。病史：因夫妻感情不和，半年前丈夫有外遇，患者受到沉重打击，愁眉苦脸，吃不香，睡不着，整天精神恍惚，胸胁满闷，整夜难眠，记忆力减退。舌淡，苔微黄，脉弦缓而涩。诊断为抑郁症。

辨证：肝气郁结。

治法：疏肝理气，安神定志。

方药：柴胡 10g，白芍 15g，百合 30g，竹茹 30g，五味子 6g，栀子 6g，炒枣仁 30g，枳实 12g，白术 10g，柏子仁 10g，香附 10g，丹参 10g，水煎服。服 7 剂后，配合针灸治疗。

取穴：百会、印堂、大陵、人中、间使、后溪、太冲、肝俞、三阴交、神门、太溪、内关。

操作：肝俞、三阴交、神门、太溪，用补法；大陵、间使、后溪、太冲，用泻法。

二诊时（治疗 1 周后），患者睡眠尚好，情绪稳定，食欲增加，二便通畅。心理医生用贝克认知疗法，按照患者因为婚姻矛盾、家庭破裂等出现的抑郁、悲观和绝望，考虑采取夫妻指导，家庭关系咨询协调，以及性心理等方面的心理治疗，解决处理婚姻和家庭问题，从而缓解抑郁症状。

巩固治疗 2 个月，病愈。半年后随访，未见复发。

十六、帕金森病

帕金森病，是一种常见的中枢神经功能障碍性疾病，主要影响中老年人，多在 60 岁以后发病。主要表现为患者动作缓慢，身体及四肢部分震颤，并失去了柔软性，变得僵硬，导致生活不能自理。本病属于中医“颤证”“颤振”“振掉”的范畴。

（一）病因病机

本病的病因大致有以下几个方面：①年龄老化：多在 60 岁以后发病。②环境因素：在环境中可能存在一些有毒的物质，损伤了大脑的神经元。③家族遗传性：有帕金森病患者的家族，其亲属的发病率较正常人群高一些。④遗传易感性：尽管帕金森病的发生与老化和环境毒素有关，但是并非所有的老年人或暴露于同一环境的人，甚至同样吸食大量神经毒素 1- 甲基 -4- 苯基 -1,2,3,6- 四氢吡啶（MPTP）的人都会出现帕金森病。

本病的病理变化为黑质、蓝斑和含黑色素的神经细胞减少，变性和空泡形成，细胞浆内有嗜酸性包涵体，神经胶质增生。多巴胺由黑质生成后，沿黑质纹状体通路运输至黑质纹状体束的神经末梢囊泡内。患者的黑质严重破坏，不能制造多巴胺，此通路的神经纤维变性，导致神经末梢的多巴胺不足。位于中脑部位“黑质”中的细胞发生病理性改变后，多巴胺的合成减少，抑制乙酰胆碱的功能降低，则乙酰胆碱的兴奋作用相对增强。此两种神经递质处于不平衡中，因为多巴胺的丧失，使纹状体失去了抑制作用，乙酰胆碱的兴奋性就相对增强。这一对神经递质的平衡一经破坏，就会出现震颤麻痹的症状。

中医认为，本病由年老精亏、情志过极、劳逸失当、瘀血阻络和气血亏虚所致。火邪在本病的发病中多与他邪夹杂。火可因肝肾阴亏，痰火内生；也可因痰湿内蕴而生痰火；气滞血瘀，日久化火；或情志内郁，五志化火；食积化火等。总之，本病的病机重点是本虚标实，标本之间密切联系，风、痰、瘀、火可因虚而生，诸邪又进一步影响阴血对筋脉的濡养。风、痰、瘀、火之间也相互联系，甚可互相转化。年老肾亏、年老精亏或房事不节，导致肾阴亏耗，肝木失于涵养；肝肾阴虚，肝阳亢盛而阳动化风，筋脉失却任持，随风而动，出现肢体颤抖摇动；情志过极，郁怒忧思，情志过用，脏腑气机失于调畅，化火生风，阴血耗伤，日久则气虚血少或气滞血瘀，筋脉失于濡养而颤动。

（二）诊断要点

1. 隐匿起病，逐渐进展，最先出现的症状为震颤或运动减少。

2. 震颤为静止性，随意运动时减轻。常始于手指，呈所谓的“搓丸样动作”。随着病程的进展，延及同侧下肢和对侧上、下肢。偶见下颌和唇、舌震颤。

3. 运动减少。一切动作都减少和变慢，特别影响表情动作和小肌肉动作。

（1）面容刻板，表情缺乏，双目凝视，呈所谓的“面具脸”。

（2）手指精细动作显笨拙，书写困难，字越写越小，称“写字过小症”。

（3）行走时手臂正常摆动消失，步伐小而前冲，不能及时止步，称“慌张步态”。

（4）说话缓慢，语音单调。

4. 肌强直。受累肢体的肌张力增高，在关节被动运动时，伸屈肌的阻力均匀性的增加，称“铅管样强直”，有时如齿轮转动，称“齿轮样强直”。由于全身肌肉强直，呈特殊姿态，即头前倾、背屈曲、四肢轻度屈曲和内收。

5. 部分患者有皮脂腺和汗腺分泌增多，少数有精神衰退以至痴呆。

6. 腱反射一般无特殊改变，无客观感觉障碍。

（三）鉴别诊断

1. 老年性震颤

开始时震颤仅在随意运动时发生，以后在静止时亦出现，震颤涉及头部、下颌、舌和肢体，可有痴呆的表现，不伴有肌强直。

2. 橄榄体脑桥小脑病变

临床表现为少动、肌强直，甚至静止性震颤，多伴有共济失调。

3. 家族性（原发性）震颤

常见于男性，有家族史。震颤于静止时轻微，随意运动时加重，影响的功能少，有时头部可出现点头样震颤。

4. 甲状腺功能亢进伴震颤

本病出现的震颤快速轻微而细小，仅限于两臂伸出时。同时伴有甲状腺功能亢进症的其他症状，如甲状腺肿大、眼球突出、心动过速、多汗等。

5. 多发性硬化

多为意向性震颤，仅在随意运动时发生，当接近目的物时加重。常伴有眼震和其他神经体征。

（四）辅助检查

1. 血常规、生化、脑脊液常规检查均正常。

2. 脑 CT、MRI 检查无特殊改变，部分患者可见黑痣变薄或消失。

3. 用 18F–6– 氟左旋多巴正电子发射计算机断层显像（PET）检查发现，纹状体内多巴胺合成和储蓄的能力下降。

（五）治疗

1. 中医辨证

（1）肝气郁滞

症状：手指呈“搓丸样”动作，肢体疼痛不移，屈伸不利，胸胁胀满不适，嗳气纳差，夜寐欠佳，大便不爽，舌红，苔薄，脉弦细。

治法：行气活血，通络息风。

方药：镇肝息风汤加减。羚羊角 3g，天麻 15g，全蝎 10g，僵蚕 12g，钩藤 15g，白蒺藜 30g，白芍 30g，丹参 10g，当归 10g，赤芍 6g，红花 9g，地龙 12g，乳香 6g，木瓜 12g，鸡血藤 30g，穿山甲 6g。

（2）肝肾阴虚

四肢震颤，或见头摇颤，日久不愈，拘急强直，表情呆板，头晕目眩，记忆力下降，耳鸣，视物模糊，腰膝酸软，肢体麻木，五心烦热，大便秘结，啼笑无常，言语失序，甚至幻听、幻觉，纳差，神疲，舌红，苔少，脉弦细。

治法：补益肝肾，滋阴息风。

方药：大定风珠加减。生白芍、全蝎各6g，蜈蚣2条，制首乌6g，枸杞子12g，阿胶6g，生龟甲30g，麻仁12g，五味子9g，生牡蛎30g，麦冬12g，炙甘草6g，山茱萸12g，生地、熟地各12g，生鸡子黄1枚。

（3）痰浊壅滞

症状：四肢震颤，麻木，头摇而动，头痛头晕，胸胁满闷，善怒心烦，纳差，腹胀，便秘，夜寐欠佳，舌淡，苔白，脉弦滑。

治法：燥湿化痰，理气除烦。

方药：导痰汤加减。半夏10g，天麻20g，天南星12g，僵蚕10g，白术30g，枳实6g，茯苓20g，橘红10g，甘草6g，竹沥12g，郁金12g，蜈蚣1条，丹参12g，赤芍6g。

（4）气滞血瘀

症状：肢体震颤，麻木不仁，僵直，刺痛，头晕，急躁易怒，纳差，口干，夜寐欠佳，舌紫暗或有瘀斑，苔薄腻，脉涩。

治法：理气活血，化瘀通络。

方药：复元活血汤加减。柴胡10g，天花粉10g，当归12g，穿山甲12g，桃仁10g，红花9g，僵蚕12g，威灵仙12g，熟地10g，生地12g，川芎15g，黄芪24g，白术10g，天麻12g，防风10g。

（5）气血亏虚

症状：肢体震颤，缠绵不愈，心悸怔忡，多思多虑，眩晕健忘，视物模糊，面色萎黄，纳差，腹胀，神疲乏力，舌淡胖，苔白，脉细弱。

治法：补气养血。

方药：养荣定颤汤加减。人参10g，黄芪15g，当归6g，白芍20g，熟地15g，白术30g，桂心6g，茯苓10g，炙甘草6g，天麻10g，钩藤12g，全蝎6g，羚羊角3g，丹参12g，鸡血藤30g。

（6）气虚血瘀

症状：肢体震颤日久，震颤较重，颈项拘强，肢体拘紧，活动不利，行走慌张，伴头晕眼花，面色苍白，体倦乏力，少气懒言，心悸少寐，舌胖而有齿痕，舌暗淡而有瘀点，脉沉细无力。

治法：益气养血，活络息风。

方药：定振丸（《证治准绳》）加减。黄芪 30g，党参 20g，当归 12g，木瓜 12g，伸筋草 12g，白芍 30g，熟地 20g，川芎 6g，何首乌 12g，黄精 15g，杜仲 9g，怀牛膝 30g，桑寄生 15g，全蝎 3g，路路通 12g，玄胡索 9g，姜黄 9g，威灵仙 12g。

（7）脾虚失运，痰湿内蕴

症状：肢体震颤，屈伸不利，颈背拘急，伴胸闷脘痞，泛恶欲呕，痰多流涎，舌体胖大，苔厚腻，脉弦滑。

治法：化痰利湿，息风潜阳。

方药：香砂六君子汤合天麻钩藤饮加减。白术 30g，云苓 15g，党参 20g，陈皮 9g，石菖蒲 12g，郁金 10g，半夏 9g，胆南星 6g，枳实 6g，竹茹 30g，天麻 12g，钩藤 12g，怀牛膝、黄芩、僵蚕各 10g。

（8）营卫失调

症状：四肢震颤挛缩，手不持物，足难步履，伴恶寒发热，头痛，自汗畏风，鼻流清涕，周身困倦，项背拘急，舌淡红，苔薄白，脉浮缓。

治法：调和营卫，濡润经脉。

方药：桂枝加葛根汤加减。桂枝 6g，甘草 6g，生姜 6g，葛根 20g，白芍 12g，独活 10g，片姜 6g。

表虚自汗不止者，加黄芪 30 ～ 60g，防风 9g；表证除而震颤不止者，加全蝎、蜈蚣、天麻以息风。

（9）肝风内动

症状：肢体震颤强直，动作不利，表情呆板，伴胸闷不舒，喜叹息，情怀不悦，肢体酸痛乏力，健忘多梦，舌淡红，脉弦细。

治法：疏肝养血，止痉平颤。

方药：息风定颤汤加减。天麻 30g，钩藤 12g，全蝎 9g，蜈蚣 1 条，生龟甲 30g，生鳖甲 20g，生地 12g，麦冬 12g，阿胶 9g，白芍 20g，女贞子 12g，知母 9g，黄柏 6g。

（10）风痰上扰

症状：肢体震颤，兼有麻木，胸胁满闷，心烦口腻，头晕昏重，目眩耳鸣，舌苔白腻，脉弦滑。

治法：祛风涤痰。

方药：导痰汤加减。陈皮10g，半夏10g，茯苓10g，益智仁15g，石菖蒲8g，胆南星6g，竹沥10g，郁金10g，天竺黄20g，天麻10g，当归12g，大黄6g，全蝎12g。

2. 针刺疗法

（1）方法1

主穴：四神聪透百会、气海、列缺、神庭、曲池、外关、太冲。

配穴：气血不足，加足三里、中脘、合谷；肝肾阴虚，加太溪、三阴交、复溜；痰热动风，加阴陵泉、曲池、丰隆。

操作：用平补平泻法。

（2）方法2

主穴：大椎、肝俞、肾俞、脾俞、风池。

配穴：智力低下，加智三针（神庭穴各旁开5寸）；语言障碍，加通里、哑门；偏风火伴眩晕，加太冲；舌红，苔黄，脉弦紧，加合谷、胆俞、曲池；偏痰火伴心烦易怒，目赤，加曲池、内庭、丰隆；偏瘀血伴头痛胸闷，舌暗，苔薄，脉细涩，加血海、内关；偏肝肾阴虚，面色㿠白，舌红少苔或光滑无苔，加太溪、三阴交。

操作：用平补平泻法。合谷、曲池、丰隆、内关，用泻法；太溪、三阴交，用补法。均留针30分钟，隔日治疗1次，10次为1疗程。

（3）方法3

主穴：风池、足三里、少海、后溪、太冲、三阴交。

配穴：流涎者，加地仓、承浆；自汗者，加合谷、复溜；肝肾阴虚者，加肝俞、肾俞、太溪、列缺、照海；气血不足者，加足三里、脾俞、气海、关元；风痰阻络者，加天枢、丰隆；瘀血者，加血海、地机。

操作：用平补平泻法，可根据病情施行补泻手法。

3. 耳穴疗法

（1）取穴

①方法1：脑干、神门、枕、颈、肘、肩、膝；②方法2：神门、脑干、下屏尖、肝、心、肾；③方法3：皮质下、内分泌、肝、肾。

（2）操作

用王不留行籽贴压耳穴，每次 2 ～ 4 穴，3 天更换 1 次。

4. 按摩疗法

（1）方法 1

点按百会、风池、大椎、肝俞、太冲等穴。气滞血瘀者，点按膈俞、天枢、血海、阳陵泉；肾阳虚者，点按肾俞、涌泉、太溪、关元；烦躁不安者，点按内关、神庭、印堂；中气虚者，点按腹结、照海。手法有㨰法、推法、拿法、按法、揉法、扳法、摇法、拔伸法、叩击法等。每天治疗 1 次，10 次为 1 疗程。

（2）方法 2

肝风内动者，按揉风池、风府，拿五经，掌根击百会，拳背击大椎、腰阳关，再揉太阳，分推坎宫，开天门。智力障碍者，掐揉头维、四神聪、百会、肾俞、肝俞、脾俞，横擦前胸、肩背、腰部，再拿捏肩井，按揉极泉。摇肩抖肘者，按揉血海，掐揉太冲，屈伸髋膝。

（3）方法 3

点按百会、印堂、膻中、气海、关元、足三里、三阴交、太溪、太冲各 1 分钟。㨰督脉经穴，共治疗 5 次。

5. 康复治疗

（1）首先是患者的主动性放松训练，即缓慢的、刻板的肢体和躯干的放松运动训练。例如，对于轻、中度病情的患者，训练中应反复要求在站立、行走时放松，缓慢“正步走”，即抬头挺胸、伸直并高抬腿。对上肢和躯干也应采取缓慢、持续的刻板运动训练。

（2）进行放松的呼吸训练。在灯光较暗的安静场所，让患者微闭双眼，全身尽可能地放松，然后进行缓慢的腹式呼吸运动。

（3）关节活动度范围内的主动和被动训练应是患者每天必不可少的康复训练项目。对于痉挛的肌肉使用神经生理学方法进行治疗，如应用本体感觉神经肌肉促进技术有时会取得良好的肌肉松弛效果。

（4）在日常生活中，鼓励患者做自己力所能及的日常生活活动。如进行身体移动和转移的训练、平衡功能的训练、步态的训练、日常生活活动能力的训练等。并根据患者的实际情况，把日常生活活动的某些内容简化，如衣服要宽大、易穿脱，尽量不穿套头衫，尽量不穿需系鞋带的鞋或软橡胶底的鞋子。

6. 食疗

（1）天麻25g，何首乌6g，鲜鲤鱼600g，将药放入鱼腹中，置于盆内，加葱、姜少许，再加适量清水，上笼蒸约30分钟。食肉喝汤，隔日1剂。

（2）核桃仁15个，鸽子1只，放入锅中，置于盆内，加葱、姜少许，再加适量清水，用小火煎煮10分钟。每日食用2次，食肉喝汤，隔日1剂。

（3）枸杞子50g，鸡脑数具，放入容器中，加水适量，放入适量姜、葱、食盐、料酒，隔水炖熟，食用时入味精即可，分2次吃。

典型病例

李某，男，65岁。主诉：双手震颤2年。病史：患者2年前出现左手轻微颤抖，逐渐发展至双手震颤抖动，呈捻药丸状，伴面部汗出涔涔，难以自持。双手指不能自如伸直，书写困难，紧张时加重，入睡则止，醒后继发，食欲尚可，小便黄，大便秘结。舌体颤动，略显薄瘦，舌微红而少津，苔薄白，脉沉弦而细。

辨证：肝肾阴虚，阳亢风动。

治法：滋补肝肾，育阴潜阳，镇肝息风。

方药：大定风珠加减。生龙骨30g（先煎），生牡蛎30g（先煎），制鳖甲30g（先煎），炙龟甲30g（先煎），肉苁蓉10g，熟地30g，制首乌9g，枸杞子30g，生鸡子黄、阿胶（烊化）、天麻、天冬、钩藤、知母、木瓜各10g，生白芍15g，豨签草15g。水煎服，每日1剂，分2次服。

上方服30剂后，稍作加减配成丸剂，每日服3次，每次6g，长期服用，配合针灸治疗。

取穴：四神聪透百会、气海、列缺、神庭、合谷、外关、足三里、中脘、合谷、三阴交、复溜、太溪。

操作：用平补平泻法。

治疗3个月后病情好转。随访2年余，患者病情稳定，自述感觉良好。

十七、小儿脑积水

小儿脑积水，指先天和后天颅脑疾病引起颅腔内脑脊液异常增多，并在脑室系统或蛛网膜下腔积聚，并有颅内压增高者。因胎儿颅脊部先天性疾病或发育畸形引起的脑积水称“先天性脑积水”，因后天颅脑疾病引起者称“后天性脑积水”。本病属于中医“解颅”的范畴。

（一）病因病机

1. 先天性脑积水

由胎儿颅内炎症、产伤引起蛛网膜下腔出血等导致的脑池、蛛网膜下腔及蛛网膜粘连堵塞所致。因脑池先天性发育不良、脑络丛组织增生等原因引起脑脊液的流通在脑室内或在第四脑室出口处受梗阻时，脑室与脊髓蛛网膜下腔互不相通而产生脑室内积水，称“阻塞性脑积水”。

2. 后天性脑积水

因颅内炎症、外伤（蛛网膜下腔出血）、颅内占位性病变（如肿瘤、寄生虫、血肿等）引起脉络丛分泌异常，脑脊液的流通由于颅底脑池、蛛网膜下腔的炎症粘连或硬脑膜内静脉窦血栓形成所致的脑脊液吸收过少而积水，称“交通性脑积水”。

中医认为，导致本病的发生有先天因素和后天因素：①先天因素：父母高龄得子，小儿禀赋不足，肾气亏损，精气已衰。脑为髓海，肾虚不能生髓主骨，以致颅囟晚合，颅骨解开，头路增大。②后天因素：外感时邪，首先犯脑，邪气不解，郁久化热，热毒壅滞，炼液成痰，壅阻于脑，脑络阻塞，血运不畅。水饮停聚积而久者，头颅增大，颅缝开解，为实邪引起。

（二）诊断要点

1. 婴儿出生后 3 ～ 6 个月起，头颅逐渐膨大，与身体其他部位不成比例；囟门膨出，张力增高；囟门扩大，颅缝分离；颅首变薄，额部向前凸出，面部呈倒立的三角形；眼睑下旋，巩膜上部露出（落日征）；头颅叩击有破壶声，头颅巨大，颈软，不能抬头。

2. 重者可伴有大脑功能障碍，表现为癫痫、视神经萎缩、视力及嗅觉障碍、眼球震颤、斜视、语言障碍、智能障碍、肢体瘫痪等。

3. 由于婴儿头颅呈代偿性增大，因此头痛、呕吐及视盘水肿均不明显。

（三）辅助检查

CT 扫描提示：脑皮质变薄，脑组织面积减少，脑室扩大。

（四）鉴别诊断

1. 硬膜下血肿或积液

头颅增大，颅骨变薄，但常伴有视盘水肿，CT 扫描可以鉴别。

2. 佝偻病

额骨和枕骨突出，呈方形颅，全身骨骼异常，无颅内压增高症状。

3. 积水性无脑畸形

CT 扫描提示，除在枕区外无脑皮质，还可见突出的基底节。

4. 巨脑畸形

头颅较大，无颅内压增高症状，CT 显示脑室大小正常。

（五）治疗

1. 中药辨证

（1）肾气亏虚

症状：头颅逐渐膨大，囟门膨出、扩大，颅缝分离，颅首变薄，额部向前凸出，智力障碍，语言不清，肢体软瘫无力，面色㿠白，舌淡胖，苔薄白，脉沉弱。

治法：补肾健脑利水。

方药：地黄丸加减。山药 6g，熟地 6g，茯苓皮 5g，丹皮 3g，杜仲 6g，党参 3g，补骨脂 6g，路路通、何首乌各 3g，甘草 3g。

（2）脾虚水泛

症状：头颅增大，颅缝开解不合，头皮光亮，叩之呈破壶音，目珠下垂如落日状，目无神采，面色㿠白或萎黄，形体消瘦，食欲不振，大便稀溏，小便短少，舌淡，苔白。

治法：补脾利水。

方药：附子理中汤合五苓散加减。附子3g，白术6g，茯苓6g，桂枝3g，制桑白皮3g，生姜皮6g，大腹皮6g，车前子6g，甘草3g。

气血两虚者，加黄芪、当归，以益气养血；腹胀者，加木香、砂仁，以宽中理气。

（3）热毒壅滞

症状：头颅逐渐增大，颅缝开解，头皮光急，青筋暴露，囟门高突，双眼斜视，发热，气促，面赤心烦，唇红，大便干结，小便短赤，舌红，苔黄。

治法：清热解毒，利湿通络。

方药：小陷胸汤加减。黄连3g，黄芩6g，大黄2g，山栀子3g，半夏6g，连翘6g，瓜蒌3g，丹皮6g，川芎6g，薄荷6g。

惊厥者，加羚羊粉、钩藤，以平肝息风；大便秘结者，加火麻仁、郁李仁，以润肠通腑。

（4）肾阴亏虚

症状：头颅宽大，斜视，头痛，五心烦热，口干，舌红少苔，脉细数。

治法：滋阴清热。

方药：麦味地黄汤加减。熟地6g，山萸肉6g，山药9g，丹皮6g，麦冬10g，五味子6g，龟甲6g，女贞子9g，旱莲草3g，黄柏3g。

烦躁者，加莲子心；呕吐者，加陈皮；头痛甚者，加羌活。

2. 针刺疗法

（1）主穴

四神聪、太溪、水泉。

（2）配穴

脑积水合并语言障碍，加哑门、金津、玉液、神门透通里；抽搐，加印堂、人中、申脉、后溪、太冲；伴意识障碍及情绪抑郁，加神庭、足三里；喉中痰鸣，痰涎壅盛，加中脘、丰隆；四肢不温，加气海、命门、关元；智力低下，加智三针、神门、太溪。

（3）操作

根据辨证用补泻手法。每天1次，治疗10天，休息7天，2个月为1个疗程。肢体瘫痪配合肢体功能训练，语言障碍、心理障碍配合按摩，方法可参考小儿脑瘫。

3. 艾灸疗法

（1）主穴

百会、内关、太溪、足三里、肾俞。

（2）配穴

脑积水致颅内压增高，加太冲、曲池、足临泣、三阴交；肘关节活动受限，加曲池、天井、小海；腕关节活动受限，加阳池、阳溪、阳谷；膝关节屈伸不利，加膝眼、膝阳关、阴陵泉、阳陵泉、委中；小便失禁，加百会、水分、小肠俞、肾俞、神阙、关元、中极、命门、三焦俞；抽风，加百会、印堂、涌泉。

（3）操作

钩藤、蝉蜕、艾叶、灯心草各等分，将上药研成细末，做成艾炷。四肢瘫痪者，灸相应的华佗夹脊穴。若肾气亏虚，取吴茱萸、灯心草、艾叶；脾虚水泛，取肉桂、生姜皮、路路通、艾叶等。每次灸3～6个穴，每穴灸3壮，每日1次，10天为1个疗程。肢体功能障碍、语言障碍、心理障碍配合按摩，方法可参考小儿脑瘫。

4. 单方验方

（1）僵蚕、蝉蜕、瓜蒌仁各6g，姜黄、生大黄、杏仁、厚朴、藁本、瓜蒌皮各3g，每剂服2天，每日3～4次，空腹服。用于脾虚水湿上泛、壅阻脑络者。

（2）葫芦90g，天南星、路路通、桂枝、白芷、桑白皮、羌活各30g，共研细末。每次取 6g，以猪胆汁调匀，摊于纱布上，按颅裂部位外敷，外以纱布包扎，干则润以淡醋，3 日 1 换。用于治疗各型解颅。

（3）麻黄、王不留行、葶苈子各等分，研粉，调茶叶水，外敷头部，每日 1 次。

典型病例

陈某，男，2 岁。患儿因难产窒息，1 岁时不会翻身，不能站立，不能行走，CT 示双侧脑室扩大、脑积水，诊断为“小儿脑积水”。曾输过脑活素等药物。现症：头颅增大，颅缝开解不合，头皮光亮，目珠下垂如落日状，目无神采，面色㿠白或萎黄，形体消瘦，坐不稳，不会爬，不能站立及行走，握物不能，食欲不振，大便稀溏，小便短少，舌淡，苔白。

辨证：脾虚水泛。

治法：补脾利水。

方药：五苓散加减。白术 6g，茯苓 6g，桂枝 3g，大腹皮 3g，车前子 3g，甘草 3g，葶苈子 3g，薏苡仁 6g，共研细末。每次服 3g，每日 3 次。配合针灸、推拿、理疗、功能训练。

治疗半年后，患儿可自行爬，可扶站，右手可抓物。治疗 1 年后患儿能走路。

十八、小儿脑瘫

小儿脑瘫是指出生前到出生后 1 个月内，各种原因所致的非进行性脑损伤。主要表现为中枢性运动障碍及姿势异常，并伴有智力低下、癫痫、视力、听力、语言、行为等异常，是小儿时期常见的一种伤残病。本病属于中医“五迟”“五软”“五硬”“痴呆”“痿证”等范畴。

按受损的部位分为 7 类：①四肢瘫：四肢及躯干受累，上、下肢严重程度类似。②双瘫：双下肢受累严重，上肢及躯干较轻。③截瘫：双下肢受累严重，上肢及躯干正常。④偏瘫：双侧肢体及躯干受累，上肢受累明显。⑤双重瘫：四肢均受累，但双下肢较重。⑥三肢瘫：三个肢体都受累。⑦单肢瘫：单个肢体受累。

按症状可分为5种类型：①痉挛型：主要特点是肌张力增高，关节运动范围变窄，运动障碍，姿势异常。由于屈肌张力增高，多为大关节屈曲、内收，上肢表现为手指关节掌屈，拇指内收，四肢呈鸡爪样，腕关节屈曲，前臂旋前，肘关节屈曲；下肢表现为尖足，足内翻或足外翻，膝髋等关节屈曲，大腿内收肌痉挛，行走时足尖着地，呈尖刀步。②手足徐动型：表现为难以用意志控制的全身性不自主运动，不协调及无效运动，安静时动作异常，面部肌肉痉挛，发音、构音等器官肌肉运动受累，常伴有流涎、吞咽困难、语言障碍。③肌张力低下型：表现为肌张力低下，四肢呈软瘫状，自主运动少，仰卧位时四肢呈外展外旋位，状似仰翻的青蛙，抗重力运动困难，分离运动困难，发育不均衡，肌张力不平衡，俯卧位时头抬不起来。④混合型：某两种类型或某几种类型的症状同时存在，以痉挛型和手足徐动型症状同时存在多见。⑤共济失调型：临床较少见，以四肢震颤为主，眼球震颤，步态不稳，呈醉酒步态，肌张力下降，腱反射正常，指鼻实验阳性，病情稳定。

（一）病因病机

小儿脑瘫多由以下因素所致：①生前因素：母体因素，孕期大量吸烟、喝酒，妊期感染，高血压，糖尿病，先兆流产，胎儿发育畸形，外伤，中毒，胎儿期缺氧缺血，母体营养障碍等。②出生时期：羊水阻塞、脐带绕颈、难产窒息、胎盘早剥等。③产后因素：核黄疸、缺氧、早产、颅内出血等。

脑缺氧是本病的主要发病机理。缺氧、缺血引起大脑皮层神经细胞变性坏死、纤维化，导致大脑传导功能失常，可使发育中的脑髓鞘形成不全。缺血后白质受损，大脑皮质萎缩，脑沟回增宽，皮质下白质疏松，形成脑积水。由于脑缺氧导致谷氨酸毒性增高，神经细胞突触受损，神经细胞数目减少，呈退行性病变，神经突触数量减少，影响神经元之间的信息传导。核黄疸引起基底节对称性异常脑髓鞘形成过多，称为大理石状态。

由于受损的部位不同，痉挛型的病理改变主要是大脑皮层锥体束损伤；手足徐动型的病理改变在锥体系，胆红素增高而引起基底节受损；共济失调型的病理改变主要在小脑；肌张力低下型的病理改变主要是脑发育不良。

中医认为，脑为髓之海，脑髓充实，神明方能清明；肾藏精，主骨髓，充脑海，肾精不足，无以养骨生髓，则脑海空虚，骨槁肢削，强直变形；肝主筋，肝血不足，筋失所养，筋强不柔，则肢体强硬，张而不弛；脾主运化升清，生化气血，主四肢肌肉，为后天之本，脾气不足，肉失所养，则肌肉痿弱，肢体软瘫。

（二）诊断要点

1. 运动发育落后或异常

运动发育落后表现在粗大运动和精细运动两方面，正常儿童随着月龄和年龄的增加，每一年龄段的运动发育会遵循一定的规律而达到一定水平。粗大运动方面，3 个月俯卧位时能抬头；4 ～ 5 个月时能主动伸手触物，两手能在胸前相握，能在眼前玩弄双手；6 ～ 7 个月时会独自坐而不跌倒；8 ～ 9 个月时会爬，双上肢或双下肢交叉；1 岁时能独自站立；1 岁～ 1 岁半时能行走。精细运动方面，可通过手的握持进行判断。如新生儿是握持反射，3 个月是尺侧握，5 个月是手掌握，6 ～ 7 个月是桡侧掌握，8 个月是桡侧手指握，10 个月以后可完成抓握动作。脑瘫患儿的运动发育不能按照正常的规律达到上述同一年龄段运动发育的水平。

2. 肌张力异常

不同年龄的脑瘫患儿肌张力表现不同，痉挛型、手足徐动型、脑瘫早期肌张力多不增高或减低，随着年龄的增加，出现静止时无明显增高，有意识活动时则增高。正常 6 个月内小儿肌张力降至正常，痉挛型脑瘫患儿的肌张力逐渐增高，通过肢体的被动运动、屈曲、伸直、旋前、旋后了解肌张力。通过观察手和足关节的活动范围判断肌张力，关节活动范围大，说明肌张力低，反之，肌张力增高。小儿上肢可通过“围巾征”、股角、足跟触耳试验、足背屈角、牵拉试验等进行判断。手足徐动型脑瘫儿在 1 岁内无肌张力的改变，随着年龄的增加，肌张力均增高，表现为“铅管状”或“齿轮状”。共济失调型脑瘫儿的肌张力多不增高或可能降低。

3. 姿势异常

脑瘫患儿的异常姿势多种多样，与肌张力异常和原始反射延迟消失有关。姿势是无意识的、稳定的、表现一定的位置关系，反映肌张力及中枢神经系统的状态。脑瘫患儿俯卧位时主要表现为臀高头低，不能抬头或抬头困难，四肢屈曲，上肢不能支撑躯干，双上肢内收、内旋、屈曲、手握拳，双下肢伸直；仰卧位时可能出现非对称性紧张性颈反射，肌张力增高，头后仰，下肢伸直，有时甚至呈角弓反张位。另外，非对称性紧张性颈反射表现为当头转向一侧时，枕部一侧的上肢及下肢呈屈曲状，下肢伸直，角弓反张，肌张力低下时可能呈青蛙状，并且持续的时间延长（正常小儿 4 ～ 5 个月时消失）。

由仰卧位牵拉成坐位，正常儿童 4 ～ 5 个月时头明显不能后垂，双上肢能主动屈曲；脑瘫患儿可表现为躯干拉起，但头后垂一侧伸直。足跖屈，双下肢均伸直，伴足跖屈手。手足徐动型脑瘫的主要损伤部位是锥体外系，表现为难以用意志控制全身性不自主运动，颜面肌肉、舌肌及发音器官肌肉运动受累，脊柱背屈。直立悬空位时，双下肢内悬，伸直尖足，两腿交叉呈尖刀腿状；直立位时，头、脊柱、足跟往往不能保持一条垂直线，髋腰部侧弯，或表现为双大腿内旋，膝半屈，下肢呈 X 形，足尖着地。

4. 反射异常

痉挛型脑瘫患儿的膝反射、肱二头肌反射活跃或亢进，有时还可引起踝震挛病理征。此外，脑瘫患儿还表现为原始反射延缓消失，保护性反射减弱或不出现。

（三）辅助检查

1. 头部影像学检查

CT 检查：若脑畸形、脑积水、硬膜下血肿，需明确脑损伤的部位及脑萎缩的程度。

（1）痉挛型脑瘫

常在额叶、顶叶有低密度区，侧脑室扩大或中间部异常。

（2）手足徐动型脑瘫

较少出现CT改变，可能与脑细胞变性较轻有关，基底节区明显色素沉着。

（3）混合型脑瘫

可见第三脑室扩大和侧脑室扩大。

（4）共济失调型脑瘫

表现为第四脑室扩大及小脑低密度区，亦可见脑萎缩。二者若同时存在，可出现痉挛的表现。

（5）肌张力低下型脑瘫

可见侧脑室扩大、脑积水及胼胝体发育不全。而MRI是比较新的影像学检查手段，可以弥补CT检查的某些缺陷，如髓鞘发育迟缓、灰质块移位、多小脑回、导水管狭窄、小脑和脑干软化灶等，能从三维方向显示病灶的性质。

2. 神经电生理学检查

脑电图检查能为脑瘫诊断、治疗、预后判断提供一定的依据，具有明确高危因素的脑瘫患儿应定期检查。脑电图无特异性改变，可有慢波化倾向，左右有差异，以异常快波、低波幅为主的基本频率异常，以棘波、高波幅发作性慢波群为主的发作性节律异常。

（四）鉴别诊断

1. 脑白质营养不良

此为常染色体遗传性疾病，症状呈进行性加重，表现为步态不稳，语言障碍，视神经萎缩。

2. 婴儿型脊髓性肌萎缩

患儿智力正常，肌张力低下。

（五）治疗

1. 中医辨证

（1）肝肾阴虚

症状：四肢瘫痪，颈项牵强，手足徐动，步态不稳，站立时足尖落地，剪刀步态，流涎，语言不利，时有癫痫样发作，舌红，脉细数。

治法：滋补肝肾，平肝息风。

方药：六味地黄丸合全蝎散加减。熟地 12g，山萸肉 6g，山药 6g，泽泻 6g，丹皮 6g，茯苓 6g，防风 3g，全蝎 3g，僵蚕 5g，薄荷 3g，蝉蜕 6g，天麻 6g。研为细末，1 岁服 0.5g，2 岁服 1.5g，每日 3 次，水煎服。

（2）心脾两亏

症状：语言迟钝，智力低下，斜视，颈软，四肢痿软，口角惊风，流涎，咀嚼吮吸无力，头发生长迟缓，肌肉松动，纳食欠佳，舌淡红，苔少，脉细。

治法：健脾养心，醒脑通窍。

方药：太乙保生丹合菖蒲丸加减。黄芪 9g，太子参 30g，白术 12g，茯苓 6g，鹿角霜 3g，全蝎 3g，甘草 3g，远志 3g，石菖蒲 9g，益智仁 6g，何首乌 6g，黄精 3g，核桃仁 3g，炒枣仁 6g。研为细末，1 岁服 0.5g，2 岁服 1.5g，每日 3 次，禁食生冷。

（3）肾精不足

症状：四肢瘫痪，痿软不用，发育迟缓，智力低下，语言不清，抬头或坐立困难，舌淡，苔白，脉细，指纹淡。

治法：补肾健脑。

方药：左归饮加减。制首乌 6g，山药 3g，枸杞子 6g，菟丝子 3g，女贞子 6g，当归 3g，巴戟天 3g，肉苁蓉 3g，甘草 3g。研为细末，1 岁服 0.5g，2 岁服 1.5g，每日 3 次，禁食生冷。

（4）瘀阻脑络

症状：四肢瘫痪，智力低下，面及头颅青筋暴露，四肢不温，舌紫暗，脉细涩。

治法：活血化瘀，醒脑开窍。

方药：通窍活血汤加减。何首乌 6g，赤芍 3g，红花 6g，丹参 3g，当归 6g，黄芪 9g，全蝎 3g，地龙 3g，桃仁 3g。水煎服。

四肢发冷，加桂枝、干姜；四肢痉挛，加天麻、生地、乌梢蛇。

（5）风痰阻络

症状：四肢瘫痪，经常抽风，喉中痰鸣，恶心呕吐，胸腹胀满，纳呆，舌苔白腻，脉滑。

治法：化痰息风，醒脑开窍。

方药：半夏白术天麻汤加减。炒白术 9g，半夏 6g，胆南星 3g，竹茹 6g，陈皮 3g，橘络 9g，天麻 10g，云苓 12g，僵蚕 3g，石菖蒲 6g。

心烦不宁，加郁金、川贝母、莲子心；癫痫发作，加全蝎、蝉蜕；脾胃虚弱，加党参、砂仁。

2. 针刺疗法

（1）主穴

四神聪透百会（百会前后左右旁开 1 寸，共 4 针）、智三针（神庭左右各 0.5 寸，共 3 针）、颞三针（耳尖直上 2 寸为第 1 穴，左右各旁开 0.5 寸，共 3 针）。

（2）配穴

智力低下，加神门、风池；共济失调，加脑三针（脑户左右各 0.5 寸，共 3 针）；语言不清，加哑门、通里；斜视，加睛明、鱼腰；吞咽困难，加承浆、廉泉；流涎，加地仓、廉泉；颈软无力，加身柱、百劳、大杼；上肢肩关节活动受限，加肩贞、肩髎；肘部拘急，加小海、天井、手三里、外关；腕关节下垂，加外关、阳谷、阳池、阳溪；指关节屈伸不利，加后溪、八邪、合谷；腰软无力，加肾俞、腰阳关、太溪；下肢瘫痪，加环跳、髀关、伏兔、足三里；膝关节屈伸不利，加血海、风市、阳陵泉；膝过伸，加委中、承山、飞扬；剪刀步态，加风市、阳陵泉、解剪（解溪上 1 寸）；足内翻，加昆仑；足外翻，加三阴交、太溪；足下垂，加解溪、商丘、丘墟；久病体弱，加脾俞、丘墟、关元、气海、足三里。

（3）操作

头针斜刺，平补平泻，留针 30 分钟。肾俞、腰阳关、太溪、脾俞、丘墟、关元、气海、足三里、三阴交，用补法；其余穴位用泻法，捻转提插后不留针。取穴少而精，根据不同的症状选穴，每次 5 ～ 7 穴，每穴交替使用。每日针刺 1 次，治疗 10 天，休息 7 天，1 个月为 1 疗程。按上法治疗 3 个月，休息 1 个月，再进行下一疗程的治疗。

3. 捏脊疗法

（1）患儿俯卧，取督脉（沿脊椎方向从长强到大椎）、足太阳膀胱经（背部诸穴）进行捏脊，每日 3 次，自上而下逐一按压。

（2）患儿背对施术者正坐，按、揉、摩百会、脑户，点风池、哑门、天柱等枕部脑区。在拿、揉上臂前肌群或点曲池的基础上，拿、揉前臂的前后肌群，揉合谷。下肢取环跳、委中、阴陵泉、阳陵泉、承山等穴位进行按摩。

（3）患儿俯卧，施以拿法、揉法，有活络的作用。痉挛型，多用揉法、摩法，以放松肌肉；弛缓型，多用拿法、搽法，以刺激肌群；手足徐动型、共济失调型，多用揉法、摩法，拿、揉后部肌群直至跟腱，每日 1 次。

4. 艾灸疗法

（1）主穴

百会、风池、大椎、肾俞、至阳、印堂、太溪、公孙、涌泉、关元。

（2）配穴

四肢瘫痪，加华佗夹脊穴；痉挛型，加太冲、大椎、阳陵泉；肌张力低下型，加中脘、气海、足三里；共济失调型，加四神聪、身柱、腰阳关、命门、承山、太溪。

（3）操作

艾条配制方法：痉挛型，加忍冬藤、僵蚕、钩藤、蝉蜕、灯心草；肌张力低下型，加肉苁蓉、蝉蜕、灯心草；共济失调型，加当归、补骨脂、蝉蜕、灯心草。将上药研成细末，制成艾炷（如麦粒状），每穴 3 壮。痉挛型用隔蒜灸，其他型用隔姜灸。每日 1 次，10 次为 1 疗程。

5. 药浴疗法

（1）处方

当归、补骨脂、蝉蜕、忍冬藤、僵蚕、钩藤、伸筋草、丹参各等分。

（2）操作

将上药研成细末，放入适量的温水（40℃）中，让患儿游泳，每天 1

次，20 天为 1 疗程。适用于痉挛型脑瘫。

6. 运动障碍康复训练

（1）作业木钉训练

目的：训练手的粗大抓握能力，肩关节、肘关节的活动训练。

（2）编织毛线训练

目的：提高手眼的协调功能，加强手指的精细动作训练。

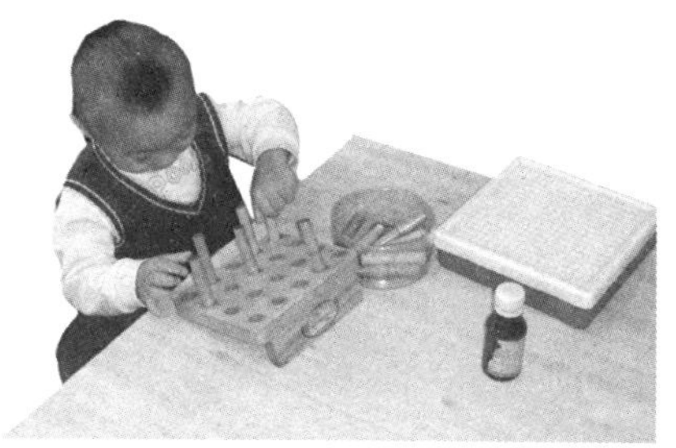

作业木钉训练

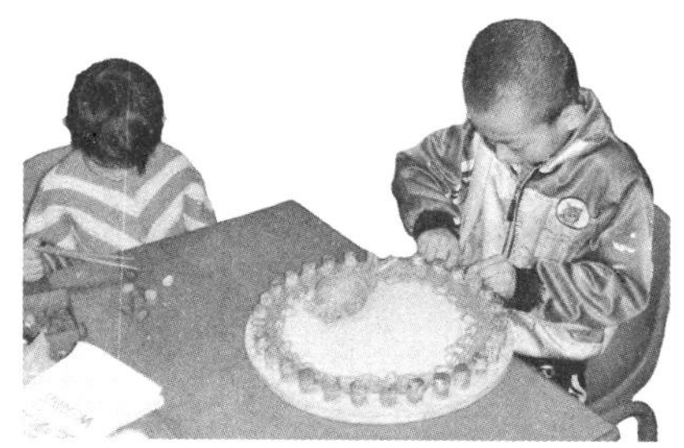

编织毛线训练

（3）滚筒训练

目的：控制坐位平衡，扩大内收肌，纠正剪刀步，为步行做准备。

（4）双手支撑训练

目的：提高上肢的支撑能力，提高头部的控制能力，提高腰背肌的肌力。

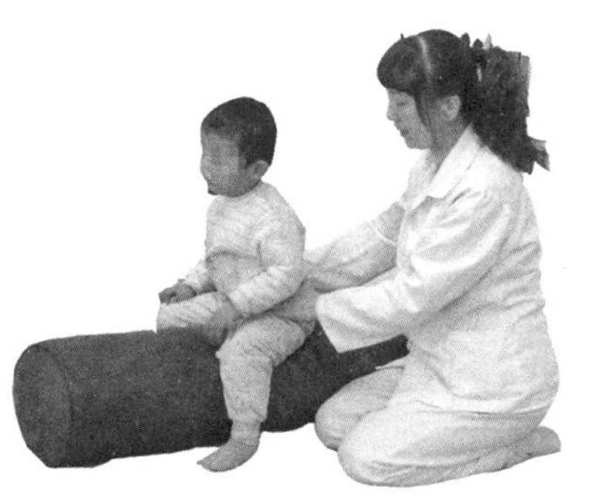

滚筒训练

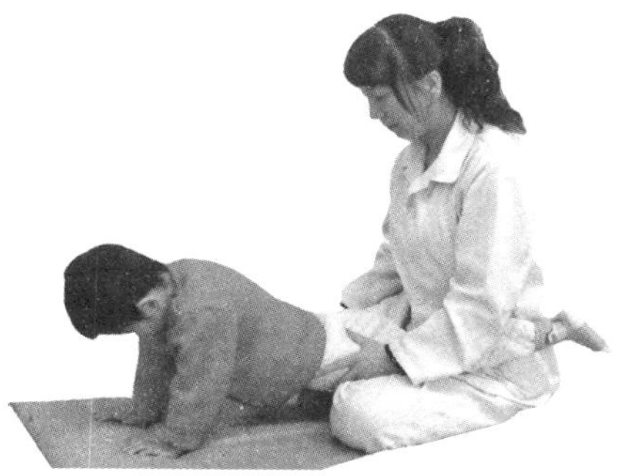

双手支撑训练

（5）手膝四点着地跪立位训练

目的：提高全身的平衡稳定性，提高上肢及下肢的支撑负重能力，提高头部的控制能力。

（6）巴氏球训练

目的：诱发上肢保护反应，促使抬头；诱发动态平衡反应。

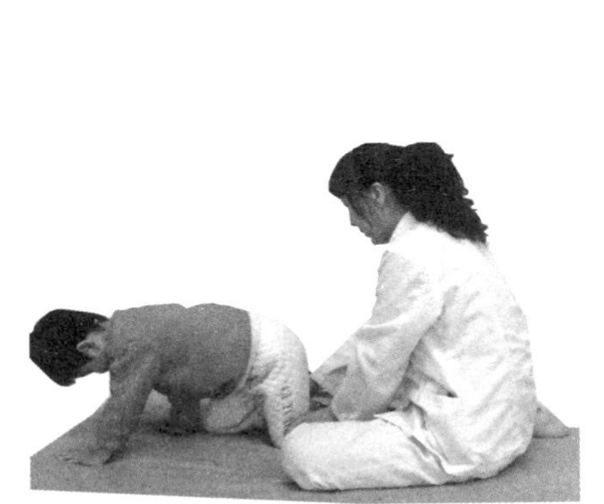

手膝四点着地跪立位训练

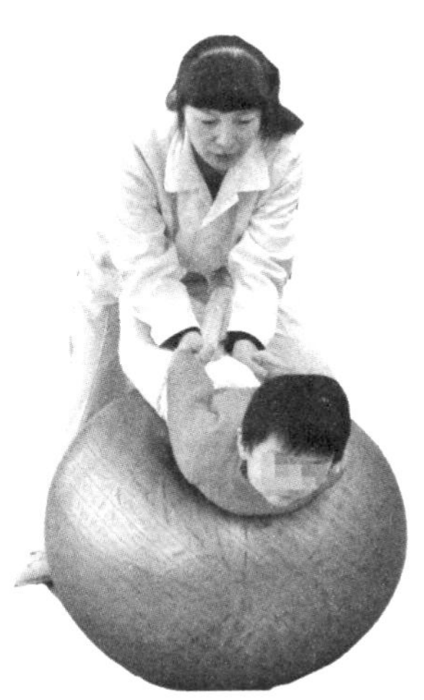

巴氏球训练

（7）搭桥训练

目的：训练骨盆的控制能力，提高腹肌的肌力，提高床上生活自理能力。

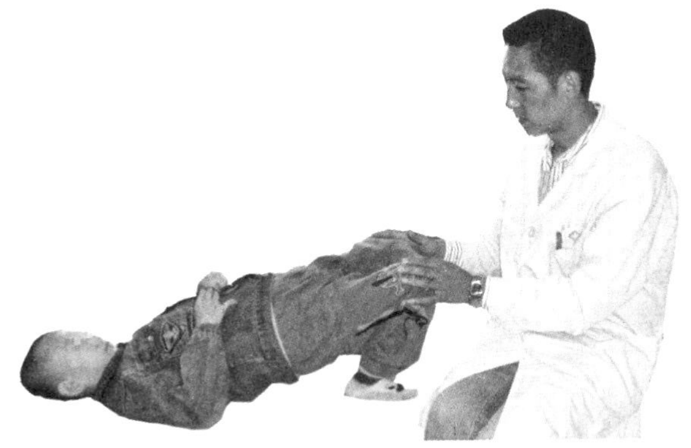

搭桥训练

（8）下腰控制训练

目的：增强腰背肌的肌力，牵拉后侧肌肌群，提高躯干的控制能力。

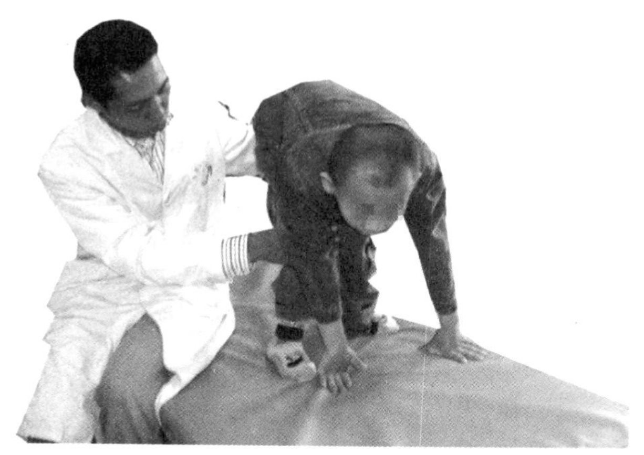

下腰控制训练

（9）关节活动度训练

目的：扩大及维持髋、膝、踝关节的活动度，促进髋、膝关节分离运动。

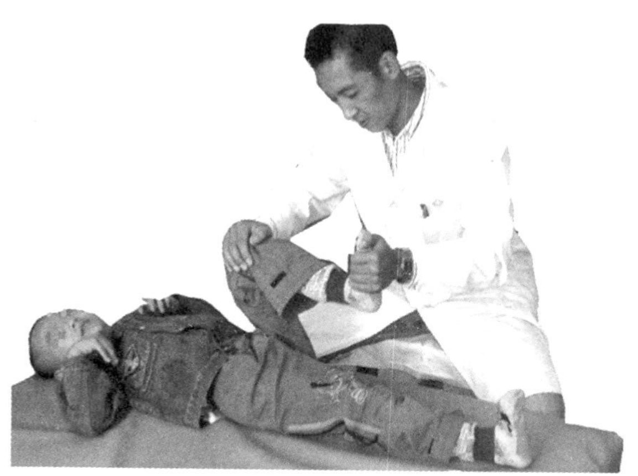

关节活动度训练

（10）梯背椅单腿负重训练

目的：训练单腿站立，提高下肢的肌力。

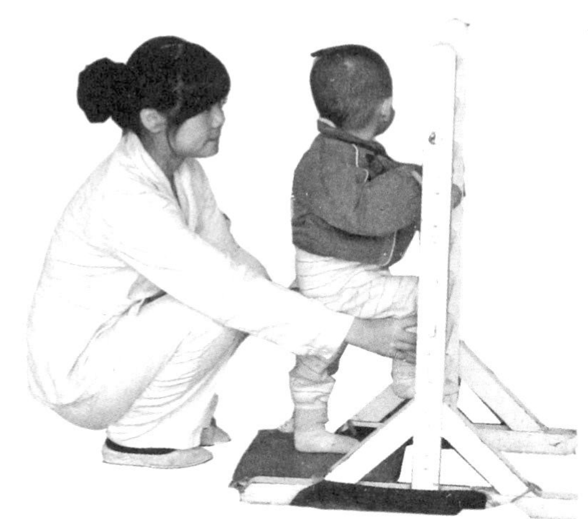

梯背椅单腿负重训练

（11）站立和行走训练

目的：提高立位平衡能力，提高双手抓握能力，提高下肢负重能力，增强抗重力肌的肌力。

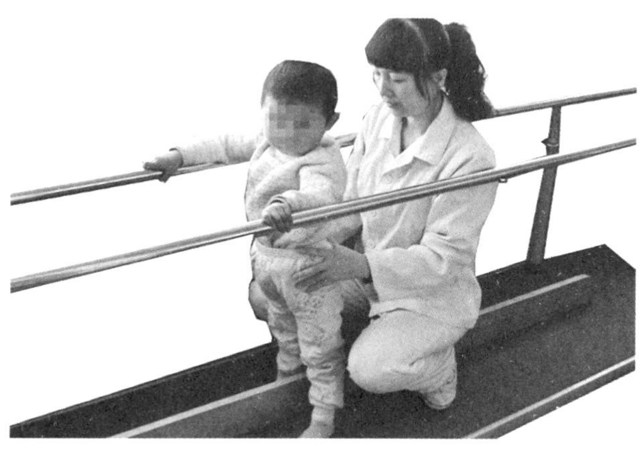

站立和行走训练

（12）语言和交流能力的训练

交流是指我们向他人表达自己的思想、需要及感受的方式，主要通过语言来实现。有些脑瘫患儿由于头、脸、嘴和舌头运动控制困难，从而导致说话不太清晰，有些患儿可能有听觉等方面的障碍，使其与他人的交流发生障碍，但决不能因此而放弃与患儿之间的交流，否则会大大妨碍患儿的身心发育。

语言和交流能力训练的原则：①使患儿处于放松的体位，帮助其坐正，保持头在正中位，有利于患儿注意听和看。②鼓励患儿随时保持良好的姿势，以便在做活动时（如吃饭、穿衣等）说话。③面对患儿，让他在听你说话时能看到你的一举一动，这有利于吸引他的注意力。④与患儿说话时，要用单个词或简短的句子，并辅以手势，使其更容易理解。⑤要给予患儿充足的反应时间。⑥认可并鼓励患儿所使用的一切交流方式，通过赞扬使其能坚持与人交流。⑦鼓励家人多与患儿进行交流，遇到困难时，一定要耐心细致，持之以恒。⑧如果经过几个月的训练后，患儿说话仍然很困难，则可采用其他的交流方式，如让患儿指点图片板来表达自己的意思，使用手势进行交流。

7. 心理康复

脑瘫患儿由于肢体运动障碍、社会活动受限等原因，常出现情绪及人格特征的变化。主要表现为以下几个方面：①情绪障碍：由于活动受到限制、长期或终身康复治疗及社会歧视和偏见，使患儿紧张、焦虑、恐惧，情绪消沉、自卑、自弃、孤独悲观，甚至有严重的情绪障碍，如焦虑、抑郁及羞耻感。②行为异常：表现为性格固执、多动、冲动、社交退缩、强迫行为，拒绝与任何人接触及说话，焦虑、恐慌、害怕注视，担心受到社会歧视，出现攻击行为，甚至自我伤害。③认知损害：儿童的认知功能涉及学习能力、智力、记忆力及注意力等多方面。患儿出现记忆障碍，学习新事物、记忆及集中精力困难。

（1）行为治疗

是一种利用心理学理论和技术改善被动治疗者行为的方法。①正性强化法：本法可矫正不良行为，训练建立某种良好行为。如患儿很有礼貌，对人叫阿姨、叔叔、爷爷、奶奶，家长应该表扬，患儿感受到奖励和支持后会更有礼貌。②负性强化法：本法通过厌恶刺激来抑制不良行为。如患儿把玩具、食物、衣物扔到地上，若受到家长的批评，以后患儿就会把东西放好。③惩罚法：本法用厌恶刺激或减弱消除其正在享用的增强物，减少该行为发生的频率。如患儿不断吸吮手指时，给他手指涂黄连素溶液，反复操作，吸吮手指的行为或欲望就会消退。

（2）集体治疗

是一种以集体形式进行心理治疗的方法。将一些患儿安排在同一小组内，对其进行引导、启发和帮助。本法提供有组织、有计划的人际交往场所，使患儿参与活动，相互关心，相互支持，相互促进，相互沟通，可解决他们的心理冲突。每组以 10 人左右为宜，一般治疗 1 小时，每周 2 次。

（3）家庭治疗

本法以整个家庭为对象，治疗焦点放在家庭每个成员之间的关系，是心理疗法的一种特殊模式。①预备性会谈：治疗师请家庭成员座谈，了解家庭结构特点，家庭成员间相互交流。②治疗性会谈：治疗师每隔一段时间与家庭成员会谈，会谈时要营造融洽的对话气氛，要尊重家长，使他们自然地表达自己的态度与感受。特别需要注意的是，在治疗时要把握谈话的技巧和方向。每次治疗 1 小时左右，每周 1 次。

（4）游戏治疗

对患儿进行心理治疗时可用玩具和游戏等作为治疗的工具。①游戏可作为康复的目标。游戏本身是儿童多种技能的综合表现，因此，通过周密的游戏活动设计与安排，可以促进儿童多方面的发展，如运动功能、社交能力、自理技能、交流能力，借助游戏可发挥儿童自身的潜力，抒发内在情结。对身心发育迟缓的儿童，借助游戏能发现发育阶段的问题所在，并通过游戏促进成长。②儿童的问题多由亲子关系异常所引起，所以要对儿童进行游戏疗法，同时对家长进行咨询。③想象游戏玩具和游戏环境，不能应对游戏场面，因而表现出对游戏的紧张、恐惧乃至逃避行为。④善于观察儿童的心理变化和心理状态，敏锐地把握儿童的行为表现，儿童有自我认知的潜力，并能通过游戏发现问题、解决问题。

⑤不要轻易对儿童进行训斥、说教，应采用循循善诱的辅导方式，遵循“儿童先行，治疗者随后”的原则。⑥如何使用玩具非常重要。治疗者可预先准备玩具，让患儿自由选择并易于拿取。根据年龄和情节，治疗者可以插话、发问或做游戏的对手，亦可让患儿指导自己。不同的玩具产生的治疗效果不同，如汽车、剑、娃娃等无法变形的玩具属结构式玩具，沙、纸、黏土等可以重新变形、塑造的玩具属非结构式玩具。⑦游戏疗法对去除学龄前儿童，尤其是情绪障碍儿童的症状与问题行为，以及改善社会适应力方面最具疗效。

（5）认知疗法

通过认知行为干预技术，改变患儿对己、对人或对事的看法与态度，矫正不良认知，改善心理问题。矫正被歪曲的、不合理的、消极的信念或思想，从而使情感与行为得到相应的改变。①提供多个合理化建议，治疗者应与患儿直接对话，由患儿自行选择，强调双方交流。②建立良好的治疗关系，与患儿的父母合作，共同参与治疗。③明确治疗的靶症状及有关因素，治疗时要根据具体情况，选择明确的治疗目标作为主要解决的问题。④认知治疗一般分三个阶段进行：早期阶段建立治疗关系，评估问题，确立治疗方案；中期阶段通过认知策略和行为干预技术，调整儿童的曲解认知，重建合理认知；后期阶段保持良好的治疗关系。疗程不宜过长，一般治疗 10 ～ 20 次为 1 个疗程，早期可以安排每周治疗 1 ～ 2 次，后期则可安排 1 ～ 2 周治疗 1 次。

8. 单方验方

（1）鸡脑子 1 只，制首乌 3g，核桃仁 6g，枸杞子 3g，女贞子 3g，加水 100mL，水煎服。用于手足徐动型伴有智力低下的脑瘫患儿。

（2）蝉蜕 6g，钩藤 3g，全蝎 3g，桑椹 6g，制首乌 3g。上药研成细末，每次取 1g，水冲服，每日 3 次。用于痉挛型伴有抽风的脑瘫患儿。

（3）当归、黄芪、丹参、益母草、忍冬藤、羌活、地龙、豨莶草、钩藤各等分，用多功能熏蒸机进行熏蒸。每日 1 次，每次 30 分钟。

典型病例

病例 1

张某，女，1 岁半。病史：患儿早产，因产后窒息 5 分钟，导致大脑缺血缺氧，CT 示大脑前额积水，诊断为小儿脑瘫。现症：颈软，抬不起头，坐不住，扶着站立时呈“剪刀步”，语言不清，只能发单音，时有抽风，对外反应差。

辨证：肾精亏虚。

治法：滋阴补肾，生髓壮阳，填精益髓，益智醒脑。

方药：健脑益智汤加减。制首乌 3g，山药 3g，枸杞子 6g，菟丝子 3g，女贞子 6g，当归 3g，巴戟天 3g，肉苁蓉 3g，甘草 3g。若抽风，加僵蚕 3g，蝉蜕 3g。水煎服，1 个月为 1 疗程。

针刺治疗：取四神聪透百会、智三针、哑门、通里、肾俞、至阳、印堂、气海、足三里、太溪，每日 1 次，7 天为 1 疗程。

艾灸治疗：取百会、风池、大椎、肾俞、至阳、印堂、气海、足三里、太溪、公孙、涌泉、关元。头上穴位用艾炷灸（如麦粒状，每穴 3 壮），其他穴位用温和灸。

治疗 1 个疗程后见效，停用汤药，服用脑瘫康（本院制剂，兰卫普制准字（98）Z00739）。坚持功能训练，4 个疗程后治愈。

病例 2

王某，男，1 岁。病史：患儿足月剖腹产，出生时有轻度窒息，CT 示三脑室扩大，诊断为脑性瘫痪（痉挛型双瘫）。现症：不能独坐，扶着站立时呈“剪刀步”，腹爬，四肢肌张力轻度增高。

辨证：肝肾阴虚。

治法：滋肝补肾，舒筋通络。

方药：大定风珠汤加减。

服上药 6 天后，配合服用脑瘫康，进行康复训练、推拿按摩、中药熏蒸（当归、太子参、丹参、伸筋草、忍冬藤、羌活、地龙、蝉蜕、钩藤各等分，用多功能熏蒸机进行熏蒸，每日 1 次，每次 30 分钟）。

综合治疗 4 个疗程后，患儿的运动功能接近同龄人的水平，3 岁可进入普通幼儿园。

十九、新生儿缺血缺氧性脑病

新生儿缺血缺氧性脑病，又称缺血缺氧性脑损伤及重度窒息后脑病，是新生儿临床常见的疾病，也是新生儿窒息后的严重并发症，主要引起脑水肿和神经元坏死、脑血管梗死及白质软化。本病病情重，病死率高，常可造成永久性神经系统的后遗症，如脑瘫、智力低下、癫痫等，并可产生永久性神经功能缺陷，是导致神经系统伤残的常见原因之一。本病属于中医“胎惊”“胎痫”“惊风”“昏迷”等范畴。

（一）病因病机

1. 新生儿因素

围产期缺氧与胎儿在子宫内环境及分娩过程中造成窒息为本病发生的主要原因。此外，许多疾病可引起神经系统的缺血缺氧性病理损害，如反复呼吸暂停、重度心力衰竭、周围循环衰竭、红细胞增多等。

2. 脑血流改变

由于脑血流改变，使脑的中小动脉血管阻力改变，自主调节功能受累。在低氧血症早期，高碳酸血症刺激脑的小动脉，使之扩张以增加脑血流量，以最大限度地将氧和葡萄糖供给脑，并清除乳酸。当缺血持续时，这种代偿作用受阻，从而加重了缺氧所致的代谢紊乱。

3. 神经递质改变

由于缺血缺氧性脑病患者的神经元兴奋性氨基酸释放增加，吸取减少，以及死亡细胞中兴奋性氨基酸的大量溢出，从而导致细胞外兴奋性氨基酸浓度大幅度增加。谷氨酸递质大量释放的同时，重吸取障碍导致细胞间隙中谷氨酸堆积，而谷氨酸的大量堆积又使神经元去极化，使细胞外 K^+ 浓度更高，从而产生恶性循环。缺血缺氧可导致脑内神经元的损伤和坏死、神经元数目的减少和神经突触素释放量减少，从而影响神经元之间的信息传递。缺血缺氧时兴奋性氨基酸是导致急性神经元损伤的主要物质。

4. 神经病理学的改变

缺氧缺血性脑病的病理变化包括脑水肿、脑组织坏死及颅内出血三部分，缺氧或缺血可造成大脑深部静脉的淤滞、扩张、出血和血栓形成。室管膜下出血可进入脑室及脑室周围的白质，故早产儿的室管膜下出血或脑室内出血即描述此种病变。在侧脑室周围深部白质区有小的、白色的不透明区或灰白色小结节，常呈对称性分布，位于侧脑室上方，镜下可见病变区是由肥大的星形细胞及胶质细胞组成。小结节可呈囊性变，此型病变称为脑室周围白质软化，以后可发生脑积水或以下肢受累为主的脑瘫。

（二）辅助检查

1. 生化检查

检测血清肌酸磷酸激酶、乳酸脱氢酶、天门冬氨酸转氨酶的活性，若出生后 3 天内这些酶的活性明显增高，则提示预后不良。

2. 脑电图检查

脑电图的波形应随病情的好转而随之好转。若症状好转，脑电图尚未恢复，则应继续治疗。

3. 颅脑超声检查

可查见缺氧性病变（如脑水肿、基底神经节和丘脑损伤）及缺血性改变（如脑动脉梗死、脑室周围白质软化）。

4. CT 检查

足月儿在脑室周围呈弥漫或不对称性低密度区，或早产儿生后的实际胎龄达 40 周时，脑室周围仍呈弥漫性或不对称性低密度区为本病的病理现象。

5. 磁共振成像

可检测某些 B 超及 CT 能检测出的梗死部位（如大脑皮层矢状旁区、丘脑、基底结节等），此外，还可检测高能磷酸化合物的浓度及相互比率，用于预后判断。

（三）诊断要点

窒息的足月新生儿在出生后1周，出现神经功能异常者即可诊断为本病，意识状态和肌张力是区别脑病严重程度的主要指标。根据临床症状将本病分为轻、中、重三度。

1. 轻度

出生后24小时内症状最明显，以后逐渐减轻，无意识障碍。其特点为过度兴奋状态，如易激惹、对刺激反应过强。颅内检查正常，肌张力正常，踝阵挛可以引出，拥抱反射活跃，颅神经功能检查无异常，脑电图正常，无严重神经系统后遗症。

2. 中度

出生24～72小时最为明显，昏迷，深反射及新生儿反射消失，有意识障碍，如嗜睡或意识迟钝，肌张力低下，约50%的患儿出现惊厥，表现为呼吸暂停、眼球颤动或躯体僵直及局限性或多灶性阵发性惊厥。肢体肌力减弱，上肢比下肢严重，可能由于皮层的矢状旁区发生水肿所致。吸吮反射减弱或消失，常可引起持续性踝阵挛。出生后48小时至72小时是关键时刻，有的患儿开始恢复，有的病情进一步恶化，意识障碍加重，频繁惊厥，出现前囟紧张或膨隆，进展为昏迷，提示预后严重，死亡率高。

3. 重度

出生后即处于浅昏迷或昏迷状态，呼吸不规则或呈间歇性。出生后12小时内开始出现惊厥，并进展为强直性或多灶性阵挛性惊厥。肌张力严重低下，常伴有瞳孔对光反射和眼前庭反射消失及呼吸暂停等脑干功能障碍，囟门膨隆，脑电图可见爆发抑制波形。多数患儿在出生后1周内死亡，死后病理检查可见严重脑水肿及小脑幕切迹疝。存活者于数周内处于浅昏迷状态，都有严重的神经系统后遗症，或在婴儿期死亡。

（四）鉴别诊断

1. 新生儿破伤风

因接生时无菌操作不严所致。主要症状为牙关紧闭，全身强直性痉挛，实验室检查可查到破伤风杆菌。

2. 新生儿败血症

白细胞增高，有感染病灶。

（五）治疗

中医辨证

（1）轻度胎惊

症状：出生后1日内哭闹不安，物动即恐，声响即动，面色虚白，前囟不肿，舌淡红，指纹在风关内。

治法：安神定惊。

方药：钩藤汤加减。钩藤3g，人参3g，薄荷2g，丹参3g，茯神6g，僵蚕3g，蝉蜕3g，甘草3g。

（2）中度胎惊

症状：出生后嗜睡，对外反应低下，肢体较松软，时而手足抽掣，前囟稍肿，舌暗红，指纹达风关以上。

治法：益气定惊。

方药：参蝎散加减。人参3g，全蝎2g，天麻3g，蝉蜕6g，黄芪3g，钩藤3g，荆芥草3g，灯心草1把。

（3）重度胎惊

症状：出生后昏睡或呈昏迷状，肢体松软，惊风频发，一啼气绝，前囟肿，舌淡白或紫暗，指纹可达命关。

治法：开窍定惊，回阳救逆。

方药：苏合香丸与参附汤加减。人参3g，熟附片1g，石菖蒲3g，钩藤6g，天麻6g。

轻度预后尚好，不留后遗症；部分中度患儿及重度幸存者，常留后遗症，如脑瘫、智力低下、癫痫及共济失调等；重度患儿病死率较高，在临床上应积极配合西医抢救。

二十、智力低下

智力低下，指18岁以下少儿智力低于同龄水平，智商在均值减2个标准差以下者，包括个人生活能力和履行社会职责两方面。本病主要表现为感知、记忆、理解、运动、语言和思维方面的障碍。本病属于中医“痴呆”“五迟”“五软”“惊胎”“解颅”等范畴。

（一）病因病机

1. 先天因素

常见于染色体畸变、脂类代谢障碍病、糖类代谢障碍病、子宫内某些病毒感染、过敏性疾病、服用不利于胎儿的药物等，影响了胎儿的发育，直接造成脑发育不全，大脑的结构和功能就会出现异常。通常均有不同程度的大脑体积和重量不足、脑室扩大、脑沟表浅、脑回不发达、皮层变薄。

2. 后天因素

因难产、早产、产伤、颅内出血、窒息缺氧缺血、感染、低血糖、溶血、低体重儿等，引起新生儿缺氧缺血性脑病或新生儿颅内出血，均可导致脑神经元损伤和坏死、神经元数目减少、神经突触素释放量减少，使中枢胆碱能神经传递障碍，可损伤学习和记忆功能。大量研究证明，缺血缺氧时谷氨酸爆发性释放，引起突触神经元高度兴奋、变性、坏死，引起大脑发育不全。脑部的感染性疾病亦可使脑组织受到严重损伤，因而造成大脑功能的减退或丧失，以致发生痴呆。

中医认为，因先天禀赋不足、父母精血不足、孕期多病、早产、产妇高龄或堕胎不成等，可造成先天之本亏虚。心肾功能受损，导致大脑发育不良。后天患病，小儿出生后体弱多病，哺养失调，营养不良，五脏六腑精气不足，无以充养肾精，也可导致肾藏精气不足，则髓海不充，脑无所养而成痴呆；或因惊恐、跌仆损伤于脑，或因新生儿难产等导致瘀血积于大脑；或因高热及其他急性病发作失于救治，或救治不当而致痰浊蒙蔽神明，出现痴呆等。

（二）诊断要点

出现智力低下，表现为记忆力、理解力、判断力、计算力、思维能力明显减退。记忆近事及远事的能力减退，理解别人语言和回答问题的能力出现障碍。性情孤僻，表情淡漠，反应迟钝，寡言少语，顽固偏执，或无理由的欣快，易于激动或暴怒，行动幼稚可笑，道德伦理缺乏，不知羞耻，甚至生活不能自理。本病起病隐袭，发展缓慢，渐进加重。临床诊断可分为以下几个方面：

1. 轻度智力低下

又称愚笨，占智力低下的75%～80%，智商为50～70，适应行为轻度缺陷，发育较同龄儿童稍迟缓，对周围事物缺乏兴趣；语言发育略迟，词汇不丰富，不能很好地发挥所学词汇，表达能力一般；理解分析能力差，判断、抽象思维欠佳，易被人利用；计算能力差，学习数学困难；不善于应付外界的变化，缺乏主见，依赖性强，易受他人的影响和支配。

2. 中度智力低下

又称愚鲁，约占智力低下的12%，智商为35～49，适应行为中度缺陷，智力和运动发育较同龄儿童迟缓；语言发育差，吐字不清，不能完整表达意思；阅读和计算能力差，理解分析能力下降，逻辑思维难以抽象；适应周围环境的辨别能力差，只看表面和片断现象，不易与同龄儿童建立伙伴关系。

3. 重度智力低下

又称痴愚，占智力低下的7%～8%，智商为20～34，适应行为重度缺陷，各方面发育均迟缓，寡言少语，表达不清，语言交流差；抽象概念缺乏，理解能力低下；计数、学习困难；动作笨拙，生活不能自理，能躲避明显的危险。

4. 极重度智力低下

又称白痴，占智力低下的1%～2%，智商低于20，适应行为极度缺陷，无意识发“爸”“妈”等音节，不认识亲人及周围环境；运动功能显著障碍，手脚不灵活或终生不能行动；感觉、知觉障碍；仅有原始情绪，如以哭闹、尖叫表示需求；缺乏自我保护能力，不知躲避明显的危险；常伴反复癫痫发作，生活不能自理。一般认为，轻度智力低下是可教育的，中度智力低下是可训练的，而重度和极重度智力低下终生需要监护。

（三）辅助检查

1. 影像学检查

在神经影像学检查中，CT 及 MRI 检查可发现引起痴呆的结构性损害的病变。

2. 单光子发射断层摄影术及正电子发射断层摄影术

对于测量痴呆患儿的脑血流、氧、糖等能量代谢的变化具有重要意义。

3. 电生理学检查

脑电图、躯体感觉诱发电位检查有助于鉴别诊断。

4. 实验室检查

血脂测定、血液流变学检查、免疫学检查、血糖测定、脑血流量测定等有助于鉴别诊断。

（四）鉴别诊断

1. 儿童精神分裂症

患儿躯体及精神发育正常，有思维不连贯、妄想、幻觉、感情淡漠等，一般智力缺陷不明显。

2. 儿童孤独症

患儿大部分有不同程度的智能缺陷，有社会交往、语言交流上质的损害，有刻板和重复动作，强迫地坚持同一方式等怪异行为。

3. 多动症

患儿智力正常，学习成绩不稳定，波动性大，成绩逐渐下降。在老师和家长的督促下，有的多动症儿童能把学习搞好。

4. 儿童学习能力障碍

主要由于在听、说、读、写、推理计算和社会能力获取利用方面存在缺陷而导致学习困难，包括诵读困难、书写计算不能和非语言性困难等。

（五）治疗

1. 中医辨证

（1）肝肾亏虚

症状：生长发育迟缓，智力迟钝，神情呆滞，目无神采，肢体拘紧，甚则惊悸抽搐，站立、行走或长齿迟缓，舌红少苔，或苔薄黄，脉弦细，指纹淡紫。

治法：补益肝肾，益脑强筋。

方药：加味六味地黄丸。制首乌 3g，山茱萸 3g，熟地黄 15g，山药 6g，牡丹皮 6g，牛膝 3g，菟丝子 6g，泽泻 6g，补骨脂 6g，巴戟天 3g，肉苁蓉 6g，益智仁 6g，炙甘草 3g。

（2）脾肾两虚

症状：神情呆滞，智能低下，反应迟钝，肢体软弱，四肢无力且不温，纳差，流涎，舌常伸外，唇舌淡白，无苔或苔薄白，脉细弱。

治法：健脾补气，养血益智。

方药：调元汤加减。太子参 10g，茯苓 6g，茯神 9g，白术 6g，白芍 6g，熟地 6g，当归 3g，黄芪 10g，甘草 3g，山药 6g，石菖蒲 6g。

便溏纳少者，加苍术；食滞脘痞者，加麦芽；肌肉萎缩，气短乏力者，加紫河车；四肢不温者，加淫羊藿、桂枝。

（3）邪毒内侵，心脑失灵

症状：痴呆无语，不懂人事，哭笑无常，秽洁不辨，小便短赤，行步蹇滞，大便秘结，舌红，苔薄黄，脉弦数。

治法：清热醒脑。

方药：泻心导赤汤加减。生地 3g，川黄连 3g，甘草 6g，麦冬 6g，茯神6g，当归3g，羚羊角粉1g，鹿角霜3g（冲服），大黄3g，鸡血藤3g，钩藤3g，黄柏3g。

阴虚火旺者，加知母；肢体强痉者，加天麻、全蝎。

（4）心脾两虚

症状：以语言障碍为主，发育迟缓，神情呆钝，语言发育迟缓，语言能力明显低于正常同龄儿童，有的只能发单字、单词，组词不流利，或言语不清晰，面色发白，舌淡，脉细弱。

治法：补心养血。

方药：菖蒲丸加减。桑椹3g，制首乌3g，益智仁6g，党参6g，石菖蒲6g，远志6g，茯苓6g，酸枣仁3g。

（5）心肾两虚

症状：神情默默，立迟行迟，呆滞迟钝，言语迟缓，识数困难，学习笨拙，伴面色不华，四肢软弱无力，头发稀疏，且色黄而枯，遗尿，唇舌色淡，脉沉细或弱，指纹淡滞。

治法：补益肝肾，养血生精。

方药：河车八味丸加减。紫河车3g，丹皮6g，干山药6g，益智仁3g，石菖蒲6g，太子参10g，白芍6g，黑芝麻3g，当归、黄芪各5g，炙甘草6g，远志5g。

（6）痰蒙心神

症状：痰浊蒙窍，意识不清，默默如痴，不辨善恶，失语耳聋，吞咽困难，口流痰涎，舌红或淡，脉滑，指纹滞。

治法：涤痰泻浊，化痰开窍。

方药：温胆汤加减。半夏6g，白术3g，陈皮6g，茯苓6g，竹茹6g，党参3g，石菖蒲6g，胆南星1g，远志6g，玄明粉1g（冲服）。

（7）瘀阻脑络

症状：有外伤史，神情麻木，反应迟钝，时作惊叫，关节强硬，语言不清，或癫痫发作，舌下紫络显露，脉涩，指纹青。

治法：活血化瘀，醒脑开窍。

方药：活血化瘀汤加减。当归3g，黄芪12g，丹参6g，赤芍6g，红花

3g，五灵脂 3g，桃仁 3g，黄精 6g，核桃肉 15g，远志 6g，石菖蒲 6g，生姜 3 片，大枣 3 枚。

2. 针刺疗法

（1）主穴

百会、四神聪、神门、智三针、长强、大椎，哑门、内关、合谷、天突、神门，足三里、内关、肾俞、哑门、通里、涌泉。此三组穴位交替使用。

（2）配穴

肝肾不足，加三阴交、肾俞、太溪；瘀阻脑络，加合谷、太冲、血海；痰浊蒙窍，加脾俞、足三里、丰隆；心脾两虚，加心俞、脾俞、气海。

（3）操作

大椎、通里、合谷、太冲、血海，用泻法；其余穴位用补法。10 日为 1 疗程。

3. 单方验方

黑豆芝麻糊：黑豆、黑芝麻、核桃仁各等量，白糖适量。将黑豆、黑芝麻各炒熟，研末，核桃仁炒熟，切成碎块，加入白糖混合，每次取 50g，开水冲服。适用于发迟及头发枯黄者。

4. 康复治疗

（1）作业疗法

中枢神经系统的功能是否成熟与感觉刺激密切相关，可通过日常生活动作（如会话、进食、更衣、排泄、书写、帮助等）、游戏等提高适应能力而使之生长发育。儿童对治疗室的气氛敏感而产生不悦心理，常会出现难以接受治疗的困难场面。治疗师应对儿童的能力进行评价，按照儿童发育水平实施有针对性的治疗。

（2）言语疗法

轻度至中度患儿常以发音迟滞为初诊症状前来就诊，多表现为与行为发育水平一致的言语发育延迟。在早期的治疗中，应重视日常生活中的口腔锻炼，如强化摄食功能、加强呼吸发音的锻炼及进行活动口腔的游戏等，均可视为说话前练习。言语学习阶段要增加感觉输入，通过视觉、触觉、嗅觉、味觉等所有感觉器官的充分体验而进行学习。看书也很有效果。伴有摄食困难者要指导进食和纠正进食障碍。

（3）社会康复

康复目标是使患儿回归社会，促进其全面发展。自幼年起进行医学康复，使其获得行动能力和社会实践能力，是回归社会的关键。以社会福利机构的康复和家庭康复为重点，母亲应尽早介入到康复治疗过程中。家庭中，包括父亲在内的家庭成员要参加康复。第一，使患儿生活规律，让其得到关怀和照顾。第二，确认人格，承认人格，尊重患儿自主活动的要求。第三，养成正常的生活习惯，帮助其提高智力以适应行动，并且通过综合教育、综合保育来丰富生活体验，提高其社会性。

5. 教育疗法

教育是智力低下患儿的主要治疗方法，应强调早期进行，尤其在 2 岁以前，是大脑形态和功能发育的关键时期，有较大的可塑性和代偿性。这一时期是较理想的康复治疗期，可能取得治疗效果。老师、家长、心理治疗师、职业理疗师应相互配合进行。应根据患儿的病情轻重不同，进行有目的、有计划、有步骤的教育，使患儿能够掌握相当的文化知识、日常生活和社会适应技能。

（1）轻度智力低下

患儿可到特殊学校接受教育，也可在普通学校学习，老师和家长要用形象、直观、反复强化的教育方法，循序渐进地训练日常生活技能、基本劳动技能，可望通过教育和训练达到自食其力的目的。

（2）中度智力低下

着重训练患儿的生活自理能力和社会适应能力，如洗漱、换衣，以及与人交往的正常行为举止和礼貌，同时结合语言训练。通过训练，掌握基本的生活能力。

（3）重度智力低下

主要训练患儿的基本生活能力，如正确用餐、定点如厕，用简单的语言表达饥饱冷暖。可以在康复机构里接受集体训练。

典型病例

谭某，男，9岁。病史：患儿出生时难产，运动发育落后，5岁才会走路，且步态不稳，常摔跤。现症：双手抓物笨拙，四肢肌张力增高，腱反射亢进，巴氏征阳性，反应迟钝，说话发单词，吐字不清，流涎，斜视，纳差，大、小便正常，舌淡，苔白，脉沉细。检查：韦氏智测57分，头颅CT示脑发育不良。诊断为脑性瘫痪、痉挛型四肢瘫、言语障碍、智力低下（轻度）。

辨证：脾肾两虚。

治法：补脾腱肾。

方药：参茸地黄丸加减。太子参9g，鹿茸2g，山药6g，茯苓10g，丹皮9g，山萸肉6g，泽泻6g，熟地10g，制首乌6g，黄精10g。水煎服，每日3次。

取穴：百会、四神聪、神门、智三针、长强、大椎、肾俞、脾俞、太溪、足三里。

操作：用补法，每日治疗1次，10天为1疗程。配合康复治疗。

服中药30剂后，改服脑瘫康，每次10粒，每日3次。经过1年的治疗，患儿运动功能基本恢复正常，智力明显提高，语言较前流利，韦氏智测79分，能正常上学。

二十一、小儿癫痫

小儿癫痫，是新生儿至青少年时期常见的一种病，是一种多种原因引起的慢性脑部病患，发病率为成人的10～15倍，其中20%～30%的患儿经治疗后仍反复发作，成为难治性癫痫。本病由脑部兴奋性过高的神经元异常放电，致阵发的暂时性脑功能失调所致，是反复发作的神经系统综合征。临床表现为抽搐及感觉、行为、意识、情感、认知等方面的暂时异常。发作形式有全身性发作和部分性发作两种。癫痫若反复发作，对小儿的智力及精神发育会有严重的影响，因此本病的防治是医学界研究的重点之一。

本病属于中医“癫痫”“羊角风”的范畴。患者病发时，突然昏倒，四肢抽搐，口吐白沫，声似羊鸣，故名。

（一）病因病机

本病的病因有原发性和继发性两类：①原发性：此类患者的脑病并无可以解释症状的结构变化或代谢异常，而与遗传因素有较密切的关系。②继发性：因多种脑部病损和代谢障碍（如颅脑外伤、产伤、脑瘤、颅内感染、药物或化学物质中毒及各种脑部缺氧性疾病）所致，癫痫的产生与神经元异常放电相关。

本病发生的主要原因是脑细胞异常活动产生放电，且横向扩散，达到超过自身所耐受的最大阈值，引起全区神经细胞高度刺激和兴奋，特别是支配骨骼肌的运动神经强直收缩，进而出现抽搐，即癫痫发作。在缺血缺氧的情况下，神经细胞、轴突、树突明显减少，使残存的上述结构处于相对孤单的状态，因而具有高度的敏感性，并长期处于去极化状态，从而使正常的每秒 1 ～ 10 次的放电增至数百次，形成癫痫样放电。当癫痫样放电仅局限于大脑皮层细胞而不扩散时，则出现局限性发作；当癫痫样放电传导至脑干及脊髓网状系统时，可致意识障碍，再由弥散性丘脑系统传至整个大脑皮质，则导致大发作；如果癫痫样放电起源自弥散性的丘脑系统，则丘脑网状系统兴奋，而丘脑尾状核系统抑制，引起失神小发作；当癫痫样放电起源于颞内侧、额叶眶部，并向边缘系统播散时，导致精神运动性发作。此外，兴奋性神经递质有乙酰胆碱、谷氨酸、脑啡肽和门冬氨酸等，抑制性神经递质有 γ－氨基丁酸、5－羟色胺、多巴胺和去甲肾上腺素等，当这两种递质不平衡时，便产生病样放电。

中医认为，先天多因胎中受惊、孕期失养及遗传缺陷等；后天多因头颅产伤、温邪犯心、虫居脑窍、药物损脑等，导致痰、风、瘀、热内生，发为本病。痰在癫痫发病中是重要因素，痰的形成常因脾虚积滞，运化失司，水湿停聚所致；也可因惊恐郁怒，肝失条达，气郁化火，灼津成痰所致。痰浊内聚，气机郁滞，可化火动风，内闭心窍，则癫痫发作。缺血缺氧后，瘀血停积，心窍不通，神志昏乱，筋脉失养。总之，本病的发生多因内外因素导致风痰上涌，邪阻心窍，内乱神明，外闭经络所致。其病位在心、肝、脾、肾四脏。因痰有聚散，风有动静，故发作无常。久发不愈，气血受损，则脾肾虚亏。

（二）诊断要点

1. 惊厥前期

也称为先兆期，先兆症状常见于继发性癫痫，原发性癫痫较少出现。继发性癫痫常先从局部症状开始，而原发性癫痫则常从双侧开始。先兆症状可分为运动性和感觉性（如腹部不适、感觉异常、心悸、眩晕等）、精神性（如恐惧、如入梦境等）。

2. 惊厥期

又称全身抽搐期，可分为两期：①强直期：全身肌肉强直收缩，双眼球上翻或凝视，口先张开后突然闭合，可能会咬破舌头，喉肌痉挛，可发出声音，呼吸暂停，面色青紫，四肢伸肌或屈肌强直，双手握拳，继之全身也出现振幅大的粗震颤。②阵挛期：全身肌肉屈肌痉挛，继而有短促的肌张力松弛，表现为对称性、节律性、阵挛性抽动，其频率渐慢，松弛期延长，最后一次强烈收缩后抽搐突然停止。

3. 惊厥后期

最后一次痉挛后尚可有短暂的强直性痉挛，牙关紧闭，口吐白沫，大、小便失禁。发作后入睡，醒后头痛，周身酸痛无力，有时在清醒前出现精神错乱或自动症。①常见癫痫小发作（又称失神发作），5～7岁发病最多，表现为短暂的意识丧失，发呆，凝视，呼吸暂停，一般持续数秒钟，不超过1分钟，脑电图表现为双侧对称同步的高波幅（3C/S）的棘－慢波节律。②强直性发作，大多在4岁以前发病，1～2岁最多，突发的肌肉强烈收缩，使身体固定于某种体位，如头颈后仰或意识丧失，瞳孔散大，对光反应消失，两眼上翻，四肢抽动，有时伴口吐白沫或大小便失禁，发作后嗜睡、头痛。脑电图表现为2.5C/S以下的棘－慢综合波。③颞叶癫痫（又称复杂部分性发作），可见于任何年龄，表现为发作性神经活动，有思维、意识及情感障碍，可伴有自动症或强直阵挛性发作。脑电图见于颞部有异常放电，睡眠诱发可提高阳性率。④局灶运动性或感觉性发作，常表现为面肌抽搐或肢体抽搐，或肢体发麻、疼痛及特殊感觉。脑电图为局灶性异常放电，CT 或 MRI 常可找到脑结构异常。⑤对于头痛型或腹痛型的癫痫发作，应除外器质性病变。

4. 癫痫持续状态

不论是惊厥性癫痫发作还是非惊厥性癫痫发作，只要持续 30 分钟以上或频繁发作，发作时意识没有恢复，均称之为癫痫持续状态。多因感染、外伤、自行停药或更换药物所致，应紧急处理，以防出现精神运动型癫痫。主要表现为口咽部动作或内脏症状，如无意识咀嚼、流口水、吞咽东西动作、吸吮动作、恶心等；或有腹痛，恶心呕吐，意识丧失，然后入睡；胡乱摸索、行走、奔跑、踢打、胡言乱语、微笑或狂笑等，发作后精神错乱或入睡。

（三）辅助检查

1. 详细的全身检查和神经系统检查。

2. 首先做脑电图检查，若常规脑电图阴性，必要时可做诱发试验和 24 小时动态脑电图检查。

3. 可做 CT、MRI 及 TCD 等检查，有助于了解本病发生的病因。

4. 为了进一步诊断或鉴别诊断，可根据病情进行血生化（糖、钙、磷及电解质等）、脑脊液、肝肾功能、染色体及各种遗传代谢病的检测。

（四）鉴别诊断

1. 低钙血症

有多汗易惊、喂养不当及手足搐搦史，或有长期腹泻及甲状腺手术史，查体发现佝偻病体征，检测血钙、血磷、碱性磷酸酶可发现相应的改变。

2. 晕厥

缺氧所引起的短暂性的意识丧失，学龄儿童较为多见。发作前常有明显诱因，伴苍白、心悸、冷汗等自主神经症状及视物模糊、黑蒙等。脑电图正常。

3. 屏气发作

婴幼儿时期因剧烈精神刺激所诱发的呼吸暂停，多见于 2 ～ 3 岁儿童，小于 6 个月或大于 6 岁者较少见。严重者意识丧失，或伴全身强直、阵挛，持续数分钟后自行缓解。发作前有明确的诱因，多发生于恐惧、愤怒之后。脑电图正常。

4. 习惯性擦腿动作

多见于2岁之后，女孩较男孩多见。小儿可在家长怀中或骑跨于凳子或某种物体上进行摩擦动作。女孩常两腿交叉内收进行擦腿动作，同时两颊部泛红，两眼凝视，额部微微出汗。常于睡前、醒后或单独玩耍时发作。发病原因可能是先有局部刺激（女孩可有外阴部湿疹、炎症、蛲虫病等，男孩可因包茎有积垢引起包皮炎）发痒而摩擦，而后在此基础上发展为习惯性动作，随着年龄的增长，该习惯性动作会逐渐减少和消失。

（五）治疗

1. 中医辨证

（1）发作期

①惊痫

症状：病前受惊，呼之不应，两目上视，肢体抽动，发作时吐舌，惊叫，急啼，面色时红时白，惊惕不安，苔薄白，脉弦，指纹清滞，水字形。

治法：镇惊安神。

方药：镇惊丸加减。茯神6g，酸枣仁6g，珍珠3g，辰砂1g，麦冬6g，甘草6g，黄连3g，石菖蒲、远志、全蝎、僵蚕各6g，胆南星3g，天竺黄6g，蜈蚣1条。

头痛甚者，加天麻、菊花、白芍、水牛角、牛黄。

②风痫

症状：先有肢体强直，继而剧烈抽搐，颈项强直，神志昏迷，两目窜视或斜视，面色红赤，手指抽动，屈伸如数物状，苔白腻，脉弦滑，指纹清滞，水字形。

治法：息风定痫。

方药：薄荷散加减。薄荷6g，羌活3g，天麻6g，全蝎6g，僵蚕3g，白附子3g，川贝母6g，胆南星3g，甘草2g，姜汁3g。

舌红者，加黄连、山栀子、竹叶、菊花；频繁抽搐者，加蜈蚣；颈项强直者，加钩藤、葛根、石决明。

③痰痫

症状：突然抽搐，神志模糊，发作时痰涎壅盛，喉间痰鸣，口角流涎，瞪目直视，犹如痴呆，面色欠华，手足抽搐，苔白腻，脉弦滑，指纹暗滞，透关射甲。

治法：豁痰开窍。

方药：涤痰汤加减。半夏6g，陈皮3g，胆南星3g，石菖蒲6g，槟榔6g，枳实3g，竹茹6g，太子参12g，茯苓6g，钩藤6g，天麻6g，甘草3g。

抽搐甚者，加全蝎、蜈蚣；纳呆、腹胀者，加瓜蒌、薤白、神曲、莱菔子。

④瘀血痫

症状：有外伤史或产伤史，发作时头晕眩仆，神昏窍闭，单侧或四肢抽搐，大便干，肌肉抽动，肢体麻木，肌肤枯燥、色紫，面色泛青，舌红少津，有瘀斑，脉细涩。

治法：活血化瘀，通窍定痫。

方药：通窍活血汤加减。当归6g，丹参6g，桃仁3g，红花6g，川芎6g，赤芍6g，老葱、生姜、红枣适量。

抽搐较重者，加全蝎、地龙；血瘀较重者，穿山甲、三七。

（2）休止期

①脾虚痰盛

症状：病程日久，越发越重，神疲乏力，面色无华，头痛眩晕，胸闷痰多，食欲欠佳，大便稀薄，舌淡，苔白腻，脉滑。

治法：健脾化痰。

方药：六君子汤加减。茯苓、龙骨、牡蛎、钩藤各6g，蝉蜕3g，全蝎3g，山药6g，党参3g，僵蚕6g，白术10g，石菖蒲9g，胆南星3g，陈皮3g，远志6g，甘草6g。

癫痫时作，大便稀薄者，加苍术、薏苡仁。

②肝火夹痰

症状：平日情绪急躁，心烦失眠，口苦咽干，大便秘结，舌红苔黄，脉弦数。

治法：清肝泻火，化痰开窍。

方药：龙胆泻肝汤合涤痰汤加减。生石决明 6g（先下），钩藤 9g，茯苓 6g，生地 9g，黄芩 6g，栀子 3g，法半夏 3g，胆南星 3g，枳实 6g，泽泻 6g，石菖蒲 9g，柴胡 6g，车前子 3g，竹茹 6g，生大黄 2g（后下）。

③气血两虚

症状：癫痫缓解后不经常发作，面色苍白，精神欠佳，舌淡，苔白，脉沉细，指纹淡隐。

治法：益气养血，安神定志。

方药：化痰养荣汤加减。太子参 12g，白术 9g，茯苓 6g，当归 6g，白芍 12g，法半夏 3g，陈皮 6g，天麻 9g，钩藤 6g，川楝子 6g，甘草 3g。

睡眠不宁者，加夜交藤、合欢皮；智力迟钝者，加石菖蒲；大便稀溏者，加扁豆。

2. 针刺疗法

（1）主穴

四神聪、百会、陶道、鸠尾、内关、筋缩。

（2）配穴

急性期，加水沟、涌泉、后溪；休止期，加足三里、三阴交；惊痫，加印堂、神门；风痫，加大椎、太冲；痰痫，加章门、足三里、丰隆、膻中；瘀血痫，加三阴交、膈俞、内关；脾虚痰盛，加脾俞、丰隆；气血两虚，加足三里、关元；昼发，加申脉；夜发，加照海；失眠，加神门、三阳交。

（3）操作

急性期，用泻法；休止期，用补法。

3. 按摩疗法

（1）头部

揉百会，叩点四神聪、神庭，按压率谷，揉风府、玉枕，推哑门、风池，捏大椎，揉太阳，按压承泣、四白、地仓、承浆。

（2）颈部

推天柱 3 ～ 5 遍，捏拿颈大筋，捏脊（督脉、膀胱经），捏 3 次。

（3）上肢

提法点叩双上肢三阴、三阳经，叩点 3 ～ 5 遍。

（4）下肢

点叩下肢三阴、三阳经，用捏拿法点按照海、丘墟、涌泉。

4. 艾灸疗法

（1）取穴

百会、鸠尾、中脘、风府、大椎、囟中、风池、玉枕、尺泽、合谷、足三里、然谷。

（2）操作

用艾叶和灯心草灸，麦粒灸，每次取 3 ～ 5 穴，每穴 3 壮，每周 2 次，10 次为 1 疗程。

5. 拔罐疗法

（1）取穴

督脉、华佗夹脊穴、膀胱经背俞穴。

（2）操作

患者俯卧位，头胸部降低，臀部垫高，并使两股略分开，暴露会阳、长强穴。术者中指置于患者督脉上，食指与无名指置于两侧的膀胱经，自大椎与大杼穴至长强与白环俞穴处，取华佗夹脊穴、肺俞、心俞、肝俞、脾俞、肾俞，施以走罐疗法。或用三棱针对准会阳、长强、大椎、身柱迅速点刺，深约 0.3cm，立即拔火罐，拔出血液和淡黄色黏液，拔 2 ～ 3 次。每周治疗 2 次，10 次为 1 疗程，间隔 5 天，再进行下一疗程的治疗。

6. 穴位贴敷

（1）主穴

神阙、涌泉。

（2）配穴

痰痫，加脾俞；惊痫，加太冲；痰多，加膻中；休止期，加中脘、气海；热重，加大椎。

（3）操作

将生吴茱萸研成细末，用凡士林调为膏状。将吴茱萸膏涂在穴位上，覆盖纱布块，外用胶布固定。隔日1次，每次12小时，每4次为1疗程，共治疗12～16个疗程。

7. 单方验方

（1）地龙、全蝎、蜈蚣、朱砂各等分，配成丸剂、散剂，每服1.5g，每日2～3次，口服。适用于癫痫大发作。

（2）地龙烙干，冰糖适量，研成细末。每服6g，每日1～2次。适用于癫痫轻症。

（3）全蝎1个，蜈蚣1条，共研细末，用白皮鸡蛋清调和，贴于肚脐上。

（4）驴胎盘1个，水蛭3g，共研细末。每服1.5g，每日1～2次，治疗瘀痫。

（5）钩藤、全蝎、僵蚕各30g（朱砂拌红）。上药共研细末，去筋杂，拌匀，晒干，备用。每天服3次，2～5岁患儿每次服2g，6～10岁患儿每次服4g，治疗风痫。

（6）蝉蜕9g，蜈蚣、钩藤各6g，地龙、朱砂各2g。上药共研细末，备用。每天服2次，1岁以内患儿每次服0.5g，1～2岁患儿每次服1g，2～4岁患儿每次服1.5g，年龄大者可酌情加量。

（7）天麻6g，枸杞子10g，地龙粉2g。上药共研细末，每次服1g，每日2次，开水送服或酌情加减。服药后如有大便稀，或吐痰涎，属正常情况，不需停药。

典型病例

病例1

张某，女，7岁。病史：痫病3年，1周发作数次。发作时目睛上翻，喉痰鸣响，口吐涎沫，四肢抽搐，神志不清，数分钟后苏醒。脑电图异常。诊断为癫痫，多方治疗无效。现症：面色苍白，精神痴呆，夜眠易惊醒，纳差，二便正常，舌苔厚腻，脉弦滑。

辨证：痰浊壅盛，痰蒙清窍。

治法：豁痰开窍。

方药：涤痰镇痫汤加减。皂角、钩藤（后下）、石菖蒲各 6g，明矾 1g（冲服），浙贝母、郁金、胆南星、天竺黄、竹沥、半夏各 3g，青龙齿 6g（先入）。水煎服，每日 1 剂。5 剂后改为散剂，上药研末，入胶囊，每粒含 0.5g 生药，每天服 3 次，每次 2 ～ 3 粒。

取穴：四神聪、百会、鸠尾、筋缩、丰隆、足三里、脾俞、三阴交、气海。

操作：四神聪透百会，平刺，进针 0.5 寸；丰隆，直刺 2 寸，得气后留针 30 分钟；气海，用艾条灸；其余穴位，用平补平泻法。每日治疗 1 次，10 次为 1 个疗程。

治疗 2 个月后，患儿 1 个月发作 1 次。

病例 2

王某，男，4 岁。患儿 10 个月左右出现全身肌肉痉挛性抽搐，意识丧失约 10 分钟，惊厥，记忆力下降。舌红，苔腻，脉弦细。脑电图示阵发性短段高电位棘尖波。

辨证：肝风内动，痰浊蒙窍。

治法：化痰息风，佐以治血通络。

方药：生胆南星、钩藤、生铁落（先煎）、郁金、甘草各 3g，丹参、石菖蒲、地龙、白芍各 6g，白矾、全蝎、蜈蚣各等分。上药研成细末，入胶囊，每粒含 0.5g 生药，每天服 2 次，每次 2 粒。

取穴：四神聪、百会、人中、丰隆、太冲、悬钟、涌泉。

操作：四神聪透百会，平刺，进针 0.5 寸；人中，斜刺 0.5 寸；丰隆，直刺 2 寸，得气后留针 30 分钟；其他穴位，直刺 0.8 ～ 1 寸。每日治疗 1 次，10 次为 1 个疗程。

治疗 2 个月，半年后随访，未见发作。

二十二、小儿惊厥

惊厥是小儿时期常见的急症，是小儿大脑运动神经元异常放电引起的肌肉抽动，常伴有意识障碍。抽动多为全身性，也可为局部性。小儿惊厥的发病率较高，为成人的 10 ～ 15 倍，尤以婴幼儿多见。

古代医家认为惊风是一种恶候。如《东医宝鉴·小儿》中说：“小儿疾之最危者，无越惊风之证。”《幼科释谜·惊风》也说：“小儿之病，最重惟惊。”惊风的症状，临床上可归纳为八候。所谓八候，即搐、搦、颤、掣、反、引、窜、视。八候的出现，表示惊风已在发作。但是，惊风发作之时，八候不一定全都出现，发作时的急慢强度也不一定相同。发病有急有缓，证候表现有虚有实，有寒有热。凡起病急暴，属阳属实者，统称“急惊风”；病久中虚，属阴属虚者，统称“慢惊风”。

（一）病因病机

本病的病因可分为两类：按感染的有无，分为感染性惊厥（热性惊厥）和非感染性惊厥（无热惊厥）。①热性惊厥：主要由感染所致。颅内疾病：病毒感染（如病毒性脑炎、乙型脑炎）、细菌感染（如化脓性脑膜炎、结核性脑膜炎、脑脓肿、静脉窦血栓形成）、霉菌感染（如新型隐球菌脑膜炎）、寄生虫感染（如脑囊虫病、脑型疟疾、脑型血吸虫病、脑型肺吸虫病、弓形虫病）。颅外疾病：主要有高热惊厥、中毒性脑病、中毒性痢疾、败血症、肺炎、破伤风等。②无热惊厥：为非感染性惊厥。颅内疾病：颅脑损伤（如产伤、脑外伤、新生儿窒息、颅内出血）、癫痫、先天性脑积水、脑血管畸形、颅内占位性疾病（如脑肿瘤、脑囊肿）、癫痫综合征（如大发作、婴儿痉挛症）、脱髓鞘性脑病、脑黄斑变性。颅外疾病：代谢性疾病（如低血钙、低血糖、低血镁、低血钠、高血钠、维生素缺乏症）、遗传代谢性疾病（如糖原累积病、半乳糖血症、苯丙酮尿症、肝豆状核变性、黏多糖病）、全身性疾病（如高血压脑病、各种心脏病、缺氧、栓塞、尿毒症），还包括植物、农药、食物或药物。

本病的发病机理：婴幼儿大脑皮层神经细胞分化不全，神经元的树突发育不全，轴突髓鞘未完全形成，兴奋性冲动易于泛化而产生惊厥。①血中钙离子的正常浓度可维持神经肌肉的兴奋性，当浓度降低或细胞内钙离子超载时，神经与肌膜对钠离子的通透性增高，容易发生除极化，导致惊厥的发作。②脑神经细胞能量代谢障碍，可引起神经元功能紊乱。当缺氧时，可产生大量的自由基，作用于神经细胞膜的磷脂不饱和脂肪酸产生过氧化脂质，使神经细胞遭破坏而变性，通透性增高，产生癫痫样放电。过氧化脂质又能抑制突触膜的钠钾 ATP 酶，使之失活，引起突触膜除极化，导致惊厥的发作。

中医认为，本病的病因较为复杂，以风邪和火邪为主要原因，这与小儿的生理和病理特点有密切的关系。因小儿脏腑娇嫩，形气未充，真阴不足，又为纯阳之体，外感时邪，或食滞痰郁，或暴受惊吓，均可化火，内传深入而致急惊风。内陷心包，阻滞经络，则惊厥昏迷；引动肝风，则抽搐；肝风与心火相扇动，则火热炽盛；真阴内亏，柔不济刚，筋脉失养，故壮热、抽搐昏迷，甚则角弓反张。另一方面，热病及久病后，脾胃受损，脾虚生风，或热病伤阴，肾亏不足，肝血亏损，阴虚风动而致慢惊风。

（二）诊断要点

本病突然发作时意识丧失，全身或局部肌肉强直性或阵发性抽搐，多伴有双眼上翻、凝视或斜视，可有发绀，呼吸不整或暂停，牙关紧闭，头后仰，大、小便失禁。一般经数秒至几分钟后缓解，少数患者反复发作或持续不止。

1. 惊厥伴高热

有些惊厥纯粹由于高热所致，多见于婴幼儿（6 个月至 4 岁），多在体温（39 ～ 40℃）骤升时发生，称为“高热惊厥”。感染性惊厥多发生在发热早期，持续时间短暂，在一次发热疾病中很少连续发作多次。

2. 惊厥伴暂时性意识障碍

惊厥停止，则神志转好。见于低血糖、低血钙、低钠综合征等。

3. 惊厥持续状态

指惊厥持续 30 分钟以上，或两次发作间歇期意识不能完全恢复者。由于惊厥时间过长，可引起高热，多见于缺氧性脑损害。呈浅昏迷而呼吸循环情况较好者，见于高热惊厥、早期中枢神经系统炎症、早期感染性中毒性脑病等。

（三）辅助检查

1. 血、尿、粪常规检查

白细胞显著增高，血糖、血钙、血镁、血钠、尿素氮及肌酐等的测定有助于诊断。

2. 脑脊液检查

怀疑颅内感染者，可做脑脊液常规和生化检查，必要时做涂片染色和培养。

3. 心电图与脑电图检查

婴儿痉挛症及其他型癫痫或脑占位性病变可做脑电图检查，有助于诊断。

4. 脑血管造影、头颅 CT 检查

颅内出血、脑占位性病变和颅脑畸形者可做此类检查，有助于诊断。

（四）鉴别诊断

1. 新生儿惊跳

发作幅度较大，频率较高，有节奏的肢体抖动或阵挛样动作，将肢体被动屈曲或变换体位可以消除，不伴眼球运动或口颊运动。常见于正常新生儿由睡眠转为清醒时，受到外界刺激时或饥饿时。而惊厥则是无节奏地抽动，幅度大小不一，不受刺激或屈曲肢体的影响，按压抽动的肢体试图制止发作仍感到肌肉收缩，常伴有异常的眼、口颊运动。

2. 非惊厥性呼吸暂停

足月儿，每次发作持续 10 ～ 15 秒；早产儿，每次发作持续 10 ～ 20 秒，伴心率减慢 40% 以上。而惊厥性呼吸暂停的发作，足月儿为每次发作持续 15 秒，早产儿为每次发作持续 20 秒，不伴心率的改变，但伴有其他部位的抽搐及脑电图改变。

3. 快速眼运动睡眠相

出现眼部颤动、短暂呼吸暂停、有节奏地咀动、面部怪相、微笑、身体扭动等，但清醒后即可消失。

（五）治疗

1. 中医辨证

（1）感受外邪

症状：发热，头痛，咳嗽，流涕，咽红，烦躁，神昏惊厥，舌苔薄黄，脉浮数，指纹浮紫。

治法：疏风清热，息风镇惊。

方药：银翘散合钩藤汤加减。钩藤 6g，竹茹 6g，银花 3g，连翘 6g，荆芥 6g（后下），薄荷 6g（后下），蝉蜕 5g，僵蚕 3g，芦根 3g。

（2）感受暑邪

症状：发热无汗，口渴烦躁，头痛项强，昏睡，四肢抽掣，舌红，苔黄腻，脉浮，指纹浮紫。

治法：祛暑清热，醒脑镇惊。

方药：新加香薷饮加减。香薷 6g，厚朴 6g，鲜扁豆花 12g，银花 6g，连翘 6g，钩藤 8g，僵蚕 7g，川贝母 3g，石菖蒲 5g，甘草 3g，竹茹 6g，薏苡仁 6g。

（3）感受温邪（疫邪）

症状：起病急骤，壮而不热，手足躁动，高热烦躁，口渴，谵妄，神昏，惊厥，颈项强直，舌红，苔黄腻，脉数，指纹青紫。

治法：平肝息风，凉血镇惊。

方药：羚角钩藤汤加减。羚羊角 3g，生石膏 6g，钩藤 3g，菊花 6g，生地 6g，知母 3g，全蝎 6g，白芍 6g，桑叶 6g，寒水石 6g，黄芩 3g，郁金 6g。也可选用牛黄镇惊丸、救急散、小儿牛黄散等中成药，还可用水牛角粉冲服。

（4）湿热疫毒

症状：起病急，高热，神呆谵妄，烦躁不安，反复抽搐，面色苍白，纳呆，呕吐，腹痛，痰多，喉间痰鸣，腹部胀满，便下脓血，腥臭异常，呼吸气粗，舌红，苔黄腻，脉弦滑，指纹青。

治法：解毒清肠，息风开窍。

方药：黄连解毒汤合白头翁汤加减。黄连 3g，黄芩 6g，黄柏 3g，白头翁 6g，葛根 3g，银花 6g，钩藤 9g，生山楂 9g，熟山楂 9g，大黄 3g，蝉蜕 9g，甘草 3g，连翘 6g。

（5）暴受惊恐

症状：暴受惊恐后，突然抽搐，发热较低，四肢欠温，夜卧不安，或迷睡不醒，醒则啼哭，面色时青时赤，频作惊，时或抽搐，大便色青、味无异常，脉数或沉，指纹青紫。

治法：镇惊安神。

方药：琥珀抱龙丸加减。琥珀 3g，胆南星 3g，茯苓 3g，黄连 6g，枳实 3g，石菖蒲 6g。

风痰袭络，加远志；气血虚弱，加党参、白芍。

（6）痰湿惊风

症状：纳呆，呕吐，腹胀，便秘，痰多，发热，神昏，抽搐，喉中痰鸣，苔黄腻，脉滑，指纹紫。

治法：消食导滞。

方药：保和丸加减。山楂 6g，神曲 3g，莱菔子 6g，陈皮 6g，法半夏 3g，连翘 6g。

2. 针刺疗法

（1）主穴

人中、合谷、四神聪、四天庭、内关、涌泉，曲池、合谷、大椎、太冲、迎香。

（2）配穴

高热，加十宣、行间、四缝；痰浊神昏，加劳宫、丰隆；口噤项强，加风府、风池、廉泉；痰鸣，加天突、足三里、丰隆。

（3）操作

以上穴位一般采用直刺手法，可留针，每日 1 ～ 2 次。如果发热较高，可取十宣、耳尖、耳背静脉处放血，用三棱针点刺，放血 4 ～ 5 滴即可，这种方法退热比较迅速。

3. 按摩疗法

高热，推三关；昏迷，掐委中；抽搐，掐印堂、神庭、攒竹、人中，拿曲池、肩井；牙关不利，掐合谷、十宣。

4. 放血疗法

（1）取穴

十宣、曲池、合谷、印堂、大椎。

（2）操作

常规消毒后，进行放血，每穴放 3 滴，每天 1 次。

5. 耳穴疗法

（1）取穴

神门、皮质下、枕、内分泌或耳穴周围怒张的血管。

（2）操作

以三棱针快速点刺出血即可。

6. 艾灸疗法

（1）取穴

百会、印堂。

（2）操作

用灯心草施灸。若高热，取涌泉、大椎，施以隔蒜灸。

7. 单方验方

（1）紫雪散，3 岁以下每次服 0.3 ～ 0.5g，3 岁以上每次服 0.5 ～ 1g。每日 1 ～ 2 次，用于急惊风抽搐较重者。

（2）安宫牛黄丸，3 岁以下每次服 1/3 丸，3 岁以上每次服 1/2 丸。每日 1 ～ 2 次，用于高热抽搐者。

（3）至宝丹，3 岁以下每次服 1/2 丸，3 岁以上每次服 1 丸。每日 1 ～ 2 次，用于昏迷抽搐者。

（4）小儿回春丹，3 岁以下每次服 1 丸，3 岁以上每次服 2 丸。每日 1 ～ 2 次，用于外感惊风者。

（5）万氏牛黄清心丸，3 岁以下每次服 0.5 ～ 1g，3 岁以上每次服 1 ～ 2g。每日 1 ～ 2 次，用于高热、嗜睡、烦躁不安、抽搐者。

典型病例

李某，女，4 岁。突然昏厥，烦躁不安，反复抽搐，面色红，腹部胀满，便下脓血腥臭，呼吸气粗，喉间痰鸣，舌红，苔黄腻，脉弦滑，指纹青。体温 40.5℃（肛门）。诊断为急惊风。

辨证：痰湿惊风。

治法：祛痰除湿。

取穴：十宣、曲池、合谷、印堂、大椎。

操作：三棱针点刺放血。3 分钟后抽搐停止，神志清醒。5 分钟后体温退至 38.5℃（肛门）。

方药：黄连 2g，黄芩 3g，黄柏 3g，白头翁 6g，马齿苋 6g，银花 6g，钩藤 6g，秦皮、生山楂、熟山楂各 9g，大黄 2g（后下），蝉蜕 6g，连翘 3g，甘草 3g，水煎服。

结合西医治疗 2 天后，患儿病情基本好转。7 天后出院。

二十三、孤独症

孤独症，又称自闭症，是一组终生性、固定性、具有异常行为特征的广泛性发育障碍性疾病，以儿童自幼开始的社会交往障碍、语言发育障碍、智力障碍、兴趣范围狭窄和刻板重复的行为方式为基本临床特征。本病男童多见，通常表现为终身智力残疾状态，严重影响儿童的健康。

（一）病因病机

1. 遗传因素

（1）双生子同病率

有研究报道，单卵双生的同病率为 95.7%，双卵孪生的同病率为 10%～23.5%。

（2）同胞患病率

原发性孤独症包括家族中有孤独症的患儿，有 3%～8%的再现风险率，远高于一般群体，存在家族聚集现象。假如第一个孩子患孤独症，则第 2 个孩子患病的危险率将提高到 8.6%。

（3）高发家系

在高发家系的研究中，46 个家庭中有 41 个家庭出现两名孤独症患者，其余 5 个家庭有 3 名孤独症患者。推测孤独症有可能是常染色体的隐性遗传。

（4）家族中认知功能缺陷

家族中认知功能缺陷者患本病的几率较一般群体要高。20 世纪 80 年代初，Rutter 研究孤独症的认知功能，认为认知功能活动缺陷是孤独症的基本缺陷。基于这一论点，Rutter 发现约 25% 的孤独症患儿的家庭内有言语发育延迟者。

2. 染色体异常

研究发现，孤独症患儿的染色体脆断现象增多，称为 X 脆性位点，即 Xq27（脆性 X 染色体），2% ～ 5% 为脆性 X 综合征。有研究发现，患儿有长 Y 染色体，而且患儿的父母和兄弟也有长 Y 染色体，因此，遗传因素与孤独症的发生有关。

3. 神经生物学因素

（1）神经解剖及影像学研究

尸检可见脑结构改变。尸检发现杏仁核、小脑、海马中大多数细胞的结构发生变化，神经细胞的髓鞘和形态有微小的改变，包括浦肯野氏细胞消失。

（2）神经生化代谢

近年研究发现，本病可能与神经递质的失调有关。①大约有 1/3 的孤独症患儿血中的 5– 羟色胺水平增高。②研究发现，孤独症患儿血浆中的肾上腺素和去甲肾上腺素水平增高，血小板中的肾上腺素、去甲肾上腺素和多巴胺水平下降。有人发现，孤独症患儿的多巴胺功能低下，内源性内啡肽水平上升，尤其是有自伤行为者，其作用可能直接通过 5– 羟色胺及间接通过下丘脑 – 神经内分泌通路，也许包括前原阿片褪黑激素等。此结果提示，孤独症的许多症状可能受到包含去甲肾上腺系统的蓝斑部位的影响。③数量不多的研究发现，孤独症患儿的内腓肽水平上升。

4. 神经生理学因素

孤独症患儿自发的脑电图异常率为 10% ～ 83%，大多为广泛性异常，表现为慢波增多，无特殊性。其中，慢波和棘波多见，可能与孤独症伴发癫痫有关。本病患儿的脑干诱发电位各波幅均低于正常儿童，潜伏期延长。

5. 社会心理因素

近年最新研究提示，关于本病的病机有两种理论学说，即“心理理论”学说和“感情认知障碍”学说。①“心理理论”学说认为，孤独症患儿的人际关系障碍主要是对他人的感情和心理的理解能力缺陷，导致社会交往障碍，对人如同对无生命的物体。②“感情认知障碍”学说认为，孤独症患儿的知觉障碍是不能理解他人的感情及多样的形式，因此，人际的感知障碍是孤独症的本质性障碍。淋巴细胞、辅助T细胞和B细胞数量减少，自然杀伤细胞减少，活性降低，抗脑抗体减少，使孤独症患儿存在免疫功能的异常。有人提示，母亲的抗体直接对抗胎儿的神经组织，可能是中枢神经损害引起孤独症的原因之一。

6. 家庭因素

本病患儿的父母大都是高学历，有较强的专业技能，父母性格内向，对孩子淡漠和固执，缺乏天伦之乐的家庭温暖。

（二）诊断要点

孤独症的基本临床特征为“Kanner三联征”，即下述前三大类症状，这很有诊断意义，其他症状虽也较常见，但不及此三大症状有特殊性。

1. 社会交往障碍

这是孤独症的核心特征之一，即与他人缺乏感情联系，极端孤僻，与外界隔离（自闭）。这种征象在婴儿期就表现出缺乏与他人眼与眼的对视，母亲将其抱着喂奶时，不会将身体与母亲贴近，不会望着母亲微笑。6～7个月还分不清亲人和陌生人，不会像正常小儿一样发出咿呀学语声，只是哭叫或显得特别安静，不会伸开双臂要人抱。有的患儿甚至拒绝别人的拥抱，或当抱起他时表现僵硬或全身松软，当父母离开或返回时没有依恋的表示。和父母易于分离，跟随陌生人也很少有胆怯不安的反应。他们青春期后仍缺乏社交技能，不能建立恋爱关系或结婚。

缺乏眼与眼的对视往往被看成是孤独症的特征，表现为缺少面部表情，对人缺乏兴趣。当别人要抱他起来时，往往不会像正常儿童那样伸出双手表现出期待别人抱起的姿势。有的患儿甚至拒绝别人的拥抱，或当抱起时表现僵硬或全身松软。有的患儿即使1～2岁发育正常或基本正常，但起病后表现有饥饿、疼痛或不舒服时，不会到父母身边寻求食物或安抚，或只是拉着父母的手去取东西，而不会以言语或姿势来表达。当父母离开时，没有明显的依恋，而当父母回来时也没有愉快的表示。对亲人呼唤他们的名字时常无反应，以致使人怀疑他们是否听力有问题。不与周围的小朋友交往，更谈不上建立友谊，喜欢独自玩耍。病情较轻的孤独症患儿，社交障碍在2岁前不明显，5岁以后患儿与父母或同胞之间建立起一定的感情，但患儿仍极少主动进行接触，在与伙伴的活动中常充当被动角色，缺乏主动兴趣。

2. 语言发育障碍

孤独症的语言障碍是一种质的全面的损害，语言发育障碍十分严重。具体表现为以下几种形式：

（1）沉默不语或较少使用语言

有的患儿不会咿呀学语，有的在婴儿期或2～3岁以前曾经有表达性语言，以后逐渐减少，有的则完全消失，他们倾向以手势或其他形式来表达他们的愿望和要求，或极少情况下使用极有限的语言。

（2）语言内容、形式的异常

不主动与人交谈，常常是自顾自地说话，毫不在意对方听不听，也不顾及周围的环境或者别人正在谈话的主题。部分患儿不会使用代词，如“你、我、他”，或把“我”说成“你”等，不能用语句与人进行正常的语言交流。

（3）刻板重复的语言或模仿语言

表现为来回踱步，或重复提类似的问题，或要对方回答一样的话，或重复自造的话，并渴望维持这种刻板重复的语言。重复简单的游戏或活动，有时表现为反复写一样的字，画一样的画，或讲一样的“小故事”，有的患儿则表现出无原因的反复尖叫或喊叫。

（4）语言音调和节奏的障碍

语言缺乏声调，患儿有时尖叫，哼哼或发出别人不能听清或不可理解的“话”，或者自顾自地说话，又称“自我中心语言”。语言单调平淡或怪声怪调，缺乏抑扬顿挫，没有表情配合。往往缺乏手势或姿势语言，患儿很少用点头、摇头等姿势。

3. 兴趣范围狭窄及刻板、僵硬的行为方式

对环境倾向于要求固定不变或不正常反应。有的患儿常常对一般儿童所喜欢的玩具、游戏缺乏兴趣，相反，对某些通常不是作为玩具的物品及游戏活动具有特别的兴趣和迷恋，尤其是圆的或可以旋转的物品，如喜欢锅盖、瓶盖、车轮，观察旋转的电扇，观察奔驰的火车车轮，达到着迷的程度。患儿常常动个不停，还有扑打、摇动、敲击、撞击、旋转等动作，亦有破坏行为及自伤行为，如咬手、撞头、以拳击墙等，这些行为往往在患儿无事可做时出现，有时则在其兴奋、烦躁时频繁出现。往往在某个阶段时间有某几种刻板行为，并非一成不变。反复触摸光滑物体的表面，似乎能从中得到一种愉快，有的则不论给他们食物或非食物，接过来都先闻一闻。常以跑代走，东张西望，眼神飘忽，很难长时间集中注意力。

4. 感知觉的异常

大多数孤独症患儿存在对刺激感觉异常，包括对某些声音的反应特别迟钝，如患儿遇到一点小声音就捂上耳朵或斜眼皱着眉看光线。有的特别能忍耐苦味或甜味。有的患儿平衡能力特强，如登高等，走在狭窄的床栏上从不摔倒。如当收音机或电视机播广告、天气预报时，音量即使放得很小，他们也会做出相应的反应。有些患儿表现出对某些视觉图像的恐惧，很多患儿不喜欢被人拥抱，触觉、痛觉异常也较常见，表现为感知觉过弱、过强或不寻常。

5. 智力和认知缺陷

孤独症的患儿精神发育迟滞，大约有 40% ～ 60%的患儿智商不到 50，20% ～ 30%达到 70 或更高，也有高功能孤独症患儿。多数患儿记忆力较好，有的患儿在机械记忆方面有超常的能力，如在数字、人名、路线、车牌、音乐、计算、推算、日期、机械记忆和背诵等方面有超常的能力，被称为“白痴天才”。部分患儿可见神经系统阳性体征，包括肌张力减退或增高、流涎、肌阵挛性抽搐、踝阵挛、手部或手指的失张力性姿势、表情肌麻痹、斜视等。当然，智力低下可以与儿童孤独症并存，尤其是严重的病例，两者鉴别有一定的困难。

（三）辅助检查

1. 磁共振

有研究报道，高功能孤独症的磁共振与正常对照组比较，大部分患儿有小脑蚓部小叶发育不良，额叶、脑沟轻度变宽，脑室扩大，基底核异常，脑干明显变小等现象。

2. 正电子发射断层显像

各家报道颇不一致，部分患儿的额、顶、新纹状体及丘脑功能受损。

3. 电子计算机断层扫描

大脑皮层、基底神经核及丘脑呈现散发性缺损。也有研究报道，孤独症患儿出现 1 个或多个区域的葡萄糖代谢率明显增高。

（四）鉴别诊断

1. Rett 综合征

仅见于女童，通常起病于 7 ～ 24 个月，出现无目的刻板、重复动作，智力严重缺陷，社会交往能力丧失，并有过度呼吸、共济失调、运动不能、癫痫发作。

2. 婴儿痴呆

此类患儿有 2 ～ 4 年的正常发育期，随后社交、语言、生活技能迅速衰退，甚至消失，在数月内退化至痴呆状态。

3. 智力低下

此类患儿的社会化相对较好，他们大多愿意与人交往，较好地模仿他人活动，语言发育水平虽然不足，但与其智力水平相一致，能进行角色游戏等，无明显兴趣狭窄和刻板重复行为。

4. 精神发育迟滞

此类患儿的社会化相对较好，他们大多愿意与人交往，可模仿他人活动，语言发育水平不足，但无质的损害，能进行角色游戏等，不难与孤独症鉴别。

5. 抽动－秽语综合征

此类患儿可有正常的发育期，愿意与人交往，可由于频繁地发作而暂时回避集体和他人，绝大部分患儿智力正常，他们渴望得到别人的理解和同情，渴望治疗。这些社会化行为在孤独症患儿中是缺乏的。

6. 儿童精神分裂症

起病较晚，多出现在青春前期和青春期。此类患儿的早年发育史没有问题，常有幻觉和妄想等思维、感知觉的特殊症状。

（五）治疗

1. 中医辨证

（1）肝肾亏损

症状：生长发育迟缓，精神萎靡，头晕目眩，吵闹或拒绝别人的拥抱。有的患儿来回踱步，自身旋转，转圈走，重复地跑，健忘失眠，听力障碍，腰酸腿软，小便清长，或尿频、遗尿，舌淡苔薄，脉沉弱或弦细。

治法：滋补肝肾，益精填髓。

方药：桂附地黄丸加减。熟地 6g，枸杞子 6g，山茱萸 6g，山药 6g，丹皮 3g，茯苓 6g，肉桂 3g，附子 3g（先煎 1 小时），桑螵蛸 6g，益智仁 3g，鹿角霜 6g，龟甲 3g。

烦躁不安，加龙骨、牛膝；气虚，加党参、巴戟天。

（2）阴虚火旺

症状：眼神飘忽，形体消瘦，头晕目眩，有扑打、摇动、敲击、撞击、旋转等动作，动个不停，常以跑代走，东张西望，心烦热或骨蒸劳热，颧红，盗汗，咽干舌燥，舌红少苔，脉细数。

治法：滋阴清火。

方药：左归丸加减。熟地 10g，山药 3g，山萸肉 6g，茯苓 6g，枸杞子

9g，泽泻 3g，丹皮 6g，龟甲胶 6g（烊化），黄柏 8g，柏子仁 6g。

心烦热，加知母、生地；不寐，加黄连、阿胶。

（3）心脾两虚

症状：前囟、牙齿、四肢等发育迟缓，表情淡漠，不主动与人交谈，常常自顾自地说话，面色淡白，沉默不语，精神萎靡，头晕目眩，大便溏，舌淡白，脉沉弱或沉迟。

治法：补心健脾。

方药：归脾汤加减。太子参 9g，黄芪 6g，白术 6g，远志 3g，党参 6g，酸枣仁、茯神各 6g，五味子 6g，柏子仁 9g。

失眠，加合欢花、夜交藤；大便溏，加白术、白扁豆。

2. 针刺疗法

（1）主穴

印堂、百会、四神聪、风池、四天庭、三阴交、足三里、内关、外关。

（2）配穴

肝肾亏虚，加肝俞、肾俞、涌泉；心脾两虚，加中脘、气海、关元；阴虚火旺，加心俞、肝俞、太冲。

（3）操作

平补平泻。每日 1 次，10 次为 1 疗程。

3. 教育疗法

教育治疗是目前世界各国公认的孤独症的主要治疗方法之一。教育的重点应以生活技能训练、语言训练、学习技能、有用的社交技能和交往能力训练为主。在家庭、特殊教育学校、医疗机构中接受教育和训练。

（1）特殊教育和强化训练由家长、儿科医生、心理医生、特教老师、行为治疗师和语言治疗师共同完成，但应以家庭为中心开展训练。

（2）早期开始语言发育的最佳年龄为 2 ～ 4 岁，教育训练开始的年龄越小越好，获得后越容易固定下来。

（3）重视个体化和针对性。必须针对每个患儿的特点采用特定的教育和训练方式，并随年龄及发育水平的增长而变化。因此，必须针对每个患儿的具体情况和程度分别制订具体的培训计划和步骤，要密切结合患儿的年龄特点和现实生活实用的原则，还要让教师和家长了解并希望在短期的训练中能改变患儿的行为，使其学会一项技能。

（4）长期坚持，循序渐进。由于孤独症的矫治、康复、重归社会是一个艰难而复杂的过程，因此，对孤独症患儿的教育和培训必须长期坚持，不可放松。疗程应以月计，疗效应以月、季度、年来评定。

（5）爱心、耐心和信心是培训成功的必备条件。训练操作者多为家长和特教老师，老师要有爱心、耐心和信心。与孤独症患儿交往，先要使患儿对训练者感兴趣，双方能相互沟通，这一阶段往往是最困难的阶段。需要把要求他们所学的技能分为若干个细小的步骤，一小步一小步地朝着定下的目标靠近，直到患儿学会并固定下来。

（6）将语言和奖励有机地结合起来，即行为治疗中的“积极强化法”。在教他们某一技能时，要不断地讲解每一步骤的意义，完成了便给患儿适当的物质奖励或正性强化（强化物是喜欢吃的食物和玩具），以便增加孩子对训练的兴趣和减少不愉快情绪的发生。

（7）要特别注意父母所起的作用。在教育训练中，父母不仅作为教师和训练人员出现，而且作为一个“人”出现。通过训练使孤独症患儿对父母、对人感兴趣，并且学会交往的技能和技巧，以及不同的交往方式。

4. 行为疗法

治疗重点应放在促进孤独症患儿的社会化和语言发育上，尽量减少那些干扰患儿功能与学习不协调的病态行为，如刻板、自伤、侵犯性行为。

（1）由于患儿的缺陷及其家庭环境的个体差异较大，因此，治疗方案应个体化，有的治疗措施对某些患儿有效，而对另一些患儿却无效。

（2）由于孤独症患儿的缺陷在环境之间泛化，设计治疗方案的关键是保证有步骤地鼓励行为改善的泛化，帮助他们尽量把在医院或学校学到的技巧，移植到家里或其他场合。

（3）治疗的另一目的是促进儿童的社会化发育。

5. 感觉统合治疗

感觉统合理论由 Ayres 首先提出，她认为只有通过感觉统合，神经系统的不同部分才能协调工作，使个体与环境接触顺利，并涉及脑功能发展。

感觉统合治疗方法对孤独症患儿的动作协调性、注意力、情绪的稳定及触觉过分防御的行为方面都会有所改善，在语言量和表达能力、与人交流方面也有不同程度的改进。Ayres 的感觉统合理论虽然有不完善之处，但它对儿童生理和心理问题、学习及行为问题的治疗提供了一种新的治疗手段。

典型病例

崔某，男，5 岁。患儿至今不会与人交谈，只能说单词，经常自语，至今不会用“你、我、他”，别人叫他不予理睬，父母以为他耳聋，但五官科检查未发现有听力问题。活动多，重复地蹦跳或单调地拍手，经常重复做一些手部奇特的动作，一刻也不安静。经常咬玩具，吸吮手，手指举至脸前、胸前，时而重复或模仿周围人的话，经常拉过母亲贴脸，但并无亲昵的表情。自己会进食，能到指定的地方大、小便。至今不会分辨物体的大小、颜色、长短，更不会数数。会穿简单的衣服，睡眠尚可。大便溏，舌淡白，脉沉弱或沉迟。诊断为婴儿孤独症。

辨证：心脾两虚。

治法：补心健脾，养血安神。

方药：归脾汤加减。太子参 9g，黄芪 6g，白术 9g，远志 9g，酸枣仁 9g，茯神 6g，五味子 9g，柏子仁 6g，白术 6g，白扁豆 6g。水煎服，每日 1 剂。

取穴：哑门、通里、印堂、百会、四神聪、心俞、脾俞、足三里。

操作：每日 1 次，10 天为 1 疗程。中间休息 10 天，再进行下一疗程的治疗。

治疗 3 个月后，患儿会叫妈妈，能安静下来。

二十四、小儿抽动－秽语综合征

小儿抽动－秽语综合征，指儿童身体某部位或某肌群突然的、快速的、不自主的、非节律性的反复收缩运动，如眨眼、皱眉、歪嘴、摇头、点头、耸肩、抬臂、踢腿、扭腰、干咳、骂人、吼叫等。患儿可伴有情绪障碍、强迫症状、注意力不集中及多动等行为异常。发病年龄多在 2 ～ 12 岁。

本病属于中医“肝风”“筋惕肉瞤”“瘛疭”“慢惊风”的范畴。

（一）病因病机

本病发生的原因有以下几个方面：先兆子痫、难产史、生后窒息史、剖腹产、上呼吸道感染、腮腺炎、咽炎、各型脑炎、惊吓、情感激动、忧伤、儿童受到精神创伤、过度紧张、遗传因素等。

本病的发生与脑内生化异常关系密切。基底神经节是脑内多巴胺含量最高的部位，多巴胺的主要生理功能之一是调节运动功能。有学者发现，本病的发生由于纹状体多巴胺活动过度或突触后多巴胺受体超敏所致。有报道显示，兴奋性氨基酸在发病中也起着一定的作用。Kurlan 等认为，兴奋性氨基酸引起兴奋性神经元持续去极化，使细胞内钙离子超载而致神经元损伤，导致本病的发生。也有人认为，行为运动的异常与杏仁核－纹状体通路障碍有关。

中医认为，本病多与儿童的“肝常有余、心常有余、阳常有余”，“肺常不足、脾常不足、肾常虚”的生理特点有关。其病机主要是阴阳失调，肝火生痰，心、肝、脾、肺、肾的功能失调。

（二）辅助检查

目前缺乏准确的辅助检查项目作为诊断标准。脑电图异常，主要表现为慢波或棘波增加。头颅 CT 无异常。本病根据进行性、波动性、多发性抽搐及异常发声即可诊断。

（三）诊断要点

1. 本病的特征是不自主的、突发的、快速重复的肌肉抽动。在抽动的同时常伴有暴发性的、不自主的发声和秽语。抽动症状先从面、颈部开始，逐渐向下蔓延。

2. 抽动的部位和形式多种多样，如眨眼、斜视、噘嘴、摇头、耸肩、缩颈、甩臂、弯腰、旋转躯体等。发声性抽动则表现为喉鸣音、吼叫声，可逐渐转变为刻板式咒骂、陈述污秽词语等。

3. 有些患儿在不自主抽动后逐渐产生语言运动障碍，部分患儿紧张、焦虑、疲劳、睡眠不足时，可加重病情，精神放松时减轻，睡眠后可消失。

4. 患儿的智力一般正常，部分患儿伴有注意力不集中、学习困难、情绪障碍等心理问题，还可伴有记忆力减退、学习成绩下降、计算能力差、性格急躁等。

（四）鉴别诊断

1. 小舞蹈病

以舞蹈样异常运动为特征，无发声抽动，有风湿性感染的体征和阳性化验结果，抗风湿治疗有效。

2. 肝豆状核变性

有肝损害、锥体外系体征及精神障碍，血浆铜蓝蛋白减低。

3. 肌阵挛

多发生在肢体或躯干部位，发作与停止突然，每次肌肉痉挛持续的时间短暂，运动或其他刺激可引起阵挛加重，不能被人的主观努力所抑制。

4. 习惯性多动症

见于 5 ～ 10 岁的男孩，多动症状表现单一和局限，可在眼部、颈部、面部或肩等处，某一动作很少持续存在。

（五）治疗

1. 中医辨证

（1）肝肾阴虚，精髓不足

症状：眨眼，目涩、目赤或目痛，寐少多梦，烦躁不安，伴有眼睑抽动，口舌生疮，胸闷胀满，叹息，手足抽动，舌红，苔少，或呈地图舌状，脉细。

治法：滋水涵木，降火息风。

方剂：大定风珠加减。白芍 10g，阿胶 9g（冲服），沉香粉 6g，龟甲 6g，麦冬 9g，熟地 6g，麻仁 6g，钩藤 6g，五味子 6g，牡蛎 12g，炙甘草 12g，鳖甲 6g。

（2）阴虚风动

症状：挤眉眨眼，摇头耸肩，手足瘛疭，心中儋儋大动，噘嘴嗅鼻，喉中痰声吭吭，口渴唇干，大便干结，舌绛少苔，脉细数。

治法：潜阳息风，养血柔肝。

方药：三甲复脉汤加减。炙鳖甲 6g，牡蛎 6g，白芍 15g，炙甘草 6g，桂枝 3g，全蝎 6g，茯神 9g，钩藤 9g，阿胶 6g，石菖蒲 6g，佛手 6g，鹿角霜 6g，丹参 3g。

（3）痰火扰神

症状：起病急骤，头面、躯干、四肢肌肉抽动，伴喉中痰鸣，粗言秽语，谩骂，烦躁口渴，睡眠不安，舌红，苔黄或腻，脉弦滑或滑数。

治法：清火涤痰。

方药：礞石滚痰丸加减。青礞石 6g，黄芩 3g，制大黄 1g，沉香 3g，鹿角霜 6g，石菖蒲 6g，郁金 3g，陈皮 3g，半夏 3g，钩藤 6g，沉香粉 6g，天竺黄 3g，全蝎 3g，胆南星 3g，竹沥 6g，川贝母 6g。

（4）脾虚肝旺

症状：纳呆食少，情绪不稳，易怒烦躁，沉默寡言，眼红或胸胁闷痛，全身肌肉多呈不自主抽动，如眨眼、努嘴、皱眉、点头、摇头、踢腿，大便溏，四肢冷，形体消瘦，咳声阵阵，谩骂，大喊，舌红，苔薄白，脉弦或缓。

治法：缓肝理脾，强土制木。

方药：太子参 10g，茯苓 3g，白术 6g，白芍 6g，灵芝 6g，茵陈 6g，炙甘草 3g，钩藤 6g，陈皮 3g，半夏 3g，焦三仙 6g，鸡内金 6g，麦芽 3g，佛手 6g，全蝎 1g，生姜 1g，大枣 3 枚。

（5）风痰壅肺

症状：风痰上壅咽喉，则咽痒不适，怪声连连，骂声不断，流窜经络，肢体抽动，喉中吭吭作声，偶有秽语，伴不自主摇头，挤眉，耸肩，四肢抽动，舌红或淡，苔薄白，脉弦细。

治法：化痰息风。

方药：辛夷、苍耳子各 6g，玄参、板蓝根、肉桂 3g，山豆根、半夏、伸筋草各6g，钩藤、白芍、全蝎、石菖蒲各3g，川贝母6g，蝉蜕、天麻各6g，菊花3g。

（6）肝经郁热

症状：紧张时眨眼、摇头、耸肩、手足抽动，发作频繁，放松时发作次数减少或减轻，可伴有烦躁不安，睡眠不宁，易怒，舌红，苔黄、花剥或少苔，脉弦或细数。

治法：平肝息风。

方药：杞菊地黄汤加减。熟地6g，天麻、钩藤、山萸肉、枸杞子、山药各6g，茯苓、丹皮、沙参、麦冬、当归、菊花各3g。

2. 针刺疗法

（1）主穴

颞三针、四神聪、哑门、神门、攒竹、迎香，内庭、曲池、偏历、天枢、四白。此两组穴位交替使用。

（2）配穴

肝肾不足，加太溪、太冲、肝俞、肾俞；阴虚风动，加内庭、曲池、偏历、阴市；痰火扰心，加章门、丰隆、内关、脾俞、中脘；脾虚肝旺，加足三里、太冲、风池、脾俞、合谷；风痰壅袭，加肺俞、内庭、曲池、偏历；髓海不足，加哑门、廉泉、神门、复溜。

（3）操作

头穴，用平补平泻法；太冲、内庭、丰隆、曲池，用泻法；内庭、曲池、偏历，用提插泻法；四白，用雀啄泻法，使针感向下传导；神门、复溜，用捻转补法；哑门，上肢出现触电感即出针；廉泉，用雀啄手法，使局部出现堵胀感；其余穴位，用补法。每日针刺1次，留针30分钟，治疗2周为1疗程。

3. 按摩疗法

用双手拇指指腹按揉双侧内关、神门、灵道、风池、太阳、率谷各1分钟，推小天心，清心经、肝经各300次，分推坎宫10次。

4. 耳穴疗法

（1）主穴

肝、神门、风溪。

（2）配穴

脾、胃、皮质下、枕、肾、面颊、额、肩、肘、膝、髋。根据症状及抽动的相应部位酌加 2 ～ 3 穴。

（3）操作

用王不留行籽贴压，每一小块胶布粘贴 1 ～ 2 粒王不留行籽，两耳均取，并嘱家长协助揉压，压至耳郭发热、发胀，以能忍受为度。每日揉压 3 次，每次 3 分钟。每周更换 1 次耳穴，5 次为 1 疗程，一般治疗 2 个疗程。

5. 单方验方

（1）珍珠粉

每次取 1g，开水冲泡，每日 3 次，有镇惊安神的作用。

（2）蝉蜕粉

取蝉蜕适量，焙干，研为细末，装瓶备用。每次取 2g，开水冲泡，每日 2 次，有祛风止惊、安神的作用。

（3）银花、菊花、胖大海泡茶饮

取上药各 3g，开水冲泡，每日 1 剂，当茶饮。有消除咽部异物感的作用。

（4）钩藤饮

取钩藤 10g，开水冲泡，当茶饮，每日 1 剂。

6. 心理治疗

心理治疗是综合治疗的重要环节，是防止疾病复发和减少合并症的主要手段。

（1）心理转移法

临床观察发现，抽动障碍的症状在紧张着急时加重，放松时减轻，睡眠时消失。因此，当儿童抽动发作时，不要强制进行控制，最好采用转移法。如发现患儿抽动明显时，可让他帮你把报纸递过来或做些轻松些的事。通过减轻由抽动带来的紧张、焦虑和自卑感，通过肢体有目的的活动而逐渐减轻和缓解抽动症状。

（2）认知支持疗法

儿童常因挤眉弄眼等抽动症状而深感自卑，他们不愿出头露面，社交退缩。越紧张自卑，症状越严重，症状越严重就越紧张自卑，患儿在这种恶性循环中感到痛苦而不能自拔。如果此时父母还唠叨、过分限制、没完没了地指责，犹如雪上加霜。所以，最好的办法就是打破恶性循环，在心理医生的指导下，父母与儿童一起分析病情，正确认识抽动症状的表现就像躯体感冒发烧一样，是一种病，并不是坏毛病，使患儿逐渐增强克服疾病的信心，消除自卑感。事实证明，这是促进疾病康复，避免对儿童心理发展受到影响的有效方法。

典型病例

张某，男，7 岁。病史：患儿 6 年前突然出现挤眉弄眼，手足抽动，性急心烦，喉中痰鸣怪异，诊断为抽动 – 秽语综合征。现症：挤眉眨眼，手指抽动，头后部沉重，夜卧不安，喉中有痰，吭吭作响，纳食呆滞，二便尚可，舌红，苔白腻，脉弦滑。

辨证：风痰证。

治法：祛痰为主，佐以息风通窍。

方药：陈皮 10g，半夏 6g，辛夷 6g，胆南星 3g，茯苓 6g，肉桂 3g，鹿角霜 6g，炙甘草 3g，枳实 3g，竹茹 10g，黄芩 6g，柴胡 6g，青礞石 10g，石菖蒲 10g，郁金 6g，天竺黄 6g，钩藤 6g，全蝎 3g。水煎服，每日 1 剂，共 14 剂。

二诊时，诸症明显好转，抽动次数明显减少，痰已基本消失，仍觉头沉重，易困倦，夜卧不安，纳差，舌脉同前。上方去黄芩，加鸡内金、酸枣仁，水煎服，每日 1 剂。配合针刺。

取穴：百会、四神聪、风池、大椎、太冲、丰隆、肝俞、胆俞、脾俞、长强、哑门、廉泉、神门、内关、复溜、巨阙。每次选 4 ～ 5 穴。

操作：针刺得气后，大椎、太冲、丰隆、肝俞，行泻法；内关、神门、脾俞、巨阙，用补法；其余穴位，用平补平泻法。每日针刺1次，30次为1疗程。

耳穴： 肝、神门、风溪、脾、胃、皮质下、枕、肾、面颊、额、肩、肘、膝、髋。每次选5～6穴，用王不留行籽贴压。

治疗10天后，症状基本消失。再以上方加减调治3个月，随访半年，未再复发。

二十五、小儿多动症

小儿多动症是一种较常见的儿童行为障碍综合征。表现为患儿智力正常或接近正常，活动过多，注意力不集中，情绪不稳，冲动任性，并有不同程度的学习困难，是一种个性的发育延迟或偏移。起病多在7个月到7岁以前，病程往往持续半年以上，以学龄儿童最为常见，可延续至成年。患病率为3%～5%，男孩多于女孩。临床上根据其严重程度，可分为轻度、中度、重度。本病属于中医“失聪”“健忘”“肝风”的范畴。

（一）病因病机

本病的病因未完全明确，多与中枢神经系统感染有关。常见的致病因素有分娩期早产、难产、缺氧、窒息、颅脑外伤、炎症、高热惊厥、中毒、遗传因素、家庭教养不当、重金属中毒等。

本病的发病机理可能与多巴胺、去甲肾上腺素、5-羟色胺等神经递质失调，使中枢神经系统发育延迟有关。用新的影像技术可发现，大脑额叶和纹状体的局部血流灌注减少，额叶的葡萄糖代谢率下降。

中医认为，先天禀赋不足，系指患儿母亲在妊娠期身体与精神调养失宜，使患儿特别是神经系统发育欠佳，致使儿童身体虚弱，出现阴阳不调等先天不足；后天调养不当，系指由于饮食不节或营养调配不当，或过食生冷食品而损伤脾胃，造成气血亏虚，心神失养，或过食肥甘厚味，产生湿热痰浊，扰乱心神；外伤及其他因素，系指产伤及其他外伤，可致小儿气血瘀滞，血脉不畅，心肝失养而神魂不安，或病后气血两亏，致心阴虚弱，神失所养等。先天不足是其主要病因，加上后天营养失调所致的阴阳失衡、阴不制阳、肝火旺盛等原因，导致本病的发生。

（二）诊断要点

1. 临床主要表现

7岁以前起病，病程持续半年以上，注意力不集中，易因外界干扰而分心，不能自始至终地做完一件事，上课时不注意听讲，做作业时粗心大意，边做边玩，随意涂改，作业拖拉。

2. 活动过多

很难按时完成作业，常常手脚不停，坐不住，乱跳，不知危险，喜欢惹事，常与同学吵嘴、打架等。

3. 情绪改变

儿童自控能力差，情绪不稳定，易激动，易怒，易哭，急躁，有的孩子说谎、逃学，甚至染上恶习。

4. 学习困难

记忆辨别能力差，学习成绩低下，有的孩子智力很好，但学习成绩却不理想，成绩波动很大，活动过度。大多数患儿从小就表现得兴奋多动，不能静坐，进入学校以后，由于受到各种条件的限制，多动症状表现得更加明显，在课堂上经常插嘴，干扰大人的活动，不爱惜图书和玩具。

5. 动作不协调

体格检查发现，翻手试验、指鼻和指指试验、对指试验、跟膝试验阳性，可作为辅助诊断。

（三）辅助检查

1. 脑电图检查

约半数以上有异常，多表现为慢波活动增多。

2. 脑地形图检查

多数有慢波增多、大脑皮层功能调节差等改变。

（四）鉴别诊断

1. 智力低下

常有多动症状，但主要症状是智力低下和社会适应能力缺陷，学习接受能力差。

2. 精神分裂症

早期可能表现为不遵守学习纪律，活动过多，出现幻觉、妄想，情感淡漠，孤僻离群，行为怪异等。

3. 抽动障碍

主要表现为头面、四肢或躯干肌群不自主的快速、短暂、不规则地抽动，如挤眉弄眼、耸肩、歪颈、挥手等，也可伴有不自主的发声抽动。

4. 儿童孤独症

此类患儿伴有多动、冲动和注意障碍的同时，还具有语言障碍、人际交往和沟通困难、兴趣和活动内容局限等典型的临床表现，据此可与多动症相鉴别。

（五）治疗

1. 中医辨证

（1）心肾不足

症状：记忆力差，自控能力差，多动不安，注意力不集中，遗尿，多梦，面色黧黑，脉细软。

治法：温补心肾。

方药：右归饮加减。熟地 9g，枸杞子 6g，石菖蒲 9g，远志 6g，龙骨 9g，龟甲 9g，益智仁 6g，附子 3g。

多梦者，加酸枣仁、何首乌；遗尿者，加大益智仁的用量，并加乌药、桑螵蛸；烦躁好动者，加珍珠母、钩藤。

（2）阴虚阳亢

症状：手足多动，动作笨拙，性格暴躁，易激动，冲动任性，难以静坐，注意力不集中，五心烦热，盗汗，大便秘结，舌红，苔薄，脉弦细。

治法：滋肾养肝。

方药：左归饮加减。山药 9g，山萸肉 6g，龟甲 9g，枸杞子 6g，菊花 9g，熟地 6g，丹皮 6g，云苓 6g，泽泻 9g。

夜寐不安者，加酸枣仁、五味子；盗汗者，加浮小麦、龙骨、牡蛎；急躁易怒者，加石决明、钩藤；大便秘结者，加火麻仁。

（3）心脾不足

症状：神疲乏力，形体消瘦或虚胖，多动而不暴躁，言语冒失，做事有头无尾，记忆力差，伴自汗或盗汗，舌淡，苔白，脉虚弱。

治法：养心健脾，益气安神。

方药：归脾汤合甘麦大枣汤加减。白术 9g，党参 3g，黄芪 6g，浮小麦 12g，当归 6g，炙甘草 3g，茯苓 6g，远志 6g，酸枣仁 9g，生姜 3 片，大枣 3 枚。

思想不集中者，加益智仁、龙骨；睡眠不安者，加五味子、夜交藤；记忆力差，动作笨拙，舌苔厚腻者，加法半夏、陈皮、石菖蒲。

（4）湿热内蕴，痰火扰心

症状：心烦意乱，多动不安，注意力不集中，胸闷纳呆，痰多口苦，口渴多饮，哭笑无常，脾气暴躁，打人骂人，失眠，烦躁易怒，苔黄腻，脉滑数。

治法：疏肝清热，涤痰开窍。

方药：黄连温胆汤加减。黄连 3g，炒枣仁 9g，胆南星 6g，白术 9g，郁金 6g，茯苓 6g，竹茹 9g，陈皮 6g，枳实 6g，石菖蒲 6g。

气血不足者，加黄芪、当归、熟地；唇舌微紫，毛发不荣者，加少量丹参、红花、益母草。

2. 针刺疗法

（1）主穴

百会、四神聪、大陵。

（2）配穴

注意力不集中者，加神门、内关、太冲、大椎；协调动作缺陷者，加脑户、通天；活动过多者，加曲池、安眠、心俞；烦躁者，加神庭、膻中、照海、心俞；肾阴不足，肝阳偏旺者，加太溪、太冲；痰火扰心者，加大椎、丰隆。

（3）操作

采用蜻蜓点水法。

3. 梅花针叩刺疗法

用梅花针叩刺背部华佗夹脊穴、膀胱经及督脉穴，以叩至皮肤潮红为度，隔天治疗 1 次，10 次为 1 疗程。

4. 按摩疗法

（1）主穴

百会、角孙、率谷、风府、神庭、天柱、心俞、肾俞、膻中、关元、合谷、神门、足三里、三阴交、涌泉。

（2）配穴

肝火旺、心火内盛者，加少府；痰火扰心者，加大椎、丰隆。

（3）操作

每次按揉所选穴位 100 次左右，最好能达到酸、麻、胀、沉或轻痛等得气感（有 1 种感觉也可），每天 1 次，10 天为 1 疗程，一般治疗 5 ～ 10 个疗程。

5. 捏背疗法

用食指与中指的指面自上而下直推大椎至长强穴（即脊椎），推 50 次。同时使用捏法，自下而上捏背，每捏 3 次再将皮提一下，即“三捏一提”法，一般捏 3 遍。捏前先在背部轻轻按摩几遍，使肌肉放松。隔日治疗 1 次，10 次为 1 疗程。

6. 耳穴疗法

取心、肾、脑干、皮质下、神门，每次揉压耳穴 1 ～ 2 分钟，两耳交替进行，每天揉压 3 ～ 5 次。

典型病例

李某，女，8 岁。上课经常走神，分心，注意力不集中，记忆力差，自控能力差，遗尿，多梦，腰酸乏力，面色黧黑，脉细软。

辨证：心肾不足。

治法：温补心肾。

方药：取石菖蒲 6g，酸枣仁 6g，益智仁 3g，附子 3g（先煎 1 小时），何首乌 6g，远志 3g，龙骨 10g，龟甲 6g。水煎服，每日 1 剂。

取穴：四神聪透百会、内关、心俞、肾俞、膻中、关元、合谷、神门、足三里、三阴交、涌泉、太溪。每日治疗 1 次，10 天为 1 疗程。

治疗 3 个月后，以上症状明显好转，学习成绩明显上升。

二十六、病毒性脑膜炎

病毒性脑膜炎，又称无菌性脑膜炎或浆液性脑膜炎，是由多种病毒引起的急性中枢神经系统感染性疾病。本病的种类很多，主要包括流行性乙型脑炎和森林脑炎。

本病属于中医“温病”的范畴。

（一）病因病机

引起本病的病毒有肠道柯萨奇病毒、埃可病毒、灰髓炎病毒、腮腺炎病毒、流感病毒、呼吸道病毒、狂犬病毒、纯疱疹病毒、水痘、带状疱疹病毒、虫媒病毒、淋巴脉络膜炎病毒等，其中以柯萨奇病毒、埃可病毒最为常见。流行病学调查显示，肠道病毒多发于夏季；淋巴脉络膜炎病毒多发于秋季，由仓鼠传播；腮腺炎病毒与流感病毒多发于冬、春季，在人群中易发生。

病毒一般在呼吸道或肠道局部增生后进入血流，进入淋巴系统繁殖，然后经血流（虫媒病毒直接进入血流）感染颅外某些脏器，病毒由血液通过血脑屏障，侵犯脑膜引起炎症，入侵中枢神经系统，并向脑脊液播散。由于病毒在血管内引起血管内皮细胞增生，导致循环障碍，造成脑膜充血水肿，淋巴细胞浸润脑组织，导致脑组织水肿、软化和坏死。病变为局部或弥漫性，可累及大脑、脑干、小脑及脑膜。显微镜下可见病灶中心小静脉淋巴细胞、浆细胞浸润，局部出血性软化坏死灶。颅内急性病毒感染的病理改变主要是大量病毒对脑组织的直接入侵和破坏，若宿主对病毒抗原发生强烈免疫反应，将进一步导致脱髓鞘、血管与血管周围脑组织的损害。

中医认为，本病由于素体正气不足，感受瘟疫之邪。因瘟疫之邪传变较为迅速，侵袭肺卫，很快进入气分，其变化为卫、气、营、血的传变规律。温热易化火生痰，可出现身热嗜睡，或项强。因温热之邪多夹湿邪，或阻滞脾胃，或困阻肌表，可出现脘痞、肢倦等症。

（二）诊断要点

多见于儿童急性期，病程超过 1 周。病前有呼吸道和消化道症状，起病多急骤，发热畏寒，体温 38 ～ 40℃，头痛，恶心呕吐，咽痛，咳嗽，腹痛，腹泻，肌肉疼痛。少数患儿可出现嗜睡，意识障碍，肢体瘫痪，颈项强直。

1. 若出现昏睡、深度昏迷、呼吸节律不规则或瞳孔不等大，要考虑颅内高压并发脑疝的可能性。

2. 若出现精神和情绪异常，如躁狂、幻觉、失语等，则病变累及皮层运动区。

3. 若由单纯疱疹病毒引起者，惊厥大多呈全部性，很少有局灶性发作，严重者呈惊厥持续状态。惊厥与昏迷合并出现，病死率高。

4. 脑膜刺激阳性、腱反射亢进、克氏征与布氏征阳性，可有咽炎、周围淋巴结肿大，面部、躯干及其他部位出现斑疹、丘疹或皮疹。

5. 病程大多为 2 ～ 3 周。多数患儿可完全恢复，但少数患儿遗留癫痫、肢体瘫痪、智能发育迟缓等后遗症。

（三）辅助检查

1. 周围血象检查

白细胞计数可能正常，亦可有白细胞中度减少或增多。

2. 脑脊液检查

白细胞增多以单核或淋巴细胞为主。蛋白轻度增高，糖含量正常。初期分离病毒可呈阳性。

3. 血清学检查

依据临床某些特异症状做某种病毒的补体结合试验或嗜异体凝集试验，

出现阳性则有参考价值。病毒分离可帮助确诊。

4. 脑电图检查

急性期患儿的异常率较高。脑波改变或见慢波，或见棘波，急性期也可无改变。

5. 病毒学检查

部分患儿脑脊液病毒培养及特异性抗体测试呈阳性。恢复期血清特异性抗体的滴度高于急性期 4 倍以上则有诊断价值。

（四）鉴别诊断

1. 化脓性脑膜炎、结核性脑膜炎及真菌性脑膜炎

可通过检测周围血象和脑脊液中糖、蛋白质成分予以鉴别。

2. 钩端螺旋体脑膜炎

表现为淋巴结肿大和出血倾向，钩端螺旋体血液凝溶试验和补体结合试验两次测定之间增高 1 倍以上，则可作鉴别。

3. 单核细胞增多症

表现为发热、咽喉痛、全身淋巴结肿大、黄疸，周围血象检查以单核细胞为主，而无脑脊液改变。

（五）治疗

1. 中医辨证

（1）卫气同病

症状：发热恶寒，剧烈头痛，颈项强直，精神不振，烦躁嗜睡，口渴咽痛，恶心呕吐，舌红，苔黄，脉浮数。

治法：泄热清气，解毒散风。

方药：银翘散合白虎汤加减。银花 6g，连翘 9g，牛蒡子 6g，黄芩 10g，生地 3g，石膏 12g，知母 6g，荆芥 6g，板蓝根 15g，菊花 6g，葛根 6g。

抽搐者，加钩藤；高热者，加柴胡。

（2）气营两燔

症状：头痛剧烈，壮热神昏，颈项强直，呕吐频繁，烦躁谵语，四肢抽搐，前囟门凸起，大便干，舌红绛，脉细数。

治法：清营凉血，息风开窍。

方药：清瘟败毒饮加减。水牛角30g，大青叶30g，丹皮12g，银花12g，枳实12g，生石膏20g，生地6g，炒栀子3g，黄连3g，黄芩6g，生大黄6g（后下），钩藤6g，知母6g，郁金6g，九节菖蒲3g。

高热不退、嗜睡者，加服紫雪丹或安宫牛黄丸。

（3）热盛动风

症状：身壮热，头胀痛，心烦躁动，手足躁扰，疲惫，舌红，苔黄燥，脉弦数。

治法：清热凉肝，息风止痉。

方药：羚角钩藤汤加减。羚羊角粉6g（冲服），桑叶9g，钩藤6g，川贝母6g，生地9g，菊花6g，生白芍15g，生甘草3g，竹茹3g。

热甚者，加生石膏、知母；神昏谵语者，加服紫雪丹；腑实便秘者，加生大黄、芒硝。

（4）痰阻经络

症状：神志不明，肢体麻木，瘫痪，或面瘫，斜视，舌紫暗，脉弦滑。

治法：涤痰通络。

方药：茯苓丸加减。法半夏6g，茯苓6g，天竺黄9g，胆南星3g，僵蚕3g，郁金6g，川芎9g，丹参6g，蜈蚣1条，九节菖蒲3g。

2. 针灸疗法

（1）主穴

曲池、合谷、列缺、尺泽，大椎、风池、风府、曲池、合谷、中冲、太冲、太溪，大椎、曲池、曲泽、委中、十二井穴。

（2）配穴

恶心呕吐，加内关；神志淡漠，加人中、内关；躁动，加阳陵泉、侠溪、百会；神昏谵语，加人中、百会；四肢抽搐，加印堂；角弓反张，加身柱；烦躁不安，加内关；喉间痰鸣，加丰隆；脱证，加百会；气息微弱，加素髎；四肢厥冷，加中脘。

（3）操作

神阙，用艾条灸；气海，用毫针刺，用补法；其余穴位用泻法。留针30分钟，每日治疗1次，15日为1疗程。

3. 耳穴疗法

（1）主穴

肾上腺、内分泌、皮质下、肝、心、神门、肺、胃、脾、脑干。

（2）配穴

高热，加上屏尖；四肢抽搐、角弓反张，加枕；恶心呕吐，加贲门；气息微弱，加下屏尖。

（3）操作

用王不留行籽贴压耳穴。

典型病例

病例1

刘某，男，4岁。病史：发烧，体温39℃，神志不清，躁烦不安，口眼㖞斜，四肢抽搐，诊断为病毒性脑膜炎。经治疗后烧退，现症见神志痴呆，语言不清，手足拘挛颤动，流涎不止，舌苔黄厚，指纹沉紫。

辨证：风痰郁热。

治法：祛风宣窍，清热豁痰。

取穴：四神聪、哑门、风池、智三针、脑三针、大椎、风府、曲池、合谷、中冲、太冲、太溪。

治疗1个月后，患儿能发出低声，不能组词，加服礞石滚痰丸，配合语言训练，已能开口说简单的话语，手足拘挛好转，时时自汗，纳差。故调补脾胃，以平虚风。药用制首乌、山药各6g，黄精9g，枸杞子6g，杭白芍10g，山萸肉6g，丹参5g，炙甘草4g，补骨脂3g，胡桃肉1枚。服10剂后，患儿语言清楚流利，诸症消失。

停药观察1年后随访，智力明显好转，身体健康。

病例 2

张某，男，10 岁。病史：患儿 6 个月前因高热、神志昏迷、四肢抽搐，诊断为病毒性脑膜炎。经抢救后，热退，神清，抽搐止。现症：颈项强直，四肢僵硬、痉挛，表情淡漠，痛觉消失，吞咽困难，二便尚可，舌红，苔薄黄、少津，脉细数无力。

辨证：肝肾阴虚。

治法：滋补肝肾。

方药：三甲复脉汤加减。生地 10g，生白芍 6g，麦冬 6g，玄参 6g，丹参 6g，僵蚕 9g，生鳖甲 3g，全蝎 3g，天麻 6g。每日 1 剂，水煎服。

取穴：四神聪、哑门、风池、智三针、脑三针、曲池、合谷、列缺、尺泽、太溪、太冲。

服中药 20 剂后，改服脑瘫丸，每次 10 粒，每天 3 次。治疗 3 个月后，患儿能下地走路，但步态不稳。按上方治疗 6 个月后，患儿已能单独行走，能组词。

二十七、偏头痛

偏头痛是临床上常见的头痛类型之一，以反复发作性的头痛为特点，发作间歇期正常。根据头痛发作前有无先兆症状，可将偏头痛分为有先兆的偏头痛（典型偏头痛）和没有先兆的偏头痛（普通型偏头痛或单纯性偏头痛）两种。另外，尚有一类临床较少见的特殊类型的偏头痛，也称为复杂型偏头痛，是指具有神经功能缺失体征的偏头痛。

本病属于中医“头风”“雷头风”的范畴。

（一）病因病机

1. 遗传因素

约 50%～80% 的偏头痛患者有阳性家族史。目前，人们对本病的遗传方式有不同的看法，多数人认为与基因遗传有关。

2. 饮食因素

进食富含酪胺或苯乙酸胺的食物，如奶酪、红酒、熏鱼、巧克力、柑橘和柠檬汁等，常可诱发偏头痛；其他食物，如牛奶、面粉、豌豆、鸡蛋等，亦可诱发头痛发作。

3. 颅内血管的舒缩异常

这是本病的原发性改变，主要由于三叉神经支配的脑膜中动脉和颅内大动脉发生无菌性神经源性炎症，致使血管舒缩异常。

4. 内分泌因素

本病多见于青春期女性，尤以月经期发作较为频繁，更年期后可逐渐减轻或消失。有人认为，这是由于雌激素的刺激而使催乳素分泌增加，从而间接刺激了前列腺素的分泌，导致血管扩张而引发头痛。

中医认为，寒气颇盛、湿浊颇重、气血虚弱、血络瘀阻、肝气不畅、肝阳上亢均可导致头部经脉的阻塞，进而出现头痛、偏头痛。因此，气候变化、头部受风、情绪不佳、过度劳累、月经期前后均可出现头痛、偏头痛。

（二）诊断要点

本病可见于任何年龄，从幼年开始患病，发病率随年龄的增长而增高，30 ～ 50 岁时发病率可达高峰，此后逐渐下降。首次发病以 20 ～ 30 岁者为多。50%以上有家族史，多因劳累、紧张、情绪激动、月经期而发病。有明显的先兆期，如眼前闪光、冒金星、暗点、偏盲、精神不佳、嗜睡、肢体感觉异常、运动障碍，先兆症状可持续数分钟，然后单侧出现剧烈头痛，疼痛部位在额、颞、眼眶部，有时左右交替发作，呈搏动痛及钻痛。

1. 眼肌瘫痪型偏头痛和偏瘫型偏头痛

患者多为年轻人，常在头痛开始减轻时出现同侧眼肌瘫痪，或在头痛发作时出现对侧偏瘫或偏身麻木、失语，然后很快消失或持续数日恢复。

2. 基底动脉型偏头痛

患者多为年轻女性，常有家族史，发作与月经有明显的关系。反复发作性枕颈部疼痛、眩晕，伴有视觉障碍、共济失调、纳差、呕吐、耳鸣及口、唇、舌麻木等。

3. 视网膜动脉型偏头痛

多见于有典型偏头痛史的年轻人，临床特征是以闪光性暗点为前驱症状，单眼黑蒙，视野缺损变化大，眼底检查显示视网膜水肿，偶可见樱红色黄斑，病因可能是视网膜动脉痉挛。

（三）辅助检查

条纹嫌恶试验多为阳性，脑电图检查偶有轻度或中度异常，经颅彩色多普勒检查可见双侧脑血流速度不对称。此外，还可进行脑成像（包括血管造影）及其他辅助检查。

（四）鉴别诊断

1. 原发性高血压

多见于有高血压病史的中老年人。头痛多在晨起严重，常伴有头昏、心悸、面色苍白、出汗、心动悸等。发作时血压明显增高，控制血压后头痛缓解。

2. 丛集性头痛

这是另一种少见的原发性神经血管性头痛，即一侧眼眶发作性的短时间剧痛，睡眠中易出现，常使患者定时痛醒，活动后可减轻，入睡后又会出现。50%的患者每日均可发作，青年男性多见，饮酒、紧张可导致头痛，伴有眼结膜充血、流泪、面部潮红等症。

3. 头面部器官疾患导致的头痛

①急性或亚急性闭角型青光眼：眼内房水排出障碍，使眼压增高，导致突发性剧烈的额眶部疼痛，伴有视力减退、虹视、雾视、恶心呕吐。查体见眼球坚硬、结膜充血、瞳孔散大、视力下降、视野缺损及视神经萎缩等。多见于40岁以上的女性。②鼻窦炎：即鼻窦黏膜的感染性炎症，临床表现为头痛、鼻塞、脓涕、嗅觉减退。

（五）治疗

1. 中医辨证

（1）风邪上扰

症状：头痛偏左或偏右，痛连眉系，胀痛，语言不利，舌淡，苔白，脉浮紧。

治法：祛风清热。

方药：川芎菊花茶调饮加减。菊花10g，僵蚕15g，川芎16g，黄芩15g，蔓荆子20g，当归12g，白芷12g，细辛3g，羌活10g，防风、甘草各6g。

失眠者，加炒枣仁；痛甚者，加蜈蚣。

（2）痰浊上扰

症状：头痛发作，昏蒙沉重，倦怠无力，嗜睡，面色苍白，眉骨疼痛，头昏目胀，恶心呕吐，心烦意乱，食欲不振，苔白腻，脉弦滑。

治法：健脾化痰。

方药：半夏白术天麻汤加减。天麻10g，半夏10g，胆南星12g，白术10g，陈皮10g，茯苓10g，竹茹10g，百合10g，白芷10g，防风10g，僵蚕10g。

心烦意乱，加莲子；食欲不振，加山楂。

（3）肝胆郁热

症状：头痛剧烈，呈胀痛、跳痛，头晕，耳鸣，心烦易怒，面红目赤，便秘，尿黄，舌红，苔黄，脉弦数。

治法：滋阴潜阳，息风止痛。

方药：龙胆泻肝汤加减。龙胆草9g，柴胡9g，天麻10g，黄芩10g，黄柏9g，桑叶6g，白芍10g，生地10g，川贝母15g，独活10g，防风12g，蜈蚣1条，僵蚕10g，牛膝12g，甘草6g。

跳痛，加全蝎；头晕耳鸣，加车前子。

（4）瘀血阻络

症状：头痛日久，痛如锥刺，痛有定处，舌紫暗，脉沉涩。

治法：活血祛瘀，通络止痛。

方药：通窍活血汤加减。川芎 12g，红花 15g，桃仁 10g，当归 12g，赤芍 10g，白芷 12g，羌活 10g，天麻 30g，全蝎 10g，地龙 10g，甘草 6g。

痛如锥刺，加乌梢蛇。

2. 针刺疗法

（1）外感风邪

取外关、风池、率谷、百会、外关。实证用毫针泻法；虚证时，百会及配穴用补法，头维、风池用平补平泻法。

（2）瘀血阻络

取风池、曲池、列缺、阳陵泉、合谷、脾俞、血海、三阴交、阿是穴。三阴交、脾俞、血海，用补法；其余穴位用泻法。还可在局部及膈俞行点刺出血。

（3）痰热内阻

取头维、丰隆、中脘、阴陵泉、脾俞、足三里、太冲。实证用毫针泻法；虚证取中脘、阴陵泉、脾俞、足三里，用补法。

（4）肝阳上亢

取太冲、行间、阳陵泉、悬颅、率谷、太溪、肾俞、肝俞。太溪、肾俞，用补法；其余穴位用泻法。

3. 耳穴疗法

取枕、额、脑、神门、肝，用王不留行籽贴压。

4. 皮肤针疗法

取太阳、印堂、阿是穴，叩刺出血，加拔火罐。适用于肝阳上亢及瘀阻脑络型头痛。

5. 中药塞鼻

取川芎、白芷、炙远志各 15g，焙干，再加冰片 7g，共研成细粉，装瓶备用。用绸布包少许药粉塞入鼻中，一般塞后 15 分钟左右便可止痛。

6. 食疗

（1）饮浓薄荷茶

取干薄荷叶 15g，放入茶杯内，用刚烧开的开水冲泡 5 分钟后服用，早、晚各服1次，对治疗偏头痛有一定的作用。

（2）吃含镁食物

经常吃些含镁比较丰富的食物，如核桃、花生、大豆、海带、橘子、杏仁、杂粮和各种绿叶蔬菜，对缓解偏头痛症状有一定的作用。

典型病例

张某，女，36岁。主诉：左侧时发偏头痛1年余。病史：患者1年前因生气后，出现左侧头部闷胀疼痛，此后每遇情绪不佳或月经前均出现左侧头痛，时发时止，服止痛药后疼痛缓解，不发作时如常人。近1个月来由于情绪欠佳，头痛频频发作，发作较甚，1周发作1次，每次疼痛1天左右，影响工作，到当地医院诊治，诊断为偏头痛。现症：左侧颞部、顶部及颈部疼痛，甚至左侧眼眶中部及前额部亦出现疼痛，伴有流泪、头昏、耳鸣、心烦易怒、多梦、咽干、胸闷、恶心、便秘，舌红，苔黄腻，脉弦滑。

辨证：痰热内阻。

治法：清热化痰止痛。

取穴：太阳、足三里、丰隆、率谷、风池、内关、列缺、侠溪。配合服用温胆汤加黄连，水煎服。

一诊后，患者左侧头颈部的剧烈疼痛减轻，当晚入睡较好。二诊时，患者头脑比原来清醒，胸膈的烦闷似有减轻，故取穴、手法、方药均不变。治疗20天后，患者感觉头脑清醒，不适症状全消，入睡恢复正常。患者要求再治疗1个疗程，以减少发病机会。于是再治疗2个疗程，完毕停针。

患者2个月后突然发病，按上法予以治疗，治疗2个疗程后痊愈。此后每在1年左右出现发病迹象1次，均用上法治疗1个疗程，告愈。之后用上法治疗长达2年，随访未见复发。

二十八、失眠

失眠，是指睡眠时间和（或）睡眠质量不足，并影响白天社会功能的一种主观体验，包括入睡困难、连续睡眠障碍。按临床表现分类：①睡眠潜入期：入睡时间超过 30 分钟；②睡眠维持：夜间觉醒次数超过 2 次或凌晨早醒；③睡眠质量：多噩梦；④总的睡眠时间少于 6 小时；⑤日间残留效应：次晨感到头昏、精神不振、嗜睡、乏力等。按病程分类：①短期失眠：病程大于 4 周小于 3 ～ 6 个月；②长期或慢性失眠：病程大于 6 个月。

本病属于中医“不寐”的范畴。

（一）病因病机

最早认为失眠是由于交感神经与副交感神经功能发生紊乱所致。随着人们对医学研究的加深，有学者认为，失眠是由某种原因引起的大脑皮层兴奋和抑制功能发生紊乱所致。而现代医学证明，睡眠与中枢的神经介质有关。我国也有生理学家报告，儿茶酚胺是中枢神经系统的兴奋性介质，5-羟色胺是中枢的抑制性介质。也就是说，儿茶酚胺在中枢的含量增高时，可以直接兴奋中枢引起睡眠障碍，表现为难以入睡；5- 羟色胺在中枢的含量增高时，会引起忧郁、精神疲劳、乏力等。此外，生理、心理、疾病等因素也会导致本病的发生。

1. 生理因素

如高速跨几个时区的旅行（时差反应）及由白班改夜班工作，由于体内生物钟尚未适应新的昼夜节律，因此常会导致失眠。

2. 心理社会因素

应激和各种生活事件均可引起失眠。如为自己或亲人的疾病焦虑、害怕手术、亲人亡故、为考试或接受重要工作而担心等都是出现暂时性失眠的常见原因。

3. 躯体疾病

各种疼痛性疾病，使人痛苦的疾病，如心肺疾病、关节炎、晚期癌症、夜尿症、胃肠疾病、肾衰竭、甲状腺功能亢进、帕金森病等常常会引起失眠。

4. 精神疾病

抑郁症、精神分裂症、老年痴呆症、焦虑症、强迫症、边缘性人格障碍等常伴有失眠症状。

中医认为，不寐的病因很多，但多由阴血不足，脑海失养所致，与心、肝、脾、肾关系密切。其病理变化，以阳盛阴衰，阴阳失交为主。血之生成来源于脾之水谷精微所化，血上奉于心，则心得其养；血收藏于肝，则肝体柔和而魂得以藏；血统摄于脾，则生化不息，调节有度；血化为精，下藏于肾，上乘于心，滋养脑海，则心肾相交，神志安宁。暴怒、思虑、忧郁、劳倦、痰火等因素可伤及各脏，所以不寐之证以虚者为多。

（二）诊断要点

1. 难以入睡，睡眠不深，易醒，多梦，早醒，醒后不易再睡，醒后感不适，疲乏或白天困倦。

2. 社会功能受损，白天头昏乏力，精力不足，疲劳，昏昏欲睡，注意力不集中。严重者出现记忆力下降，严重影响工作。

3. 上述情况每周不少于 3 次，持续至少 1 个月。

4. 排除各种躯体疾病或精神疾病所致的继发性失眠。

5. 失眠的客观指标，即睡眠的潜伏期超过 30 分钟，每夜睡眠少于 6 小时，夜间醒觉时间超过 30 分钟。

（三）鉴别诊断

1. 继发性失眠

引起继发性失眠的常见原因有以下几方面：①任何影响中枢神经系统的躯体疾病；②身体方面的痛苦或不适，如皮肤疾病的痛痒或癌性疼痛等；③酒、咖啡、茶或药物等引起的失眠；④精神疾患。大多数精神障碍患者有失眠症状，特别是焦虑症及抑郁症患者几乎均有失眠。只要临床表现（包括病史、体检、各种检查结果）足以诊断以上疾病之一者，就不予考虑诊断原发性失眠。

2. 其他睡眠障碍

如夜惊、梦魇患者可有失眠，故有典型的夜惊和梦魇症状者则不考虑失眠症。

3. 一过性失眠障碍

这在日常生活中较常见，不需任何治疗，身体可做自然调节，故病程不足者不诊断为失眠症。

（四）治疗

1. 中医辨证

（1）肝胆郁热

症状：烦躁易怒，不寐，寐后多噩梦，易惊醒，性情急躁，胁肋胀痛，不思饮食，口苦咽干，渴喜冷饮，目赤，小便黄赤，大便秘结，舌红，苔黄，脉弦而数。

治法：疏肝泻胆，醒脑安神。

方药：龙胆泻肝汤加减。龙胆草 6g，黄芩 9g，栀子 9g，泽泻 12g，车前子 9g，当归 3g，生地黄 12g，茯苓 9g，柴胡 12g，牛膝 9g，甘草梢 6g，磁石 10g，龙齿 30g。

胸闷胁胀，善太息者，加郁金、香附。

（2）痰食内扰

症状：不寐，头重，饮食不洁而加重，痰多胸闷，脘腹胀满，恶食嗳气，吞酸恶心，心烦口苦，目眩，大便恶臭，苔腻而黄，脉滑数。

治法：消食化痰，醒脑安神。

方药：涤痰汤合保合丸加减。白术 10g，胆南星 10g，黄连 6g，僵蚕 10g，杏仁 10g，麦冬 10g，茯神 10g，贝母 10g，神曲 9g，麦芽 6g，槟榔 10g，陈皮 12g，竹沥半杯，姜汁 1 滴。

痰多气滞，加川郁金；心悸不安，加珍珠母、朱砂。

（3）瘀血内阻

症状：烦扰不安，头痛如刺，心慌、心跳，夜不成寐，或合目而梦，且易惊醒，甚则数日毫无睡意，神情紧张，痛苦不堪，舌多暗紫，脉弦而涩。

治法：理气化瘀，通窍安神。

方药：血府逐瘀汤加减。当归 9g，黄芪 20g，生地 9g，桃仁 6g，红花 9g，枳壳 6g，赤芍 6g，柴胡 9g，甘草 6g，桔梗 12g，川芎 6g，酸枣仁 15g，珍珠母 12g，生龙齿 15g。

（4）心脾两虚

症状：不易入睡，多梦易醒，醒后再难入睡，兼见心悸健忘，头晕目眩，肢倦神疲，饮食无味，面色少华，舌淡，苔薄白，脉细弱。

治法：补益心脾，养血安神。

方药：归脾汤加减。党参 10g，黄芪 20g，白术 10g，茯神 10g，炒酸枣仁 18g，龙眼肉 10g，木香 6g，甘草 6g，当归 12g，远志 10g，生姜 3 片，大枣 3 枚。

（5）阴虚火旺

症状：心烦不寐，心悸不安，头晕，耳鸣，健忘，腰酸，手、足心发热，盗汗，口渴，咽干，舌红，苔少，脉细数。

治法：滋阴清心，养脑安神。

方药：知柏地黄汤加减。熟地 30g，丹皮 9g，泽泻 9g，山药 6g，黄柏 9g，知母 9g，阿胶 12g，黄芩 10g，白芍 18g，鸡子黄 2 枚。

眩晕、耳鸣者，加牡蛎、龟甲、磁石；不寐较甚者，加柏子仁、酸枣仁，以养心安神。

（6）心胆气虚

症状：多梦易醒，善惊易怒，胆怯心悸，气短倦息，小便清长，舌淡，脉沉细。

治法：益气镇惊，安神定志。

方药：安神定志丸加减。人参 12g，茯神 12g，丹参 12g，黄芪 30g，枣仁 30g，远志 10g，石菖蒲 9g，龙齿 30g。

血虚阳浮、虚烦不寐者，加柏子仁、川芎、茯苓；心悸较甚者，加生牡蛎、甘松。

（7）心肾不交

症状：心烦不寐，头晕耳鸣，寐则多梦，烦热盗汗，咽干，口舌生疮（经常口腔溃疡），腰膝酸软，双下肢发凉，男子滑精，阳痿，女子月经不调，大便干，舌红，苔少，脉细数。

治法：滋阴降火，交通心肾。

方药：黄连阿胶汤加减。阿胶 12g，白芍 20g，黄连 9g，黑附子 6g，肉桂 3g，酒大黄 6g，柏子仁 12g，酸枣仁 30g，合欢皮 10g，茯神 30g，炙甘草 3g，夜交藤 12g。

2. 针刺疗法

（1）主穴

四神聪透百会、神门、内关、三阴交。

（2）随证配穴

心脾两虚，配心俞、脾俞，用补法；心胆气虚，配心俞、胆俞、阳陵泉，用平补平泻法；心肾不交，配心俞、内关、照海、涌泉、太溪，用平补平泻法；胆郁气滞，配肝俞、太冲，用泻法；胃气不和、痰热内扰者，配脾俞、足三里、太冲，用平补平泻法；肝郁血虚，配肝俞、足三里、关元，用平补平泻法；心虚胆怯，配膈俞、心俞，用平补平泻法；阴虚火旺，配三阴交，用平补平泻法。

（3）疗程

上述治疗隔日 1 次，10 次为 1 疗程，疗程间休息 3 ～ 5 日。

3. 耳穴疗法

（1）主穴

神门、缘中、皮质下、交感、垂前、心、内分泌。

（2）配穴

肝郁者，加肝；肝阳上亢者，加肝、降压沟；脾胃虚弱者，加胃；肾虚者，加肾；便秘者，加大肠。

（3）操作

耳痛对应点用冰片贴压。

4. 艾灸疗法

（1）主穴

胸 4 ～胸 7 夹脊穴。

（2）配穴

肝郁化火，加肝俞、行间；痰热内扰，加丰隆、足三里；阴虚火旺，加心俞、肝俞、照海、太溪；心脾两虚，加心俞、脾俞、神门；心胆气虚，加心俞、胆俞、阳陵泉、肝俞、行间。

（3）操作

肝郁化火、痰热内扰、阴虚火旺，均隔蒜灸；心脾两虚、心胆气虚，均隔姜灸。

5. 单方验方

（1）酸枣仁 10g，炙远志 5g，水煎取汁，分早、晚饮服。每天 1 剂。

（2）浮小麦 30g，夜交藤 10g，五味子 6g，水煎取汁，分早、晚服。每天 1 剂。

（3）酸枣仁 6g，夜交藤 10g，水煎取汁，分早、晚服。

（4）酸枣仁、合欢皮各 10g，柏子仁 12g，麦门冬 10g，水煎取汁，分早、晚服。

（5）夜交藤、鲜竹茹各 10g，陈皮 9g，水煎取汁，分早、晚服。

（6）天麻、酸枣仁各 5g，水煎取汁，分早、晚服。每天 1 剂。

（7）远志 30g，莲子 15g，百合 50g，随意食用。

（8）柏子仁 10g，丹参 15g，每日服 2 次，2 ～ 3 天为 1 疗程。

（9）夜交藤 60g，百合花 30g，粳米 50g，大枣 2 枚，白糖适量，水煎服。每晚睡前 1 小时趁热食，连服 10 天为 1 疗程。

（10）将鲜玫瑰花 50g，芙蓉花 10g 放入小铝锅中，加食盐、水煎煮 10 分钟，待冷备用。

6. 心理康复

（1）行为疗法

进行放松的训练，如跳舞、唱歌、打太极拳；适当进行体育锻炼，增强体质，对睡眠有利；调整生活习惯，养成按时睡眠的习惯；进行心理教育及行为干预；保持有规律的作息制度，定时上床和起床，尽管晚上睡眠不佳，早晨仍要按时起床。

（2）刺激控制疗法

应结合睡眠限制疗法，即缩短清醒时的卧床时间，直到允许躺在床上的时间与期望维持的有效睡眠时间一样长。第二天应在固定的时间起床，保证在床上的时间至少有85%用于睡眠。在就诊过程中，应向患者介绍有关刺激控制法、时间控制法及睡眠限制疗法等方面的知识，如饮食、锻炼、药物的使用及环境因素（如光、声及温度）对睡眠的影响。

（3）特殊方法

包括放松疗法、认知行为疗法，主要针对导致失眠的不良认知方式。

典型病例

王某，女，36岁。1年前曾做胆囊手术，思虑太过，胸闷，口苦，胃不思纳，恶心欲呕，气短乏力，夜不能眠，二便调，舌苔薄白，脉细数。

辨证：心胆气虚，胃热上逆。

治法：补虚清热，降逆和胃。

方药：太子参20g，橘皮9g，竹茹9g，生甘草4.5g，炒白术20g，茯苓9g，生百合9g，苏叶9g，炒枣仁30g，丹参9g，水煎服。

取穴：胸4～胸7夹脊穴。

配穴：加丰隆、足三里、照海、太溪、脾俞、神门。

二诊时，患者睡眠正常，未再呕恶，胃纳佳，精神好，唯感胸闷。按上方去竹茹、百合，加炒山药9g，水煎服，病愈。后经随访，睡眠一直很好。

二十九、眩晕

眩晕是目眩和头晕的总称，以眼花、视物不清和昏暗发黑为眩；以视物旋转，或如天旋地转不能站立为晕，因两者常同时并见，故称眩晕。眩晕分为真性眩晕和假性眩晕两种，前者呈阵发性的外物或本身的旋转、倾倒感、堕落感，症状较重，多伴有明显的恶心、呕吐等自主神经症状，持续时间短，数十秒至数小时，很少超过数天或数周，多见于前庭外周性病变。后者为外物或自身的摇晃不稳感，或左右或前后晃动，注视活动物体或在嘈杂的环境下加重，症状较轻，伴发自主神经症状不明显，常表现为头脑不清晰、昏沉、胀闷不适、反应迟钝，持续时间较长，可达数月之久，多见于脑部和眼部等疾患。

本病属于中医“眩晕”的范畴。

（一）病因病机

眩晕是患者对位向（空间定向感觉）的主观体会错误。假性眩晕，又叫脑性眩晕，多由于平衡三联（视觉感受系统、本体觉感受系统和前庭系统）的大脑皮质中枢病变或全身性疾病影响到这些皮质中枢所致，如心血管疾病（脑动脉硬化、小脑动脉血栓、小脑出血、椎基底动脉短暂性缺血发作、低血压、高血压、阵发性室上速、房室传导阻滞等）、血液疾病（重度贫血、真性红细胞增多症、血液黏稠度增高等）、中毒性疾病（急性发热性疾病、尿毒症、糖尿病、严重肝病等）。真性眩晕是由于平衡三联本身病损造成的，但由于视觉及本体觉感受系统对于位向感受仅有辅助作用，因此，在前庭系统完好的情况下，这两个系统所致的眩晕不明显。前庭系统眩晕以内耳门为界，分为前庭周围性眩晕和中枢性眩晕。

中医认为，若患者素为阳盛之体，或因情志不舒，气郁化火，灼伤肝阴，使肝阳上扰，发为眩晕；或肾阴亏虚，不能养肝，以致肝阴不足，肝阳上亢，发为眩晕；或由于平素进食甘肥，伤及脾胃，健运失司，聚湿生痰，痰湿交阻，使清阳不升，浊阴不降，而发眩晕；或日久痰郁化火，火扰清窍，亦可发生眩晕；或由于先天不足或劳伤过度，导致肾精亏损，不能上充脑髓，发为眩晕。

（二）诊断要点

1. 梅尼埃病

此为严重眩晕最常见的原因。起病多在 30 ～ 60 岁，出现间歇发作的强烈眩晕，有显著的迷走神经和血管运动神经症状，偶尔有意识障碍。

2. 阵发性位置性眩晕

多为迷路感染、外伤、中毒等疾病的后遗症，亦可因颈椎病或小脑病变所致。

3. 迷路动脉栓塞及迷路出血

突然眩晕和耳聋，同迷路炎，多伴有其他部位的动脉硬化迹象、栓塞来源或出血倾向。

4. 椎基底动脉供血不足

此病常引起眩晕，但多短促、轻微，并无听力障碍或血管运动性症状。

5. 急性迷路炎

见于中耳炎或迷路手术后，鼓膜穿孔后症状加重。

6. 耳部手术后引起的眩晕

有耳部手术的病史。

7. 内耳损伤

外耳道有出血。

8. 前庭出血

遗有眼震和耳聋。

9. 鼓膜内陷或受压

见于急性咽炎时因耳咽管阻塞使中耳引流不畅，或异物和泡胀了的耵聍阻塞外耳道等，导致内耳充血、水肿。

10. 眼源性眩晕

因双眼在视网膜上成像不等干扰了视觉定位功能所致，如眼肌病变（眼肌麻痹、隐斜、辐辏力弱等）、视网膜病变（视网膜色素变性、视网膜剥离等）。

11. 精神性眩晕

见于神经衰弱、癔症、焦虑症等。精神因素可诱发或影响眩晕的发作和程度，精神性眩晕也可合并于器质性眩晕中发生。

12. 小脑下后动脉血栓形成或栓塞

眩晕不严重，伴有定位性神经征象，如病侧霍纳综合征、面部麻木、软腭麻痹、共济失调与对侧半身麻木等，必要时做头部 MRI 或 DSA 检查。

13. 脑干肿瘤

下脑干肿瘤会导致眩晕发作，一般不甚严重，亦不伴有听觉障碍。

14. 心血管疾病

伴有如各种瓣膜病变或心肌病、动脉粥样硬化、高血压、低血压等。

15. 神经官能症

患者常有假性眩晕，大多伴有头昏脑涨、紧张、记忆力减退、注意力不能集中，神经系统检查无器质性改变。

16. 颈性眩晕

如颈椎骨质增生、颈椎椎间盘滑脱、颈肌痉挛、颈部外伤。

17. 其他疾病

如迷路炎、流行性眩晕、多发性硬化、脑桥小脑角区肿瘤、糖尿病、尿毒症、痛风、贫血、甲状腺功能不全、更年期综合征、维生素缺乏、药物中毒、全身重度感染等，均可引起程度不等的眩晕。

（三）辅助检查

1. 听力检查

包括音叉试验、纯音测听、耳蜗电图、脑干听觉诱发电位。

2. 前庭功能检查

包括眼球震颤、倾倒、过指、冷温水试验，必要时做眼震电图检查。

3. 影像学检查

头颅、内耳道、乳突、颈椎 X 线片，头颅 CT、MRI。

4. 脑电生理检查

脑电图检查（EEG）。

（四）鉴别诊断

1. 脑出血

猝然昏仆，不省人事，伴有口舌㖞斜、半身不遂、失语。

2. 厥证

以突然昏仆、不省人事或伴有四肢厥冷为特点，发作后一般在短时间内逐渐苏醒，醒后无偏瘫、失语、口舌㖞斜等后遗症。

3. 癫痫

以突然仆倒，昏不知人，口吐涎沫，两目上视，四肢抽搐，或口中如做猪羊叫声，移时苏醒，醒后一如常人为特点。

（五）治疗

1. 中医辨证

（1）风热眩晕

症状：头目眩晕，发热恶寒，咳嗽，咯痰色黄，面红目赤，咽痛口干，尿赤便秘，舌苔薄黄，脉数。

治法：疏散风热，清利脑窍。

方药：桑菊饮加减。桑叶 10g，菊花 12g，杏仁 10g，连翘 10g，桔梗 10g，芦根 20g，薄荷 6g，黄芩 10g，生甘草 6g。

热甚者，加生地、知母；口渴明显者，加麦冬、石膏。

（2）风寒眩晕

症状：头晕目眩，头痛，发热恶寒，鼻塞流涕，无汗，口不渴，咳嗽，痰白清稀，肢体酸痛，舌苔薄白，脉浮紧。

治法：疏风散寒，清利脑窍。

方药：川芎茶调散加减。川芎 12g，干姜 6g，荆芥 12g，防风 12g，白僵蚕 13g，白芷 10g，羌活 10g，甘草 6g，清茶调下。

寒邪偏胜者，加麻黄、桂枝；颈项强痛者，加葛根。

（3）邪犯少阳

症状：眩晕，恶心欲呕，口苦咽干，或寒热往来，舌边尖红，苔薄黄，脉弦数。

治法：疏风散热，和解少阳。

方药：小柴胡汤加减。柴胡 10g，黄芩 10g，党参 10g，法半夏 10g，钩藤 15g（后下），薄荷 10g，生甘草 6g。

咽痛咳嗽者，加连翘、银花；纳少便溏者，加山药。

（4）痰浊上逆

症状：眩晕，头胀闷而重，恶心欲呕，脘闷倦怠，食少多寐，苔白腻，脉濡滑。

治法：健脾化痰，降逆和胃。

方药：半夏白术天麻汤加减。法半夏 10g，白术 20g，天麻 30g，茯苓

30g，竹茹 15g，钩藤 15g（后下），白僵蚕 10g，甘草 3g，生姜 3 片，代赭石 20g。

头痛者，加川芎；纳差便溏者，加薏苡仁、砂仁；眩晕较剧，呕吐频作者，加旋覆花、竹茹。

（5）心肾不交

症状：眩晕，腰膝酸软，耳鸣或遗精，或兼见头痛、颧红、咽干、体瘦、五心烦热，或畏寒肢冷、大便溏泄、气短、自汗，舌淡，苔白。

治法：交通心肾。

方药：健脑汤加减。枸杞子 10g，何首乌 15g，黄精 12g，鹿角胶 10g，五味子 10g，杜仲 10g，黑附子 6g，山萸肉 10g，黄连 9g，茯苓 10g，山药 12g，甘草 10g，巴戟天 10g。

阴虚重者，去巴戟天、杜仲，加麦冬、玄参、龟甲；阳虚重者，加肉桂；恶心呕吐者，去熟地、山萸肉，加半夏、枳壳、竹茹。

（6）痰火上扰

症状：眩晕，可为旋转性、浮动性、摇摆性，或下肢发软，站立不稳，有地面移动或倾斜等感觉，常伴有恶心呕吐。视觉障碍较常见，患者突然弱视或失明，持续数分钟渐恢复，还可有闪光、暗点、视野缺损，甚至幻视，吞咽困难，喝水反呛，舌淡红，苔黄腻，脉弦滑。

治法：清热化痰。

方药：涤痰汤加减。天麻 20g，茯苓 20g，黄芩 12g，丹参 15g，旋覆花 12g，陈皮 12g，半夏 12g，葛根 10g，竹茹 30g，胆南星 10g，郁金 10g，生石决明 20g，白芍 20g，知母 10g，甘草 6g。

（7）肝阳上亢

症状：视物昏花，心烦急躁，腰膝酸软，肢体麻木，舌红，苔薄黄，脉弦细。

治法：滋阴潜阳。

方药：天麻钩藤饮加减。天麻 30g，半夏 12g，钩藤 12g，石决明 30g，益母草 12g，当归 10g，生地 12g，杜仲 15g，牛膝 20g，夜交藤 12g，栀子 10g，黄芩 12g。

（8）肾精亏损

症状：眩晕健忘，腰膝酸软，遗精耳鸣，失眠多梦。偏于阴虚者，五心烦热，舌红，脉弦细。偏于阳虚者，畏寒肢冷，夜尿频，舌淡，脉沉细。

治法：阴虚者，滋阴补肾；阳虚者，补肾壮阳。

方药：①阴虚者，知柏地黄丸。知母6g，黄柏9g，生地12g，山药30g，山萸肉12g，丹皮9g，茯苓10g，泽泻12g。②阳虚者，金匮肾气丸。附子3g，肉桂6g，熟地30g，茯苓12g，山药20g，山萸肉12g，丹皮10g，泽泻10g。

2. 针刺疗法

（1）主穴

四神聪、神门、安眠、三阴交。

（2）配穴

风寒，加合谷；风热，加曲池、内关；痰湿，加中脘、天枢、足三里；肝阳上亢，加肝俞、太冲；肾虚，加太溪、绝骨。

（3）操作

辨证施行补泻手法，一般隔日治疗1次，每次留针30分钟，10次为1疗程。

3. 耳穴疗法

（1）方法1

取肾、肝、神门、枕、内耳、中耳、皮质下、眩晕点、神经衰弱点。每次用王不留行籽压耳穴3天，5次为1疗程。

（2）方法2

取神门、枕、心、脾、肾、皮质下。取心、脾、肾，治其本；取神门、枕、皮质下，治其标。每次用王不留行籽压耳穴3天，5次为1疗程。适用于气血不足型眩晕。

（3）方法3

取肝、肾、枕、神门、内耳、皮质下。每次用王不留行籽压耳穴3天，5次为1疗程。适用于肝阳上亢型眩晕。

（4）方法 4

取脾、胃、枕、神门、交感。每次用王不留行籽压耳穴 3 天，5 次为 1 疗程。

4. 艾灸疗法

（1）主穴

颈 3 ～颈 7 夹脊穴、胸 4 ～胸 12 夹脊穴。

（2）配穴

肝阳上亢，加太冲、太溪；痰湿内阻，加丰隆、足三里；肾精亏损，加肾俞、绝骨、太溪、气海；气血双虚，加百会、足三里、脾俞。

（3）操作

每穴 3 壮，每次 3 ～ 5 穴，10 次为 1 疗程。

5. 点刺放血

（1）主穴

晕听区中点（双侧）。

（2）配穴

前额昏蒙者，加印堂；双目胀痛者，加睛明；头顶疼痛者，加前顶；痛甚者，加百会；剧痛者，加四神聪；眩晕兼颈项强痛者，加风池；耳鸣失聪，视物昏花，目如蒙雾，少寐多梦等症状突出者，加头维、丝竹空。

（3）操作

在穴位上常规消毒后，用三棱针点刺放血。

典型病例

杨某，男，56 岁。主诉：头晕 5 个月。病史：5 个月前患者在工作中出现头晕，并逐渐加重，近 2 个月头晕，以颈部活动时为著。自述有踩棉花感，晕时无头痛呕恶，伴左上肢经常麻木，面黄体胖，舌苔薄黄，脉弦涩。X 线显示颈 4 ～颈 6 椎明显骨质增生。

辨证：气血瘀滞，经络不通。

治则：通调气血，疏通经络。

取穴： 曲泽、绝骨、听宫。

操作： 均以毫针补法，每日针治 1 次，每次留针 30 分钟。

三诊后，患者头晕症状显著减轻，踩棉花感好转。五诊后，患者头晕症状消失，踩棉花感消失，活动自如，左上肢麻木基本消失。随后进行巩固治疗，留针 20 ～ 40 分钟，每天 1 次，5 ～ 10 次为 1 疗程。

三十、耳聋

听觉障碍可由听觉传导通路损害引起，表现为耳聋，是一种以听力减弱、妨碍交谈，甚至听觉丧失、不闻外声、影响日常生活为主症的疾病。临床上耳聋除暴聋之外多由耳鸣发展而来，故初起多与耳鸣并见。本病好发于中老年人。

本病属于中医“卒聋”或“卒耳聋”等的范畴。暴聋多实热，久聋多气虚。

（一）病因病机

本病与病毒感染或内耳血液循环障碍有关，恼怒、劳累、外感等原因引起植物神经功能紊乱，循环系统疾病导致内耳血液障碍也可发为本病。耳聋可分为传导性耳聋和神经性耳聋两类。神经性耳聋根据病因的不同，通常分为突发性耳聋、药物性耳聋和爆震性耳聋。

第一，传导性耳聋是由于外耳或中耳的病变所致。表现为低音调的听力明显减低或丧失，而高音调的听力正常或轻微减低；Rinne 试验骨传导大于气传导，Weber 试验偏向患侧；无前庭功能障碍。多见于急慢性中耳炎、耳硬化、外耳道鼓炎、鼓膜穿孔、中耳炎症及外耳道耵聍堵塞等病。

第二，神经性耳聋是听神经或内耳感受器的病变，多见于迷路炎、听神经纤维瘤或其他原因引起的听神经损伤。Rinne 检查时气传导大于骨传导。如用 Weber 检查则音响偏向健侧，常伴发眩晕。

（1）耳蜗神经核及耳蜗神经（听神经的一部分）病变，病灶侧听力障碍。

（2）外侧丘系病变。一侧的外侧丘系传导对侧耳的大部分听觉纤维及同侧耳的一小部分听觉纤维，故一侧的外侧丘系损害时则出现对侧耳听力障碍较重，而同侧耳听力障碍较轻。但在临床实践中外侧丘系病变时，听力障碍只出现在病灶的对侧，见于脑干肿瘤、脑肿瘤、听神经瘤、松果体瘤。

（3）大脑皮质中枢病变，多先有耳鸣及幻听以后，出现双侧听力不完全性障碍，以病灶对侧较为明显，同时伴有颞叶损害。血管痉挛、栓塞、血栓形成，血管受压，血管内狭窄、出血、缺氧而使螺旋器感觉结构发生变性，波及中脑下丘时，导致颅内压增高。

中医认为，耳为宗脉之海，宗脉虚则风邪乘虚循经袭耳，少阳闭阻。另外，气血瘀阻，肝郁化火，肝胆湿热，上气不足，脑海不足等均可引起耳聋。

中医认为耳聋应辨外感与内伤。暴聋者多实，久聋者为虚。《医学入门》指出，“耳聋有痰、火、风、湿、气闭、气劳、精脱、气脱之不同”，“耳聋须分新旧，新聋多热，少阳、阳明火多故也，宜散风热，开痰郁之剂；旧聋多虚，肾常不足故也，宜滋补兼通窍之剂”。

（二）诊断要点

持续性单耳或双耳听力下降，伴有头晕、耳鸣。纯音测试（0.25 ～ 4kHz），平均阈值 26 ～ 40dB（分贝）为轻度耳聋，41 ～ 70dB 为中度耳聋，71 ～ 90dB 为重度耳聋。

1. 患者自觉听力逐渐减退，对远距离的一般语音理解能力发生困难，或仅能听到耳边大声喊叫，严重者甚至连巨大音响都完全听不到。

2. 患者在耳聋发生前多有耳鸣发生，且常伴有眩晕、恶心、呕吐等症状。药物中毒性耳聋，有明确的有毒药物服用史。

3. 患者突然耳聋多发生于晨起、睡眠或工作中，患者常能准确地说出耳聋时间及当时的情况。

（三）辅助检查

1. 听力检查

将耳聋分为四度。0 度：听力正常，日常听话无困难，纯音听力损失不超过 10dB。I 度：轻度聋，远距离听话或一般距离低声讲话感到困难，纯音听力损失 10 ～ 30dB。II 度：中度聋，近距离听话感到困难，纯音听力损失 30 ～ 60dB。Ⅲ度：重度聋，只能听到很大的声音，可听见在耳边喊叫的高声，纯音听力损失 60 ～ 90dB。

2. Rinne 试验（气导骨导比较试验）检查

传导性耳聋为气导＜骨导，神经性耳聋为骨导＜气导。

3.Weber 试验（骨导偏向试验）检查

传导性耳聋声音偏向患耳，神经性耳聋声音偏向健耳。

（四）鉴别诊断

1. 耳鸣

耳鸣为患者自觉耳内鸣响有音，耳鸣之音有高低，但一般不影响听觉。耳聋则为听力不同程度减退，甚至音响闭隔，外声全消。

2. 聋哑

耳聋成年人多见，耳虽聋却无口哑，音语如常，用大声或借助助听器的情况下，能与对方进行语言交流。而聋哑患者多发生于婴幼儿，或先天所致或药物中毒所致。

3. 外耳道疾患

部分外耳道疾患亦可伴有耳聋症，但通常以外耳道疼痛、堵塞或有脓性分泌物为主症，经检查常可发现，耳道内有肿块堵塞或脓性分泌物，或见鼓膜穿孔，如耳菌、耳痔、耳挺、脓耳等病。

（五）治疗

1. 中医辨证

（1）肝胆火盛，上攻清窍

症状：突然耳聋，遇气则甚，头痛，面赤，口苦咽干，心烦易怒，夜寐不安，大便干结，舌红，苔黄，脉弦数。

治法：清肝泻火。

方药：龙胆泻肝汤加减。柴胡 12g，龙胆草 10g，黄芩 9g，栀子 9g，泽泻 12g，车前子 9g，当归 15g，生地 12g，黄柏 12g，生甘草 6g。

肝气郁结者，可酌加白芍、川楝子；夜寐不安者，酌加朱茯神、夜交藤；大便秘结者，加大黄；目赤肿痛甚者，可酌加菊花，青葙子。

（2）痰热壅盛

症状：耳聋，耳闷如有物堵塞，头昏蒙而重，胸脘满闷，咯痰，质黏或黄稠，口中苦腻，二便不畅，舌苔薄黄腻，脉象弦滑。

治法：清降痰浊。

方药：涤痰汤加减。南星 9g，半夏 6g，竹茹 9g，菖蒲 9g，枳实 6g，云苓 20g，枳实 9g，陈皮 9g，茯苓 12g，甘草 6g，生姜 3 片，大枣 3 枚。

头昏沉重者，可加藿香；胸脘痞闷，不思饮食者，可加莱菔子、山楂、神曲健脾消导；口苦甚者，可酌加黄连。

（3）瘀血阻脑，耳失濡养

症状：猝然耳聋，耳聋如塞或感耳内疼痛，有头部外伤史，痛处固定不移或痛如针刺，面色黧黑，头晕头痛，舌质紫暗或有瘀斑，脉细涩。

治法：化瘀通窍。

方药：复元活血汤加减。赤芍 9g，川芎 15g，桃仁 9g，天花粉 9g，红花 12g，桃仁 9g，老葱 15g，地龙 9g，红枣 3 枚。

气滞，加枳壳、香附；痰瘀互结，加浙贝、海浮石；瘀血甚者，可酌加蜈蚣。

（4）外邪侵袭，清窍上扰

症状：外感风热，耳聋，耳内作痒，头晕，头痛，寒热身痛，口渴，舌尖红，苔薄黄，脉浮数。

治法：疏风散热。

方药：银翘解毒散加减。连翘 9g，银花 12g，薄荷 10g，芥穗 9g，豆豉 20g，竹叶 6g，桔梗 9g，牛蒡子 12g，菖蒲 9g，远志 12g，菊花 9g，蝉衣 12g。

伴有少阳证，加黄芩，柴胡。

（5）脾胃虚弱，清气下陷

症状：耳聋渐起，时轻时重，或伴耳鸣，同时伴头晕倦怠，少气懒言，四肢困乏，饮食减少，大便溏薄，苔薄白腻，脉沉细。

治法：健脾益气，升清荣窍。

方药：补中益气汤加减。人参 3g，黄芪 12g，升麻 3g，柴胡 9g，葛根 6g，蔓荆子 4.5g，当归 9g，白芍 9g，炙甘草 3g，远志 9g，菖蒲 9g。

气虚湿盛者，加白术、茯苓；湿聚生痰者，加陈皮、半夏；大便溏泻者，可酌加山药。

（6）肾精亏损

症状：耳聋，眩晕，遗精，盗汗，腰膝酸软，舌红少苔，脉数。

治法：补肾填精，上荣于脑。

方药：耳聋左慈丸加减。熟地 30g，丹皮 9g，云苓 6g，山药 10g，山萸肉 9g，泽泻 6g，龟甲 30g，阿胶 6g，柴胡 12g，磁石 30g，白芍 20g，牛膝 20g。

如心肾不交，加龙骨、牡蛎、夜交藤；虚火较旺，加黄柏，知母。

2. 针灸疗法

（1）实证：感冒、中耳炎等实证者，以及受爆裂及震动的影响，耳咽管堵塞和发炎者，取颈 2 ～颈 6 夹脊穴，加耳门、听宫。外邪侵袭，加风池、迎香、曲池、外关、太阳，用泻法；痰火郁结，加丰隆、内庭，用泻法。

（2）神经系统的疾病及脑血管疾病引起的神经性耳鸣，取颈 3 ～颈 7 夹脊穴，加耳门、天容、足三里、太溪、肾俞，用补法。

（3）药物中毒及老年性耳聋，取颈 3 ～颈 5 夹脊穴，加足三里、悬钟、神门、三阴交。肾气不足，加气海、肾俞，用补法。每天1次，10天为1个疗程。

3. 耳穴疗法

心、肝、肾、内分泌、耳、皮质下，暴聋者强刺激手法，一般用中等刺激。

典型病例

齐某，女，56岁，无业。主诉：耳聋3月余。病史：2个月前出现不明原因的双耳响如蝉叫，又因生气后加重，双耳听力减退，减至完全消失。在某医院诊治，诊断为神经性耳聋，经中西药治疗（用药不详）无明显效果，要求针灸治疗。电测听：左耳35dB，右耳60dB。症见：心烦易怒，睡眠不佳，腰膝酸困，口苦微干，舌质红，脉弦数。

辨证：肝肾阴虚。

治疗：取颈3～颈6夹脊穴、耳门、听宫、听会、翳风，配肝俞、肾俞、太冲、太溪、阳陵泉。针刺用泻法，每日1次，10次为1疗程。

治疗1个疗程后，配中药熏蒸：当归12g，红花15g，丹参20g，益母草30g，补骨脂12g，女贞子20g，柴胡10g，龙胆草15g。用熏蒸机熏耳部，温度40℃，每次30分钟。

10天后耳鸣减轻，2个疗程后双耳听力均有提高，又配合耳穴肾、肝、胆、内耳、外耳、皮质下，王不留行籽贴压。共治疗6个疗程，耳鸣、耳聋等各种临床症状完全消失。电测听：左耳提高20dB，右耳提高26dB。随访3个月未复发。

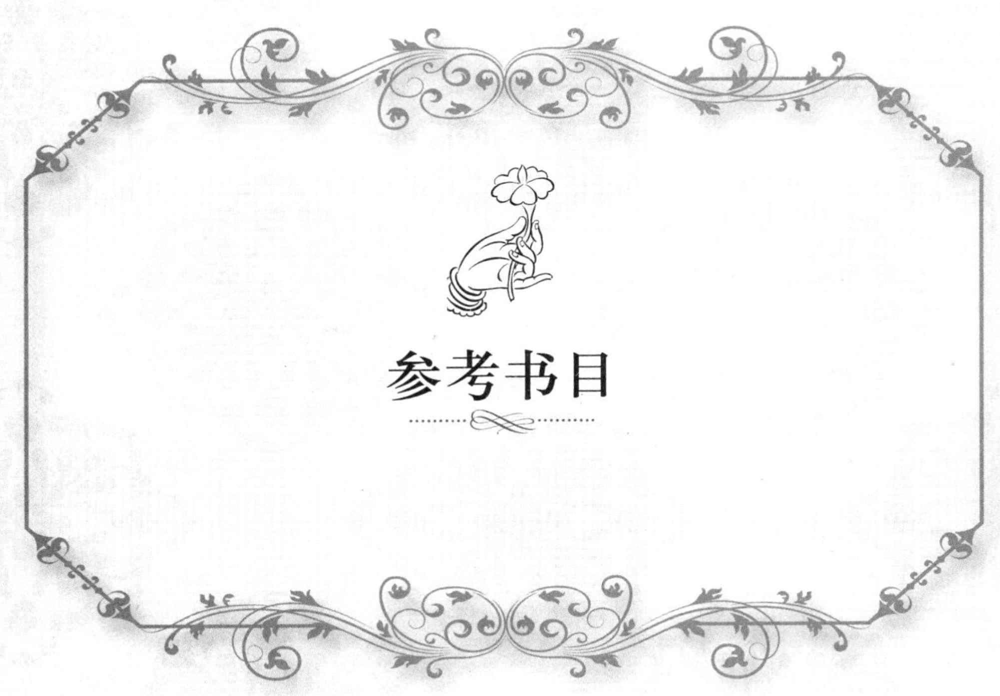

参考书目

1. 贾建平 . 神经病学 . 北京：人民卫生出版社，2008.
2. 李正仪 . 神经内科手册 . 北京：科学出版社，2008.
3. 何天有 . 华佗夹脊治百病 . 北京：中国医药科技出版社，2008.
4. 徐三文 . 常见脑病中药外治法 . 北京：科学技术文献出版社，2008.
5. 石学敏 . 针灸学 . 北京：中国中医药出版社，2007.
6. 李树春 . 儿童康复医学 . 北京：人民卫生出版社，2006.
7. 赖新生 . 针灸脑病学 . 北京：人民卫生出版社，2006.
8. 王茂斌 . 脑卒中的康复医疗 . 北京：科学出版社，2006.
9. 关骅 . 临床康复医学 . 北京：华夏出版社，2006.
10. 何丹军 . 康复心理学 . 北京：华夏出版社，2005.
11. 吕少杰 . 神经疾病针灸疗法 . 北京：人民卫生出版社，2004.
12. 董湘玉 . 中医心理学基础 . 北京：北京科学技术出版社，2003.
13. 南登崑 . 康复医学 . 北京：人民卫生出版社，2003.
14. 欧正武 . 中西医结合儿科学 . 北京：中国中医药出版社，2003.
15. 于兑生 . 运动与作业疗法 . 北京：华夏出版社，2002.
16. 刘建中 . 中国儿科秘方全书 . 北京：科学技术文献出版社，2002.
17. 徐光兴 . 临床心理学 . 上海：上海教育出版社，2002.
18. 韩玉昆 . 新生儿缺血缺氧性脑病 . 北京：人民卫生出版社，2001.
19. 王萍芬 . 中医儿科学 . 上海：上海科学技术出版社，2001.
20. 王慕 . 康复学 . 北京：人民卫生出版社，2001.
21. 黄秦康 . 中医神经精神病学 . 北京：中国医药科技出版社，2000.
22. 谢海洲 . 脑髓病论治 . 北京：科学出版社，1999.

23. 贺普仁 . 针灸三通法临床应用 . 北京：科学技术文献出版社，1999.

24. 杨培君 . 脑病良方 1500 首 . 北京：中国中医药出版社，1998.

25. 高立山 . 针灸心传 . 北京：学苑出版社，1997.

26. 孔祥和 . 小儿脑瘫 . 北京：人民卫生出版社，1997.

27. 万国兰 . 实用儿科神经疾病学 . 北京：中国医药科技出版社，1997.

28. 高维斌 . 神经病中西治疗学 . 北京：中国中医药出版社，1996.

29. 高新彦 . 痿证 . 北京：中国中医药出版社，1995.

30. 刘保延 . 火针 . 北京：中医古籍出版社，1994.

31. 李雪荣 . 现代儿童精神医学 . 长沙：湖南科学技术出版社，1994.

32. 孙启风 . 中国特种针法 . 北京：中国医药科技出版社，1994.

33. 孔尧其 . 瘫痪病的针灸治疗 . 北京：中医古籍出版社，1993.

34. 丛发滋 . 脑病的中医论治 . 北京：人民卫生出版社，1993.

35. 高维滨 . 神经系统疾病针灸疗法 . 北京：中国医药科技出版社，1993.

36. 阎孝诚 . 实用中医脑病学 . 北京：学苑出版社，1993.

37. 韩伟成 . 脑性瘫痪儿童的治疗 . 北京：华夏出版社，1992.

38. 葛茂振 . 临床神经病诊断学 . 哈尔滨：黑龙江科学技术出版社，1992.

39. 钟梅泉 . 中国梅花针 . 北京：人民卫生出版社，1991.

40. 韩碧英 . 实用艾灸 . 北京：中医古籍出版社，1991.

41. 吕光荣 . 中医脑病证治 . 北京：科学技术文献出版社，1991.

42. 卓达宏 . 中国康复医学 . 北京：华夏出版社，1990.

43. 邱茂良 . 针灸学 . 上海：上海科学技术出版社，1985.

44. 俞大方 . 推拿学 . 上海：上海科学技术出版社，1984.